Er aber zog seine Straße fröhlich

Für Medi
und unsere Kinder
Hans, Albrecht und Katharina

Volker Hofmann

Er aber zog seine Straße fröhlich

Erinnerungen eines Kinderchirurgen

VERLAG JANOS STEKOVICS

Herausgegeben von der
Landeszentrale für politische Bildung Sachsen-Anhalt

Mein Dank gilt zuerst meiner Frau, die mich von Anfang an begleitet hat mit Gesprächen, Briefen und eigenen Tagebüchern. An zweiter Stelle steht Dr. Ulrich Steinmetzger, mein Lektor, der mir trotz mancher Bedenken immer wieder Mut gemacht hat, aus dem umfassenden Familienbuch mit dem Titel „Hofmanns Erzählungen" meine eigene Biografie herauszuschneiden. Weiterhin danke ich für die Unterstützung der Landeszentrale für politische Bildung und Herrn Maik Reichel für seine konstruktiven Ideen.

Volker Hofmann

Erzählen als Chance

„Ich glaube, dass das Erzählen über die DDR eine Chance sein kann. Es steckt noch viel Ungesagtes in dieser Vergangenheit. Offen zu erzählen kann befreiend sein", schreibt Roland Jahn in seinem 2015 erschienenen Buch „Wir Angepassten. Überleben in der DDR". Der Bundesbeauftragte für die Unterlagen des Staatssicherheitsdienstes der ehemaligen DDR erzählt von den Herausforderungen und Zumutungen im DDR-Alltag. Er geht der Frage nach, weshalb sich viele Menschen im SED-Staat an das System angepasst haben, er erzählt von den Spielräumen, sucht nach Erklärungen, aber vor allem will er zu einem offenen Gespräch ermutigen.

Zur Historie der DDR gibt es mannigfaltige Publikationen, die das staatliche System, die Staatssicherheit, aber auch persönliche Geschichten zum Inhalt haben. Eine solche Geschichte erzählt dieses Buch. Im Jahr 1939 kurz vor Ausbruch des Zweiten Weltkriegs geboren, erlebt Volker Hofmann die Zeit nach Kriegsende und das Entstehen der beiden deutschen Staaten. Er entschließt sich, im Osten des geteilten Deutschlands zu leben. Er studierte Medizin in Leipzig und kam mit dem sozialistischen Staat und dessen Vertretern in Konflikt. In Leipzig schloss er sich der evangelischen Studentengemeinde an und nutzte den möglichen Freiraum, der sich ihm bot, auch wenn er kurz vor der Exmatrikulation stand.

Die vorgefertigten Meinungen in der DDR waren nichts für ihn. Es entsprach ihm nicht, aus Überzeugung alles mitzumachen. Dazu war er ein zu aufgeklärter und denkender Mensch. Staatliche Bevormundung war ihm zuwider. Aber für seine Überzeugungen die eigene Familie aufs Spiel zu setzen war für ihn undenkbar. Sich im passiven Widerstand zu üben, diesen an verschiedenen Stellen zu erproben und mit gespielter Naivität diesem Staat und seinen Vertretern gegenüberzutreten, ja, das lag ihm. So wurde für ihn der brave Soldat Schwejk gewissermaßen zum Vorbild. Wie die Figur aus dem Roman von Jaroslav Hašek versuchte er, mit List und Witz durch den DDR-Alltag zu kommen.

Dabei halfen ihm auch sein hohes berufliches Engagement und seine medizinfachlichen Leistungen als Kinderchirurg. Er stieg zu einem der Bedeutendsten seiner Zunft auf und brachte wissenschaftliche und praktisch untersetzte Publikationen in der DDR heraus, die bis heute zu den grundlegenden Werken gehören. Dass aber auch in einem konfessionellen Krankenhaus der sozialistische Staat allgegenwärtig war, erfuhr Volker Hofmann erst nach der Friedlichen Revolution. Ein Blick in die über ihn zusammengetragenen Akten beim Ministerium für Staatssicherheit zeigt das sehr deutlich. Auch vor heimlichen Hausdurchsuchungen war Familie Hofmann nicht sicher.

Der Autor wollte anfangs sein Leben nur für seine Kinder und Enkelkinder aufschreiben. Er wollte ihnen zeigen, wie er und seine Frau in dieser für junge Menschen heute so unbekannten DDR gelebt haben, welche kleinen Kämpfe sie führen mussten, um über die Runden zu kommen. Wie schwer es zum Beispiel war, ein Haus zu renovieren, Handwerker zu bekommen oder das Material. Welche Ideen man haben musste, damit alles gelang.

Sein Buch zeigt aber auch, wie das System DDR im Kleinen funktionierte und dass man darin ein Leben führen konnte, für das man sich heute nicht schämen muss. Viele der Geschichten, die Volker Hofmann erzählt, werden andere Menschen ebenso oder ein wenig anders erlebt haben. So bleibt ein guter Blick auf das eigene Leben, ohne in DDR-Nostalgie zu verfallen. Volker Hofmann gibt viel preis von seinem Innersten, spricht davon, welche Gefühle, welche Ängste und welchen Zorn er mitunter empfand. Das macht dieses Buch für den Leser so besonders.

„Wir haben noch viel zu wenig erzählt darüber, wie wir in der Deutschen Demokratischen Republik gelebt haben. Viel zu wenig berichtet von all den vielen alltäglichen Details. Vielleicht schaffen wir es, uns zu öffnen für die Geschichten, die in uns schlummern." Mit diesen Worten von Roland Jahn möchte ich die Leserinnen und Leser auf eine Reise bitten, auch um einen differenzierten Blick zu wagen und um neben die wissenschaftlich dokumentierten Fakten eigenes Erleben zu setzen.

Maik Reichel

„Alt werden ist wie auf einen Berg steigen.
Je höher man kommt, desto mehr Kräfte sind verbraucht,
aber umso weiter sieht man."
Ingmar Bergman

So ihr bleiben werdet
in der Wahrheit ...

Der Beginn

Acht Wochen vor dem Überfall auf Polen und dem Beginn des Zweiten Weltkriegs wurde ich am 30. Juni 1939 im St. Joseph-Stift in Dresden geboren. Es war wohl für unsere Familie eine gute und glückliche Zeit. Vater war inzwischen Abteilungsleiter in der Öffentlichen Versicherungsanstalt (ÖVA) in Dresden geworden, verdiente gut und die Wohnung in der Tzschimmerstraße 11 war fertig eingerichtet. Mutter und Großmutter sorgten für das tägliche Wohl, Bruder Siegfried war inzwischen vier Jahre alt und konnte bereits auf Kommando den rechten Arm zum Hitlergruß heben, wie mein Vater stolz aufschrieb. Man wird ja nicht so einfach holterdipolter in der Nacht unter Schmerzen in die Welt gesetzt. Meist ging eine glückliche Zeit mit einem besonders liebevollen Höhepunkt voraus. In meinem Fall war das ziemlich einfach herauszufinden. Im Herbst 1938 hatte sich die Familie eine Reise in die Heimat des Vaters nach Südtirol geleistet. Die Zugfahrt begleiteten überall glückliche und winkende Menschen. Zwölf Tage waren sie in Meran, dann fuhren sie nach Süden – eine folgenschwere Entscheidung.

Sie machten das erste Mal wieder eine gemeinsame Urlaubsreise, zu zweit und dann noch in das Traumland der Deutschen. Sie erlebten Florenz, die Stadt Michelangelos, dann ging es über die Apenninen in die ewige Stadt. Doch das Ziel war Neapel mit Pompeji und der Insel Capri. Sie blieben nur wenige Tage dort, aber Vater hat besonders im Kerzenlicht der Nachkriegszeit so oft davon erzählt, dass ich glaubte, sie wären Wochen und Monate dort gewesen. Man kann sich gut vorstellen, wie glücklich sie waren, und wenn ich richtig gerechnet habe, dann stammt nicht nur meine väterliche Großmutter aus Südtirol, das heute zu Italien gehört ...

Ich habe südländisches Temperament oder vielmehr – ich hatte es. Trotzdem stand meine Geburt unter keinem glücklichen Stern. Die außenpolitische Situation spitzte sich zu. Im Tagebuch meines Vaters heißt es nach dem Münchner Abkommen: „Schon dröhnt der Marschschritt deutscher Soldaten im Land der befreiten Brüder ..." Anfang 1939 kamen die ersten Luftschutzübungen, mein Bruder Siegfried nahm stolz und mit seiner Gasmaske ausgerüstet daran teil.

Roosevelt wandte sich am 4. Januar 1939 an die Abgeordneten des US-Kongresses: „Es wird immer klarer, dass die Aufrechterhaltung des Friedens nicht gesichert ist." Im März wurde die restliche Tschechei zerschlagen, deutsche Soldaten standen in Prag. Hitler kündigte im April die Vernichtung der europäischen Juden an. Über dem Land lag eine zunehmende Spannung, die Angst vor einem neuen Krieg nahm zu.

Als ich älter war, hat mir meine Mutter unter Tränen erzählt, dass sie damals eigentlich kein zweites Kind haben wollte und alles Mögliche unternommen habe, um es loszuwerden. Als es aber nicht half, weil es unbedingt zur Welt kommen wollte, habe sie sich gefügt, und dann sei alles wunderbar gewesen. Davon steht natürlich nichts im Tagebuch.

Das zweite Problem war die feste Zuversicht der Eltern, diesmal würde es ein Mädchen werden. Das Entsetzen am 30. Juni muss ziemlich groß gewesen sein und hat Eingang in Vaters Tagebuch gefunden: „Es gibt Eltern, die wünschen sich nur Buben, wenn möglich ein halbes Dutzend. Den Wunsch, die gleiche Anzahl Mädchen zu bekommen, habe ich nie gehört. Die meisten Bestellungen an den Klapperstorch lauten bestimmt: Bub und Mädel. Leider lässt sich Freund Adebar nicht immer dazu bewegen. Er wirft durch den Schornstein das kleine Bündel und sagt sich, ich halte es mit der Überraschung! Wir hatten uns eine kleine Ingeborg gewünscht [...]".

Am 30. Juni wurde Mutter gegen 9 Uhr ins St. Joseph-Stift gebracht. Hier kam ich um 22.35 Uhr zur Welt. Am nächsten Morgen erfuhr es die Familie: „Gegen 6.00 Uhr schrillt der helle Ton unserer Klingel. Muttis Freundin Frau Rost, sie wohnte über uns, besaß ein Telefon und bringt die Botschaft: Wieder ein strammer Junge, 8 Pfund, Mutter und Kind wohlauf. Nur notdürftig bekleidet stehen wir beisammen, etwas verlegen schütteln wir uns die Hände [...] Langsam gehe ich in mein Zimmer und lege die Anzeige über die Geburt der kleinen Inge weg. Dann wecke ich Siegfried. Mit großen Augen fragt er, wo ist Mutti? Ja, mein Junge, die hat der Storch bestellt und denk dir nur, er hat unsere Bestellung verwechselt und ein Brüderchen gebracht. Darauf Siegfried ganz ernst: Weißt du Papa, wenn uns der Volker gefällt, behalten wir ihn. Ich bekomme die neuen Spielsachen und Volker nimmt meine alten! An der Tür steht die liebe Oma und läuft vor Rührung über. Sie ist die erste, die mit der Weisheit des Alters begreift, dass hier nicht Menschen zu entscheiden haben. Kinder sind Rätsel von Gott und schwerer als alle zu lösen.“ So war das damals im Frieden des Kriegsjahres 1939 ohne Ultraschall und eigenes Telefon. Es folgten die teilnahmsvollen Gratulationen der Hausbewohner mit allerlei Tröstungen: „Hauptsache gesund!“ Nachmittags wurde die arme Mutter besucht: „Bleich und müde liegt sie in den Kissen. Drei Mütter im Zimmer, zwei Mädchen und ein Junge und genau entgeg den Wünschen. Wir hätten gern Herrn Storch unsere Meinung gesagt. Halb drei wird Volker hereingebracht: rotbraun mit schwarzem Haar, dunkelblauen Bonzoaugen [Bonzo war der Hund in Vaters Puppentheater] und übergroßen Patschhänden. Die Schwestern lieben ihn [!] und Mutti wird von ihren Leidensgefährtinnen [!] beneidet. Also, die Brust raus Heldenvater! Als ich ging, schaute ich verstohlen in die blaue Himmelsstube. In weißen Bettchen lagen sieben Mägdelein und nur ein Bub, unser Volker. Ist das nicht ein guter Start ins Leben?“

In der folgenden Woche war Zeit zur Erholung von dem Schock, am 9. Juli wurde ich „heimgeholt“. „Unter dem Geläut der Sonntagsglocken hielt er festlichen Einzug in die elterliche Wohnung. Tags steht er auf dem Balkon, nachts wird er zur Wahrung von Ruhe und Ordnung in das entfernteste Zimmer gefahren. So kleine Herrschaften haben Tag und Nacht ihre Wünsche. Am Tage ist die besorgte Mutti sofort zur Stelle, in der Nacht braucht sie aber dringend Ruhe. Daran musste sich Volker gewöhnen. Nach einigen heftigen Angriffen auf die geheiligte Nachtruhe unserer Familie hat er bald seine Bemühungen aufgegeben. Man kann ja seine Atem- und Gesangsübungen auch am Tage abhalten.“

Dies zur Empfehlung für die überbesorgten und oft hysterischen Mütter unserer Tage: Ich habe keinen größeren Schaden von dieser Isolierungstherapie davongetragen. Nach sechs Wochen soll ich das erste Mal gelacht haben, jedenfalls hat es Vater so beschrieben.

Kaum waren die ersten Aufregungen und Freuden vorüber, begann der Zweite Weltkrieg. In der martialischen Sprache jener Zeit klang das so: „In den letzten Augusttagen war die politische Spannung aufs Höchste gestiegen. Unsere Stadt glich einem gewaltigen Heerlager der Deutschen, die deutsche Wehrmacht rief ihre Soldaten und stellte sich auf und marschierte. Am 1. September fiel die Entscheidung. Die Welt hielt den Atem an. Adolf Hitler spricht in Berlin und ruft sein Volk zur Abwehr gegen den Blutsfeind Polen. Der Sturm bricht los zur Erde, zu Wasser und in der Luft. Im siegreichen Ansturm wird in 18 Tagen die polnische Armee vernichtend geschlagen. 450 000 Gefangene und unabsehbares Kriegsgerät sind die Beute. Neuer unvergänglicher Lorbeer heftet sich an die deutschen Fahnen. Danzig und die geraubten Teile unseres Vaterlandes kehren zurück zum Reich. Der Führer ist in vorderster Linie bei seinen Soldaten, von denen so mancher seine Treue mit dem Leben besiegelt. Groß ist die Zahl der unschuldigen Volksdeutschen, die von polnischen Bestien in Menschengestalt abgeschlachtet werden. Du ahnst nichts von dem Grauen des Krieges mein Junge, dein Vater, Frontsoldat des Weltkrieges, wurde dir nicht genommen. Er steht in der Heimat in den Reihen der braunen Armeen des Führers. Doch in deiner kindlichen Seele ist schon die Verpflichtung, Soldat zu sein, wach."

Meine ersten Lebenswochen verliefen ohne größere Aufregungen, wenn man von dem in letzter Minute verhinderten Versuch des Bruders absieht, dem sechs Wochen alten Baby Holzbauklötze in den Mund zu schieben. Die Taufe sollte am 3. September in der Versöhnungskirche stattfinden, wurde aber wegen des Kriegsbeginns auf den 3. Dezember verschoben. Paten waren SA-Hauptsturmführer Hans Eckhardt, HJ-Führer Gottfried Glöckner, Onkel Walter, der Bruder der Großmutter aus Bärenfels, die Großmutter selbst und Tante Elfriede Böhland. Über den Pfarrer, den Taufspruch und die Predigt ist nichts vermerkt, nur über die geschenkten Silberbestecke und ein Puppentheater für zu Hause: „Kasper in Afrika" hieß das selbst erfundene Lustspiel. Da Patenonkel Hans Eckhardt in der „schimmernden Wehr" an den Grenzen des Reichs stand und zur Taufe nicht anwesend sein konnte, schrieb er seine Wünsche zum ersten Geburtstag ein Jahr später von der Westfront: „Diese Ansichtskarte soll dich, lieber Volker, immer daran erinnern, wie deutsche Männer geholfen haben, das Dritte Reich nach außen zu sichern und zu schützen. Diese Erinnerung soll dir ein Leitstern werden, um denen nachzueifern, die im Feldzug 1940 gegen Frankreich ihr Herzblut zum Opfer gegeben haben. Die auf der Ansicht befindliche Mauer haben wir unter schweren Opfern zweimal siegreich überschritten und damit den Endsieg sichergestellt. Ich wünsche dir für deinen Lebensweg, dass du ein guter Deutscher werden mögest. Ich habe heute bei der Gefallenenehrung erfahren, dass von unserem Regiment 226 Mannschaften und Offiziere gefallen sind [...]".

Nach dem Feldzug gegen Frankreich und dem Waffenstillstand vom 24. Juni 1940 schrieb Vater zu meinem ersten Geburtstag ins Tagebuch: „Du weißt noch nichts von der Größe dieses Heldentums, wenn du aber groß bist, dann wirst du stolz und glücklich sein, ein Sohn deutscher Eltern zu sein." Wie grauenhaft hat sich dieser Wunsch in sein Gegenteil verkehrt.

Langsam kam der Krieg 1940 auch nach Dresden: Am 29. August mussten wir zum ersten Mal morgens um 2 Uhr in den Luftschutzkeller. Immer noch berufe ich mich bei meinen Erinnerungen auf das Tagebuch meines Vaters, weil aus dieser frühen Zeit noch keine eigenen Erinnerungen auftauchen. Es ist ja ohnehin schwierig und unsicher mit dem persönlichen Erinnern: Was ist tatsächlich eigenes Erleben, was ist von anderen erzählt, was irgendwo aufgeschnappt oder gelesen?

Es wird berichtet, dass ich im Gegensatz zum ernsten und gesetzten Bruder Siegfried ein lustiger Komiker mit Lausbubengesicht gewesen sein soll, der keineswegs bereit war, auf Kommando irgendwelche unsauberen Geschäfte zu verrichten und stattdessen bis ins vierte Lebensjahr hinein eine dicke Windelpackung zur Schau trug.

„Die ersten klar verständlichen Worte nach anderthalb Jahren waren Babo, Muuti und Hitler. Noch bleibt ihm der Ernst der Kriegszeit fern. Zur Marschmusik wird stramm um den Tisch gezogen, bald aber kommt der böse Feind und schießt in die Hosen, dann steht Volker stumm und geknickt da und ruft Muuti zur Hilfe herbei. Den ganzen Tag geht es ohne Rast und Ruh, Oma flieht oft entsetzt und Vati bewundert im Stillen die Nerven von Muuti, die erst Ruhe bekommt, wenn es 20 Uhr mit ‚Bimbimbim die Eisenbahn, jetzt kommt der Kontrolleur und wer nicht 20 Pfennig hat, der wackelt hinterher' den Korridor entlang zum Bett geht. Im kleinen Garten ist er auf seine Weise tätig, der Kies fliegt auf die Beete und der Sand über die Mauer, den Passanten auf den Hut [...] Als die Ärztin in der Mütterberatung nach dem Namen fragte, sagte er stolz: Affe. Gern geht er mit zur Elbe, da kommen die Schiffe und man kann Steine ins Wasser werfen. Am 30. Juni 1941 war Volkers ‚Bodag' – nun ist er schon 2 Jahre alt, 81 cm groß, körperlich wie geistig gut entwickelt, ein lieber Bursche, der aber sein eigenes Köpfchen hat und etwas reinlicher sein könnte." Im Februar 1941 kam endlich die lang ersehnte Schwester Ingeborg zur Welt. Im Tagebuch ist dann für September 1941 der Hinweis zu finden, ich sei nun endgültig sauber geworden. Das widerspricht dem später von seinen Geschwistern ständig gehörten Vorwurf, er sei mit vier Jahren noch auffällig dick verpackt gewesen. Im Übrigen ist ja inzwischen bekannt, dass intelligente Kinder oft sehr spät erst sauber werden.

Meine ersten wirklichen Kindheitserinnerungen reichen bis ins 3. oder 4. Lebensjahr zurück. Dann sehe ich vor allem den Vater vor mir, wie er uns im Bett immer wieder die gleichen Märchen erzählt: Das tapfere Schneiderlein, Zwergnase, Kalif Storch und Der gestiefelte Kater. Aber die größte Attraktion war unser Kasperletheater. Onkel Harry hatte ein mannshohes faltbares Theater gebaut, das mit grünem Stoff verkleidet war, und dazu Figuren aus Holz geschnitzt, für die Großmutter bunte Kleider geschneidert hatte. Die Bühne bildete ein 40 x 50 cm großer Ausschnitt im oberen Drittel, der mithilfe von samtenen Vorhängen auf- und zugezogen werden konnte. Kasper hatte einen markant geschnitzten Kopf mit roten Wangen, lachendem breiten Mund, großen abstehenden Ohren und einer langen Zipfelmütze, an der kleine Glöckchen hingen. Außerdem gab es Seppel, dessen Kopf aus weichem Stoff gestopft war, den Tod mit einem langen weißen Leichenhemd, den grob aus Holz geschnitzten Teufel mit spitzen Hörnern und einer boshaften Grimasse. Der war wirklich furchterregend, und es soll immer wieder vorgekommen sein, dass ich bei seinem Auftauchen hinter das Theater gekrochen und mich dort der Gegenwart meines Vaters versichert habe. Die Vorstellungen waren stets aufregend. Zum Personal gehörten noch das Krokodil, ein Mohr mit schwarzen Kräusellocken, eine Prinzessin, ein König mit einer wunderbaren goldenen Krone und das Gretelchen, das mit dem Kasper eng liiert war. Ein uralter Plattenspieler schickte dazu mit schnellen Umdrehungen und ziemlichem Knacken und Kratzen immer dieselbe Auftakt-, Zwischen- und Abschlussmusik, zu der Kasper mit dem Gretelchen und nacheinander dann mit allen anderen Puppen tanzte. Neben den Grimmschen Märchen spielte Vater auch eigene Erfindungen, z. B. das dramatische Stück „Kasper in Afrika", bei dem das Krokodil, dessen Maul mithilfe der Finger von innen her weit aufgerissen wurde und laut klappern konnte, und der Mohr die Hauptfiguren waren.

Eine glückliche Kindheit, könnte man sagen, hätten nicht schon ab 1940 in regelmäßigen Abständen nachts schreckliche Sirenen Fliegeralarm angekündigt, worauf wir Kinder aus dem Schlaf gerissen wurden, halb angezogen und mit Decken umwickelt in den Luftschutzkeller stolperten und dort ängstlich mit den Erwachsenen auf Klappstühlen die Entwarnungssirene erwarteten. Aber es waren trotzdem erfüllte Jahre im noch unzerstörten Dresden.

Bis zum Dezember 1944 sind in Vaters Tagebuch 118 Luftangriffe verzeichnet, ehe am 13. Februar alles in Schutt und Asche gelegt wurde. Ich erinnere mich noch sehr genau daran, wie bei einem dieser Luftangriffe der freundliche alte Herr Karte aus dem 3. Stock von seinem Stuhl rutschte und unter den Entsetzensrufen seiner Frau im Keller verstarb. Es war das erste Mal, dass ich einen Menschen sterben sah. Ich habe es nie vergessen können.

Den Angriff vom 13. Februar 1945 auf Dresden habe ich wie durch ein Wunder nicht erleben müssen. Vater schrieb im Dezember 1943 in sein Tagebuch: „Die Gefahr eines heimtückischen Überfalls der Luftgangster auf Dresden hat uns veranlasst, Mutter mit den Kindern nach Bärenfels [Osterzgebirge] umzusiedeln. Onkel Walter und Tante Anni haben liebevoll das große Zimmer im ersten Stock ihrer Villa zur Verfügung gestellt."

Onkel Walter war der jüngere Bruder unserer Großmutter. Der Ingenieur führte in seinem Haus in Bärenfels einen kleinen Maschinenbetrieb. Schrauben, Muttern, Nägel und andere kleine Eisenwaren, die im Krieg besonders wichtig waren, wurden hergestellt. Der Keller stand voller öliger und schmieriger Maschinen und Eisenkisten. Dort waren mehrere Arbeiter beschäftigt, und wir Kinder durften ihnen bei der Arbeit zuschauen. Wir blieben im Winter 1943 über Weihnachten das erste Mal für längere Zeit in der schönen, malerisch anzuschauenden „Villa Glöckner" am Ortseingang. Von hier konnte man weit hinunter ins Tal der Weißeritz bis Kipsdorf und Schmiedeberg schauen. Wir blieben bis zum Oktober 1944, weil unsere Mutter einen körperlichen Zusammenbruch erlitten hatte und nach Dresden ins Krankenhaus gebracht werden musste. Vater war ohnehin wegen schwerer Erkrankungen schon seit längerer Zeit in Dresden und musste über viele Monate stationär behandelt werden. Es war in jeder Hinsicht eine schwere Zeit.

Am Heiligabend 1944 saßen wir alle in Dresden in der Blasewitzer Kirche: „Sie war wie immer an diesem Abend von Menschen überfüllt. Die beiden riesigen Weihnachtsbäume, die Krippe zu Bethlehem, das feierliche Spiel der Orgel, die weißgekleideten Mädchen, die mit Lichtern in den Händen die biblischen Weissagungen vortrugen, ließen uns die traurige Zeit, in der wir leben müssen, ein wenig vergessen. Nur der Pfarrer fand wie die meisten seiner Kollegen nicht die richtigen Worte für das liebe deutsche Weihnachtsfest." Er wird wohl anklagend über die „lieben deutschen Soldaten" gesprochen haben. Im Tagebuch erscheinen Vaters erste fragende und zweifelnde Sätze: „Über der festlichen Stimmung lastet die Zukunft. Drohend und dunkel liegt sie vor uns und lässt uns um unsere Kinder bangen. Da heißt es stark und gläubig sein und alle Kraft zusammennehmen."

Wegen der zunehmenden Gefahr der Bombardierung Dresdens wollte Mutter Anfang Januar mit den Kindern zurück nach Bärenfels, aber Vater erkrankte wieder an einer schweren Thrombose und die Abreise musste verschoben werden. Sie erfolgte dann am 12. Februar 1945, nur Siegfried durfte wegen seiner inständigen Bitten und seiner guten Zensuren in Dresden bleiben. Einen Tag später geschah die Katastrophe.

Ich war damals knapp sechs Jahre alt und habe an jene Nacht merkwürdige Erinnerungen. Ich sehe mich noch am Fenster der „Villa Glöckner" in Bärenfels stehen, neben mir die weinende Mutter und die verängstigte vierjährige kleine Schwester Ingeborg. Man hörte ein anhaltendes dumpfes Grollen aus der Ferne. Der Himmel über dem Weißeritztal in Richtung Dresden war blutrot verfärbt. Immer wieder fielen flackernde, strahlende „Tannenbäume" vom Himmel – ein wunderbares Bild, so wie zu Silvester. Ich konnte die Tränen meiner Mutter nicht verstehen. Erst als sie sagte, nun würde vielleicht unser Haus mit Vater, Großmutter und Siegfried in Flammen stehen, begriff ich ihre Angst. Wir weinten alle bis weit nach Mitternacht. Es war vor allem die Ungewissheit über das Schicksal derer, die geblieben waren. Zwei Tage später kamen Vater und Siegfried nach einer abenteuerlichen Fahrt mit der Eisenbahn und ab Schellerhau mit dem Schlitten zu Fuß in Bärenfels an. Die mutige Großmutter blieb in Dresden, um die Reste der Wohnung zu bewachen und alles notdürftig abzusichern.

Für uns ging es in Bärenfels weiter. Wenig bekannt ist, dass ein weiterer schwerer Bombenangriff auf Dresden am 2. März 1945 erfolgte. Großmutter blieb aber unverletzt. Wann würde der Krieg das Erzgebirge erreichen, und was würde uns dann erwarten? Je mehr die Front von Böhmen aus näher rückte, desto häufiger verbreiteten Tiefflieger Angst und Schrecken. Ich erinnere mich, wie mein Freund Horst und ich auf einer „Erkundung" im Waldgebiet um Bärenfels plötzlich von Tieffliegern überrascht wurden und uns blitzschnell ins Tannendickicht warfen. Mutter war in höchster Sorge gewesen und empfing uns mit Ohrfeigen. Das Pfeifen der Flieger direkt über uns ist mir aber in viel schlimmerer Erinnerung geblieben. Dann zogen zurückweichende deutsche Truppen durch den Ort. Ich weiß noch genau, wie wir am Tag, bevor die Russen kamen, die stehengebliebenen deutschen Fahrzeuge inspiziert und ausgeräumt haben: Lebensmittel, auch Süßigkeiten, Decken und andere nützliche Dinge wurden von uns Kindern ins Haus getragen. Dann kamen die gefürchteten, „bestialischen" Russen. Viele sahen aus wie unsere Soldaten, manche hatten Schlitzaugen. Aber zu uns Kindern waren sie außerordentlich freundlich. Sie nahmen uns auf den Arm, schenkten uns Bonbons, und wir verstanden die Welt nicht mehr.

Aber wir mussten auch miterleben, wie böse und erbarmungslos sie mit den Erwachsenen umgingen. Unser geliebter Onkel Walter wurde an einen Baum gestellt und sollte erschossen werden, weil er nicht rechtzeitig eine Armbanduhr aufgetrieben hatte. Mutter konnte ihn im letzten Moment retten. Sie stachen mit langen, dünnen, spitzen Stangen rings ums Haus den gesamten Garten ab, weil sie richtig vermuteten, dass dort Kostbarkeiten vergraben sind. Und sie haben wohl alles gefunden. An manchen Tagen hatten wir bis zu 28 Mann Einquartierung, vom Keller bis zum Dachboden war jeder Zentimeter besetzt. Nachts wurde gesoffen, gegrölt und randaliert.

Als Vater und Großmutter wieder zurück nach Dresden gefahren waren, trat ein betrunkener Soldat die Tür unseres Zimmers ein, in dem wir drei Kinder und Mutter lebten, und riss sie im Nachthemd aus dem Bett. Wir haben aus Leibeskräften geschrien und uns an Mutter geklammert. Wenn er uns mit Gewalt wegtrat, kehrten wir sofort zurück, bis er die Lust am grausigen Spiel verlor und fluchend zu den anderen taumelte. Über einige Wochen folgten immer neue Einquartierungen. Oft waren sehr anständige Kerle darunter, die uns Kinder verwöhnten.

Anfang Juni kehrten wir in die Tzschimmerstraße nach Dresden zurück. Der Anblick der schrecklich zerstörten Stadt mit ihren unüberschaubaren Trümmerbergen und den kaum noch begehbaren Straßen in der Innenstadt, den verkohlten Holzresten, die sich oft wie Totengerippe in den Himmel streckten, hat sich mir tief eingeprägt, auch wenn ich mit meinen sechs Jahren das ganze Elend der Situation noch nicht erfassen konnte. Ich erinnere mich aber noch sehr genau daran, dass mein Vater bei dieser Wanderung immer wieder weinte und nicht mit mir sprach. Es war das einzige Mal, dass ich ihn weinend erlebte. Wir standen vor den Trümmerbergen der Frauenkirche mit dem abgestürzten Luther.

Vater wiederholte immer wieder: „Dresden gibt es nicht mehr, unsere Stadt ist für immer zerstört und wir werden diese Schönheiten nie wieder erleben." Die Trümmerfelder waren auch für uns Kinder schrecklich anzusehen. Aber es gab nun endlich keinen Fliegeralarm mehr. Wir konnten nachts schlafen, und beide Eltern und die Großmutter waren Tag und Nacht bei uns.

1945–1953: Schulbeginn nach Kriegsende

Mit dem Ende des Krieges und der Freude darüber begann für mich der Ernst des Lebens: Ich musste – wie auch immer und wo auch immer – eingeschult werden. Eigentlich hätte die Schule Anfang September beginnen müssen, aber wie sollte das funktionieren? Die Schulen waren zerstört, die Lehrer im Krieg gefallen oder in Gefangenschaft geraten oder Nazis gewesen. Die vorhandenen Schulbücher durften nicht mehr verwendet werden, Schulhefte gab es nicht und Stifte auch nicht. Dennoch ging es los: Am 8. Oktober 1945 betrat ich mit Ranzen, Schiefertafel, Schwamm, Griffel und Brotbüchse als ABC-Schütze die 63. Grundschule in Dresden-Blasewitz. Und mit einer großen, für diese Zeit unvorstellbar schönen Zuckertüte, die dann allerdings Kohlen und Kartoffeln enthielt, ohne dass ich den Sinn dieser Strafaktion verstanden hätte.

Herr Beier war mein erster Lehrer, ein kleiner älterer und freundlicher Mann, den ich sehr mochte. Aber schon nach vier Wochen wurde er als alter Parteigenosse ausgetauscht gegen einen Neulehrer, wie man das damals nannte. Infolge der strengen Entnazifizierungsgesetze der Alliierten im Bereich der Bildung durften viele Lehrer ihren Beruf nicht mehr ausüben. (Viereinhalb Jahrzehnte später wurden nach dem Herbst 1989 zwar die Universitäten evaluiert, nicht aber die Schulen.)

Nun musste ich – das war damals üblich – auch eine musikalische Ausbildung beginnen. Da war keine Ausflucht möglich. Es begann entweder mit der Blockflöte oder – falls vorhanden – dem Klavier. Meine Klavierlehrerin Fräulein Peschel war eine alte feine Dame, deren Nase ständig tropfte, weswegen sie ein kleines Spitzentaschentuch im linken Ärmel hatte. Das wurde in kurzen Abständen herausgezogen und verschwand danach wieder. Sie legte großen Wert auf die Finger- und Armhaltung, klopfte beständig auf meinem Rücken herum, um damit eine exakte Sitzhaltung zu erreichen und brachte mir mühevoll kurze Liedchen bei, die dann zu Hause unablässig heruntergeklimpert wurden.

Ich kann mir nicht vorstellen, dass mir das so viel Freude gemacht hat wie meinem Vater. Im Gegenteil: Am schönsten war das Spielen im Hof und auf der Straße. Damals konnten wir Kinder dort gefahrlos Fußball oder Völkerball spielen. Autos fuhren kaum und wenn, dann langsam und vorsichtig. Die Straßen eigneten sich wegen ihrer unendlichen Länge am besten zum Ballspielen und Rollerfahren. Fahrräder hatten wir nicht, sie waren kostbarer als heute ein Auto. Einmal in der Woche kam der Eismann, dessen Glocke schon von Weitem zu hören war. Wir Kinder stellten uns an und warteten geduldig mit unseren Eimern, bis wir abgehackte Eisstücke drin hatten und damit den Kühlschrank in der Küche füllen konnten. Manchmal im Sommer, wenn es besonders heiß war, holte die Mutter die uralte Eismaschine aus dem Keller. Dann wurde der Einsatztopf mit Vanillepudding gefüllt. Drumherum wurde Eis in Stücke zerkleinert und der Topf dann mit einem besonderen Kurbelmechanismus so lange gedreht, bis der Vanillepudding fest zu Eis gefroren war. Nie wieder habe ich so wundervolles Eis gegessen.

Leider nahm zum Entsetzen meiner Eltern die Fußballleidenschaft in dem Maße zu, wie die Begeisterung für die Schule und die musikalische Ausbildung nachließ. Als ich mich neben dem Klavierunterricht noch für die Violine begeistern sollte, kam es zum Eklat. Ich war Schüler einer sehr jungen, liebevollen Geigerin, die an der Hochschule für Musik in Dresden studierte. Mit meinen Fortschritten war sie genau wie ich nicht so recht zufrieden. Deswegen beendeten wir sozusagen im gegenseitigen Einvernehmen den Unterricht. Nur leider hatte ich es unterlassen, meine Eltern von dieser Entscheidung zu unterrichten. Sie waren der festen Überzeugung, ihre monatliche Ratenzahlung sei gut angelegt. Umso erstaunter war meine Mutter, als sie zufällig Fräulein Mierisch traf und erfuhr, dass ihr Sohn schon seit einigen Monaten keinen Unterricht mehr hatte. Als ich zum angeblich nächsten Unterricht mit meinem Geigenkasten loszog, rief Mutter mich zurück und ließ mich den Geigenkasten öffnen. Dessen Inneres reichte gerade für einen luftleeren Lederfußball und die erforderliche Pumpe. Die Bestrafung war ziemlich hart, hatte aber auch ihr Gutes: Ich musste keine schrägen Streichübungen mehr machen, und die freigewordene Zeit war herrlich auf den Elbwiesen nahe des Blauen Wunders zu genießen ohne das schlechte Gewissen der vergangenen Monate.

In den Erinnerungen an die Kinderzeit spielen meist die fröhlichen Geschichten die entscheidende Rolle, auch wenn die Jahre zwischen 1945 und 1949 alles andere als fröhlich gewesen sind. Vor allem war es der ständige Hunger, der uns Großstadtkinder begleitete. Ich kann mir heute kaum noch vorstellen, wie es unsere Mutter damals geschafft hat, eine sechsköpfige Familie zu ernähren. Vater saß anfangs arbeitslos zu Hause, verdiente später als Bauarbeiter kaum etwas und brachte es dann als Ausstellungsleiter des Deutschen Hygienemuseums bis auf maximal 400 Mark im Monat. Die einzige Chance war die Selbstversorgung. Großmutter baute auf dem Balkon in riesigen Kästen Tomatenpflanzen an, die durch unsere eigenen Fäkalien prächtig gediehen. Von Ende Juni bis weit in den Oktober gab es täglich Tomaten, bis wir sie nicht mehr sehen konnten. Der Aufenthalt auf dem Balkon war für uns Kinder eine eklige Angelegenheit.

Ich weiß noch, dass ich mich geweigert habe, dort Kaffee zu trinken. Wenn der Eismann kam, versorgte er uns auch mit Pferdeäpfeln. Wir Kinder rannten dann mit kleinen Schaufeln und Eimern hinter dem Pferd her, um eine möglichst große Ration zu erwischen. Wir waren enttäuscht, wenn der Abwurf erst in der nächsten Straße erfolgte, die nicht mehr zu unserem Revier zählte. Die Pferdeäpfel brachten eine erhebliche Verbesserung unserer auf dem Balkon stattfindenden Mahlzeiten.

Mutter fuhr damals häufig in die umliegenden Dörfer, um Lebensmittel zu erbetteln, Ähren zu stoppeln oder verbliebene kleine Kartoffeln zu lesen. Ich habe sie mehrfach begleitet. Wir zogen mit alten Pappkoffern und Rucksäcken los, fuhren mit dem Bus (wenn er fuhr) nach Weißig an den Stadtrand Dresdens und dann mit der Kleinbahn (wenn sie fuhr) nach Stürza, wo Verwandte lebten. Dort kannten wir einige Bauern, freundliche und weniger freundliche. Ich hatte stets Angst vor den freilaufenden Hunden, was sich bis heute nicht geändert hat. Einmal bin ich über den Zaun geklettert, Mutter stand Schmiere. Ich füllte die Rucksäcke und Koffer mit Falläpfeln. Als der vom Bauer auf uns gehetzte Hund mich erreichte, konnte ich gerade noch den Drahtzaun überqueren und habe mir dabei meine einzige Hose zerfetzt. Der schwere Koffer und die Rucksäcke mussten dann bis zum Bahnhof geschleppt werden. Glücklich wieder in Weißig angekommen, empfingen uns oft Polizisten. Alles musste in große Wannen und Körbe gekippt werden, denn unser Beutezug galt als „Hamstern von Volksgut". Müde, hungrig und mit leeren Koffern und Rucksäcken kamen wir zu Hause an.

Einmal war unsere Mutter wieder in Stürza gewesen, hatte ohne Erfolg bei den Bauern gebettelt, bis einer ihr aus Mitleid anbot, den gestern vom Auto überfahrenen Dackel der Familie in der Dunkelheit wieder auszugraben. Er sei im Gegensatz zu uns gut ernährt worden und bis zuletzt nicht krank gewesen. So geschah es: Bei Mondlicht holte Mutter den Sack mit dem Dackel aus der Erde, schleppte das Tier zum Zug und kam frühmorgens nach Dresden zurück mit der frohen Botschaft, sie habe ein Kaninchen bekommen und wir hätten einen Sonntagsbraten. Sie schnitt den Kopf ab und warf ihn schnell hinter den Kleiderschrank, um nicht enttarnt zu werden. Dort fand ihn unsere Großmutter. Die spielte das Spiel mit, und wir hatten ein Festessen, von dem ein eingeladener Kollege meines Vaters noch jahrelang schwärmte. Die wahre Geschichte haben wir erst viele Jahre später erfahren.

Der Schulunterricht hat mir wenig Mühe gemacht. Schon nach einem halben Jahr schrieben wir nicht mehr auf die Schiefertafel, sondern in bräunliche Papierhefte mit Federhalter und Tinte, die sich in einem kleinen Porzellannapf in der Schulbank befand. Eine Angelegenheit jener Zeit hat mich jahrelang verfolgt, und ich erinnere mich noch heute voller Wut daran. Im Tagebuch steht: „Volker ist wiederholt von Vater gebeten worden, nicht in Fasolds Garten Obst aufzulesen, leider vergebens. Neulich wurde er wieder erwischt, nun hat er gelogen und alles energisch abgestritten. Als ihn Mutter abends aus dem Bett holen und Frau Baumgarten gegenüberstellen wollte, sagte er: ‚Mutti ich bleibe gleich liegen, ich bin es gewesen.' Nun hätte er von Vati seine Prügel bekommen müssen, aber er hat davon abgesehen und Volker ganz und gar nicht mehr beachtet, auch keine Gutenachtküsse gab es mehr. Das war für Volker zu hart, unter heißen Tränen hat er Vati versprochen, nicht mehr zu stehlen und zu lügen. Vielleicht bleibt es eine Lehre fürs Leben." Ich fand damals und finde auch heute noch, dass Frau Baumgarten die Prügel verdient hätte. Ich bin ihr jahrelang grußlos aus dem Weg gegangen.

Einmal in der Woche mussten wir ab der 4. Klasse zum Trümmerberäumen und Ziegelklopfen. Das war eine lustige Abwechslung. Es ging darum, gut erhaltene Ziegel in den Trümmerbergen zu finden und vom Mörtel zu befreien, damit sie zum Wiederaufbau der Stadt verwendet werden konnten. Sie wurden in kleine Wagen, sogenannte Loren, geschichtet, die auf immer neu verlegten Schienen hin und her geschoben wurden und sich herrlich zum rasanten Aufspringen und Herumrasen eigneten.

Bereits in der 2. Klasse verliebte ich mich in eine Klassenkameradin oder genauer: in ihre schönen Kleider und ihre schlohweißen Söckchen. Ich hatte keine ansehnliche, oft kratzige Kleidung. Alles war vorher von meinem großen Bruder abgetragen worden. Unentwegt wurde mit harter Wolle gestrickt. Dazu kamen im Winter lange Strümpfe, die mittels Gummiringen von Einweckgläsern am Oberschenkel befestigt wurden, aber ständig herunterrutschten. Wenn sie gar nicht mehr hielten, mussten wir sogenannte Leibchen anziehen. Daran wurden die schrecklichen Strumpfbänder befestigt. Für Jungs war das ein tiefer Eingriff in die Seele. Beim Umkleiden vor der Turnstunde kam die ganze Pracht zutage. Die gehässige Freude der besser gekleideten Jungs ist mir in lebhafter Erinnerung. Manche Klopperei in der Turnhalle ist so zu erklären.

Unter 1948 sind im Tagebuch erste Eintragungen über das gemeinsame Schachspiel zu finden. Wenn Stromsperre war, saßen wir abends oft bei der Petroleumlampe am Schachbrett und Vater analysierte mit uns die Spiele berühmter Schachmeister wie Capablanca oder Emanuel Lasker. Im Gegeneinander ging es dann hoch her und endete oft mit Tränen.

Im Winter war die nahe Eisbahn im Waldpark das große Ereignis für uns Kinder. Sobald es kalt wurde (und damals waren die Winter ziemlich kalt), wurden die sommerlichen Tennisplätze zu einer großen Eisfläche. Dann wurden mit einem speziellen Schlüssel eiserne Schienen an die Ledersohlen der Schuhe geschraubt und los ging es. Lautsprecher spielten immer dieselben Melodien, z. B. von den Capri-Fischern, dazu tanzten Kinder und Erwachsene, fuhren in großen Bögen vorwärts und rückwärts. Ganz Mutige machten Sprünge. Wir Jungs rasten in hohem Tempo den Mädchen hinterher und ärgerten sie, so gut wir konnten. Wenn Tauwetter kam, war das Entsetzen groß. Wir standen traurig am Zaun und schlichen wieder nach Hause. In dieser Zeit hatten meine Eltern große Sorgen um mich, weil ich oft krank war. Das lag sicher auch daran, dass wir bei Wind und Wetter in ungeeigneter Kleidung auf den Elbwiesen Fußball spielten. So steht im Tagebuch am 13. März 1949: „Volker macht uns oft Sorge. Schnell hat es ihn gepackt. Sofort hohes Fieber bis über 40 °C und dazu der böse Husten. Mutti greift aber durch! Es geht für Tage ins Bett, Brustwickel und Wadenpackungen müssen erduldet werden, zur Schule darf er erst wieder, wenn er 3 Tage fieberfrei war. In der Schule gibt es jeden Tag eine weiße Semmel."

An die quälenden kalten Brustwickel erinnere ich mich noch, offenbar haben sie geholfen. Antibiotika gab es praktisch noch nicht. Die häufigen Bronchitis-Erkrankungen waren der Grund, warum unser Hausarzt Dr. Bartholomäus den Eltern dringend zu einer Heilkur riet. Anfang September 1949 kam die Einberufung nach dem Solbad Salzungen. Am 15. September ging der Sammeltransport der Kinder nach Thüringen ab. Sechs Wochen sollte die Kur dauern. Ich habe sehr unter Heimweh und den starren Regeln der strengen und oft lieblosen Diakonissen gelitten.

Morgens mussten wir, vielleicht 120 oder 150 Kinder, nach kargem Frühstück (vier Jahre nach dem Krieg!) antreten. Dann marschierten wir streng nach Geschlecht getrennt ins Kurhaus. Dort wurden wir in weiße Stoffkittel gesteckt, damit die herabtropfende Sole keine Schäden an unserer Kleidung hinterließ, und liefen etwa drei Stunden in Reih und Glied an den Salzwänden entlang zu den Inhalationskammern, wo schweigend im Sitzen der salzige Dampf tief ein- und ausgeatmet werden musste. Und das täglich sechs Wochen lang! Eine Tortur für einen zehnjährigen fußballverrückten Jungen!

Dann ging es wieder in Reih und Glied zum Haus Charlottenhall zum Mittagessen und danach in die Schlafsäle: zwei für je 30 Jungs und zwei für die Mädchen. Die Eisenbetten standen in drei Reihen nebeneinander. Ordnung und absolute Ruhe waren das Wichtigste für die Diakonissen. Wenn ich gegen das Ruhegebot verstoßen hatte, wurde ich aus dem Bett gezogen und ins Schwesternzimmer gebracht. Dort stand ein harter, hölzerner Liegestuhl. Ich wurde mit dicken Federbetten schwer belastet und durfte mich zwei Stunden lang nicht rühren. Danach gab es irgendeinen Muckefuck-Kaffee und den erneuten Abmarsch zum Solebad. „Wir gehen gradieren", hieß das. Nach dem gemeinsamen Abendbrot wurde an Tischen mit jeweils einer Diakonisse gespielt, geschlechtsgetrennt natürlich. Es folgte ein Abendlied, z. B. „Guter Mond" oder „Der Mond ist aufgegangen". Zum Abschied gab die Heimleiterin jedem Kind an der Tür zwei in Papier gewickelte Bonbons als Betthupferl.

Ende 1949 beginnt aber eine neue Erlebniswelt, die mich mein Leben lang begleitet hat: die Welt der Musik. Am 30. November 1949 war ich mit meinen Eltern das erste Mal in einem Konzert der Dresdner Staatskapelle im Steinsaal des Deutschen Hygiene-Museums. Ein 14-jähriger Junge, Peter Ronnefeld, spielte das Beethoven-Klavierkonzert. Es folgte die Pathetique von Tschaikowsky – eigentlich ein Unding für einen zehnjährigen Fußballer. Aber das Konzert hat mich begeistert! Von nun an durfte ich viele dieser Konzerte im Steinsaal besuchen, weil Vater im Hygiene-Museum angestellt und der Türsteher am Einlass sein Freund war. Mein Lieblingsplatz war die vorderste linke Steinsäule. Da konnte ich mich anlehnen und alle Solisten und Dirigenten aus nächster Nähe beobachten. Es war die große Zeit der klassischen Musik nach dem schrecklichen Krieg. Die Menschen sehnten sich nach diesen Konzerten, nach Mozart, Brahms, Bach, immer wieder Bach, und nun auch wieder Mendelssohn, Hindemith und Gustav Mahler. Der Eintritt war billig, für mich kostenlos. Die Konzerte waren immer randvoll. Fernsehen gab es nicht, man ging abends ins Theater, in die Oper und auch wieder ins Kino. In jenen Jahren habe ich das ganze Repertoire der klassischen Musik kennengelernt und große Stars dieser Zeit: Elli Ney mit ihrer Löwenmähne, Walter Gieseking, Carl von Garaguly, später dann David Oistrach und Emil Gilels, die großen Russen. Zu diesen klassischen Konzerten kam noch die barocke und moderne Chormusik. Den Kreuzchor hörte ich zuerst in meinem Steinsaal im Hygiene-Museum: Rudolf Mauersberger dirigierte, und der Chor war inzwischen wieder auf etwa hundert Sänger angewachsen. Wen wundert es, dass mein Vater auf die Idee kam, das wäre etwas für seinen musikinteressierten Sohn. „Im Festsaal des Hygiene-Museums singen oft die Kruzianer. Ja das wäre etwas für meinen Volker, wenn er nur nicht immer eine so belegte Stimme hätte und außerdem ist er zwei Jahre zu alt für die Aufnahme, also aussichtslos. Als Vati erfährt, dass in der Kreuzschule eine bessere Ausbildung ist, wird der Entschluss gefasst, einen Vorstoß zu wagen. Volker ist doch musikalisch bis in die Fingerspitzen. Über Studienrat Schlosser und Frau Kotzsch wird die Verbindung aufgenommen und von Mutti weitergeführt. Am 12. Dez. singt Volker bei Frau Lange-Frohberg vor. Sie gibt uns nicht viel Hoffnung, weil Volker schon das 10. Lebensjahr überschritten hat. Mutti spricht mit Dr. Dittrich und bringt am nächsten Tag Volker zu Herrn Prof. Mauersberger. Er ist besonders von dem Klavierspiel unseres Buben begeistert und der Weg ist frei. Mit gütiger Unterstützung von Volkers Klassenlehrer Herrn Müller werden rasch alle Formalitäten erledigt. Bereits am 15. Dez. 1949 konnte Vater Volker in die Dresdner Kreuzschule bringen. Damit hat ein neuer, wichtiger Lebensabschnitt begonnen."

Ich wurde in die 5. Klasse der Internatsschule des Dresdner Kreuzchors aufgenommen, durfte aber zu Hause wohnen, denn die Tzschimmerstraße war nur wenige Minuten vom Internat entfernt. Aber meine Sänger-Karriere endete schon vier Monate später: Mauersberger warf mich während einer Probe wegen meiner zu leisen und heiseren Stimme aus dem Chor. Ich sei inzwischen zu alt und nicht für den Kreuzchor geeignet. Das hat mich sehr verletzt. Es war ja meine erste Niederlage, aber sie war ziemlich brutal und demütigend. Ich habe danach nie wieder in einem Chor gesungen. Mauersberger war bekannt für seinen unpädagogischen, oft auch lieblosen Umgang mit Kindern, um es vorsichtig zu formulieren. Aber ich durfte als Nichtchorist in der Schule bleiben, um als Kruzianer zweiter Ordnung die Klasse aufzufüllen. Das hatte den Vorteil, dass wir bei Chorreisen als Daheimgebliebene oft wochenlang einen angenehmen Unterricht hatten. Es wurde viel geplaudert und herumgealbert, und jede Woche einmal packten wir die uns von den Choristen aus dem Westen geschickten Pakete mit Süßigkeiten und anderen Delikatessen aus. Es war die große Zeit, als der Kreuzchor nach dem Krieg als Botschafter Dresdens seine ersten Auslandsreisen nach Österreich, in die Schweiz, nach Schweden und Dänemark machen konnte und überall mit Begeisterung aufgenommen wurde.

In Dresden sang der Chor regelmäßig in der Martin-Luther-Kirche und später in der Annenkirche. Jeden Samstagnachmittag gingen wir gemeinsam in die Kreuzchorvesper, um unsere Klassenkameraden zu treffen. Die Kreuzkirche war noch eine Ruine, das Dach fehlte, an Konzerte dort war nicht zu denken. Die Annenkirche war die einzige verbliebene Kirche in der Innenstadt. So wurden nach und nach die wunderbaren Chorkonzerte, die Passionen, die Requien, die Bach- und Schützmotetten zur selbstverständlichsten Sache der Welt und zur festen Größe im Leben eines Zehnjährigen: ohne Weihnachtsoratorium kein Weihnachtsfest, ohne Matthäus-Passion kein Ostern, ohne Pfingstkantaten kein Pfingsten, ohne Brahms- oder Mozart-Requiem kein Totensonntag. Ich konnte all das genießen ohne die täglich vielstündige Qual der Proben, die unsere Mitschüler durchmachen mussten. Im Gegenteil: Ich konnte währenddessen auf dem Schulhof dem geliebten Fußballspiel nachgehen. Nach der Probe kamen die geplagten Choristen, und dann ging es durch bis zum Abend. Peter Schreier war ein fanatischer Fußballer. Allerdings gab es auch aufregende Szenen, wenn Mauersberger („der Alte") plötzlich am Spielfeldrand auftauchte, alle vom Platz holte und sie im Schulgang aufstellen ließ. Am gleichen Abend sollte ein Chorkonzert stattfinden, die Choristen hatten Spielverbot und jeder, auch wir Nichtchoristen, bekam eine saftige Ohrfeige als Standgericht.

Auch sonst war der Alte ein strenger und gefürchteter Chef. Das bekam mein Banknachbar Volker Bräutigam, ein später hochgeachteter Kirchenmusiker und Komponist, zu spüren. Er kam wie Mauersberger aus dem Erzgebirge, aus der Nähe von Annaberg, und war eher verschlossen. Wir verstanden uns sehr gut, deswegen hat mich sein Rauswurf so erschüttert. Er hatte in einer Pause während der Adventsvesper heimlich die Registereinstellung von Collum, dem Kreuz-Organisten, geändert. Der sollte bei Wiederbeginn leise einsetzen, doch es ertönte ein furchtbares Fortissimo. Mauersberger tobte. Er hatte beim Angriff auf Dresden am 13. Februar beim Versuch, seine „Kruzianer" aus dem brennenden Domizil zu retten, eine schwere Rauchvergiftung erlitten. Seither war seine Stimme tonlos und krächzend. Dieses wütende Krächzen aber konnte man bis ins Mittelschiff hören. Die Zuhörer erstarrten.

Mauersberger ließ anschließend alle Choristen in der Sakristei antreten und forderte den Täter auf, sich zu stellen. Weil zunächst nichts geschah, griff er zwei unschuldige Sopranisten heraus und verkündete deren Rausschmiss, falls sich nicht sofort der wahre Schuldige meldete. Da trat mein armer Bräutigam vor. Er musste noch in der Nacht seine Sachen packen. Allerdings gab es ungefähr 15 Jahre später eine aufrichtige Versöhnung, als Mauersberger einige Chorwerke Bräutigams in der Kreuzkirche uraufgeführt hat. Bräutigam hatte zurück zu seinen Eltern nach Annaberg gemusst, dort durfte ich ihn im Winter besuchen und wir sind zusammen Ski gelaufen. Acht Jahre später sind wir uns in der Studentengemeinde der Universität Leipzig wiederbegegnet. Er studierte Kirchenmusik und wurde bald sehr bekannt. An die politischen Verhältnisse am Anfang der 50er-Jahre kann ich mich nicht erinnern. Der Kreuzchor und die Schule in der Eisenacher Straße bildeten eine Insel mit eigenen Gesetzen. Neben der Musik beherrschte mich vor allem das Fußballspiel. Vater schrieb ins Tagebuch: „Der liebe Fußball! Volker kann nicht ohne ‚Bebbeln' leben. Was nützen da gute Ermahnungen. Nun sollte eine bittere Lehre kommen. Durch eine neue Erkältung kam es zum Rückschlag. Am 17. Februar 1951 wurde Volker mit schwerer doppelseitiger Lungenentzündung im bedenklichen Zustand in das Krankenhaus Dresden-Trachau, Industriestraße, eingeliefert. Es folgten aufregende Tage, besonders für die besorgte Mutti. Langsam wich das schwere Fieber. 50 Spritzen Penicillin musste er hinnehmen. Endlich siegte seine gute Natur, wir konnten ihn jeden Sonntag und Mittwoch besuchen."

Tief ins Gesäß wurden mir 14 Tage lang alle sechs Stunden mit dicker Nadel die sehr schmerzhaften Penicillin-Spritzen injiziert. Wir lagen zu dritt straff im weißen Kinderbett mit weißem Hemd, weißer Bettwäsche vor weißen Wänden und Türen, alles war weiß wie ein Leichenhemd. Aufstehen durften wir nicht, Musikhören ging nicht, Fernseher gab es keinen, die Schwestern waren streng und korrekt, an einen Kinderarzt kann ich mich nicht erinnern. Mittwochs und sonntags durften die Eltern eine Stunde durchs Glasfenster gucken und winken. In unserer Langeweile haben wir kleine Papierkügelchen geknetet und mit dem Teelöffel gegen die Zimmerlampe geschossen. Die Freude war groß, doch die Begeisterung endete abrupt mit dem Erscheinen von Oberschwester Elisabeth.

Vier Wochen muss ich ziemlich krank gewesen sein. Nach der Entlassung wurden die Vorsichtsmaßnahmen noch erweitert. Das Fußballspielen wurde mir auf Monate hin verboten. Leider erfolglos. Zwar gab es in der Schule hin und wieder Ärger, doch waren meine Leistungen bestens. Es wird also schwierig gewesen sein, ein Fußballverbot zu begründen. Die Stromsperren waren gut fürs Schachspielen. 1952 wurde ich mit 13 Jahren ungeschlagen Schachmeister des Kreuzchors. Alle waren älter, die Ältesten schon 18. Unser Familienleben hatte sich grundlegend geändert. Mutter arbeitete als Fremdsprachenkorrespondentin im Deutschen Innen- und Außenhandel in Berlin und kam samstags am späten Nachmittag nach Hause. Vater war praktisch immer in Ausstellungen des Hygiene-Museums unterwegs. Alle zwölf Wochen kam er für ein paar Tage zurück. Bruder Siegfried studierte in Leipzig Medizin. Allabendlich samstags feierten wir in Familie mit gutem Essen und gingen erst um Mitternacht zu Bett. Am Sonntag stand unsere ziemlich erschöpfte Mutter gegen 10 Uhr auf und stellte fest, wie verdreckt die Wohnung war, wie liederlich und frech die Kinder waren wegen der gar zu nachsichtigen Großmutter. Regelmäßig folgte ein anhaltendes Donnerwetter, das sich bis zum Mittag hinzog. Dann verschwand sie in der Küche und zauberte ein gutes Essen, das alle versöhnte. Am besten hatte es der Vater, wenn er mal da war. Er saß im sogenannten Herrenzimmer am Schreibtisch und schrieb fleißig Tagebücher, umgeben von einer Bannmeile von etwa drei Metern, die von allen respektiert wurde.

Nachdem ich mehrmals die Hauptperson des sonntäglichen Vormittagsgezeters gewesen war, musste ich nach einem Ausweg suchen. Ich fand ihn in der Versöhnungskirche in Dresden-Striesen, wo ich im Rahmen meines Konfirmationsunterrichts zum Gottesdienst erscheinen musste. Ich machte aus der Not eine Tugend. Durch regelmäßigen Gottesdienstbesuch fiel ich Pfarrer Kanig als vorbildlicher Konfirmand sehr positiv auf. Ruhig vor mich hin träumend, saß ich weit hinten in einer Kirchenbank und überbrückte die problematische Zeit bis zum Mittagessen.

So fand ich zum christlichen Glauben, der mich bis heute begleitet und dem ich unendlich viel zu verdanken habe, vor allem meine Frau, die, damals zehn Jahre alt, mit ihren langen Zöpfen sehr hübsch und die älteste Tochter des Pfarrers Kanig war. Auf diese Weise hatte die wohl auch klimakterisch bedingte miserable Laune unserer Mutter eine sehr positive Wende in mein Leben gebracht. Diese Bindung zur Kirche setzte sich nach der Konfirmation in den Reihen der damals sehr bekämpften Jungen Gemeinde, später in der

Studentengemeinde, dann als Mitglied des Kirchenvorstandes und in mancherlei verantwortlichen Funktionen fort.

Meine Konfirmation fand am 29. März 1953 statt, 14 Tage nach Stalins Tod, den meine Eltern im Gegensatz zur öffentlichen Trauer eher als große Freude und Erleichterung empfanden. Die Konfirmation beschreibt der Vater im Tagebuch: „Mit Glockengeläut meldete sich Palmarum an. Bei uns herrscht geschäftiges Treiben, galt es doch für 25 Personen Platz zu schaffen. 9.45 Uhr gingen wir alle zur Versöhnungskirche. Mächtig brauste die Orgel, tief drangen ihre Töne in mein Herz. Pfarrer Kanig hielt Predigt und Einsegnung. Er hatte sich Siegfrieds Bruder als Konfirmanden gewünscht und möchte auch Ingeborg einsegnen. Seine schöne und eindrucksvolle Predigt stand unter der Losung: ‚Werfet euer Vertrauen nicht weg, denn solches wird eine große Belohnung haben.‘ Im feierlichen Zuge waren von ihm die Konfirmanden durch die Kirche zum Altar geführt worden. Volker war in der ersten Reihe der Buben, ein Zwerg zwischen Dieter, Jürgen und Werner. Nun traten sie vor, Reihe um Reihe, und ein jeder bekam seinen Spruch. Volkers lautete: Johannes 8, 31–32: ‚So ihr bleiben werdet in meiner Rede, so seid ihr meine rechten Jünger und werdet die Wahrheit erkennen, und die Wahrheit wird Euch frei machen.‘ Es folgten schöne Stunden Unterhaltung, bis zum nächsten Morgen 2 Uhr blieben fast alle Gäste zusammen und ich behaupte nicht zu viel, wenn ich schreibe, dass für einen jeden dieser für Volker so bedeutungsvolle Tag viel zu rasch zu Ende war."

Allerdings war es in meiner Erinnerung ein schreckliches Fest. Es ging schon mit der Einkleidung los: zum ersten Mal ein langärmeliges weißes Hemd mit Manschettenknöpfen, schwarzer Anzug, schwarze Krawatte, schwarze Schuhe, alles wie zu einer Beerdigung. Es war für mich das Ende einer fröhlichen, unbeschwerten Kinderzeit, in der man allen möglichen Unsinn machen konnte. Von heute auf morgen sollte ich erwachsen sein, sollte alles ernst nehmen, an die Zukunft denken und mit Würde ins Mannesalter hinüberwechseln. Es gab heftigen Streit, Tränen und Wutgeheul, weil ich den Anzug nicht tragen wollte. Dann kamen die Paten und Verwandten, die alle feierliche Gesichter hatten und fein angezogen waren. Schließlich folgte die Zeremonie selbst: In Vierer-Reihen mussten 120 Konfirmanden nacheinander zum Altar schreiten und dort niederknien.

Die Pastorenhand auf dem Kopf, hatten sie sich den Konfirmationsspruch zu merken, der für das ganze Erwachsenenalter gelten sollte.

Pfarrer Kanig war circa 1,95 m groß, deshalb wurde er „Bleistift Gottes" genannt. Er hatte größte Mühe, sich herunterzubeugen. Ich war mit Abstand der kleinste Konfirmand. Darum sprach er später immer wieder von seinem „Notkonfirmanden". Es folgten die lästige Fotografie-Tortur in allen möglichen Positionen und der feierliche Gang nach Hause. Mutter, Großmutter und Patinnen hatten allesamt Tränen in den Augen. Unentwegt wünschten sie nur das Beste für das neue Leben, Gesundheit und Wohlergehen, Dinge die für mich überhaupt keine Rolle spielten. Auch die Geschenke waren für mich unverständlich und albern: ein weißes Hemd, ein Schlips, zehn Taschentücher, ein paar goldene Manschettenknöpfe (Wo sind die eigentlich geblieben?), eine goldene Uhr (Und wo ist die?), eine Brieftasche, eine Zahnbürste mit Chlorodont, das schrecklich schmeckte, sieben Blumenstöcke und 44 Glückwunschkarten.

Viel später ist mir erst klargeworden, wie wegweisend mein Konfirmationsspruch für mein Leben sein sollte. Damals war er mir völlig schnuppe. Und diese aufgesetzte Fröhlichkeit zu Hause! Selbst die oft beschimpften ferneren Verwandten, die sonst nie auftauchten, wurden ehrerbietig begrüßt und schunkelnd verabschiedet. Mir kam das alles vor wie eine einzige Heuchelei. Ich wollte so nicht erwachsen werden. Um Mitternacht war alles überstanden. Am nächsten Tag konnte ich so sein wie vorher. Nach Ostern erreichte uns die offizielle Mitteilung, dass ich zur Oberschule versetzt war und an der Kreuzschule mein Abitur machen durfte.

1953–1957: An der Kreuzchorschule bis zum Abitur – eine besondere Schulklasse

Das Jahr 1953 war von außerordentlicher politischer Bedeutung. Vier Jahre nach Gründung der DDR kam es zum ersten gewaltsamen Widerstand. So oft unser Vater während des Dritten Reiches in seinen Tagebüchern die politische Situation begeistert reflektierte, so wenig ist nun über seine politische Meinung zu dem sich so ganz anders entwickelnden Ostdeutschland zu finden. Er hatte es sich abgewöhnt, über politische Dinge zu reden. Doch im Familienkreis waren die Dinge klar: Die Russen hatten in Deutschland nichts zu suchen, die Kommunisten gleich gar nichts. Wir Kinder übernahmen zunächst kritiklos diese Antihaltung, die sich jeder Mitarbeit verwehrte und alles, was sich im Osten entwickelte, von vornherein ablehnte. Wir waren schon als Kinder geimpft gegen jede Form des Sozialismus oder Kommunismus. Der Westen war unser Traumland, nur von dort kam alles Gute und Richtige. Allerdings wäre eine Übersiedlung nie in Frage gekommen, die bis 1961 über Westberlin noch möglich gewesen wäre. Dazu fehlten die Verwandten im Westen, die den Anfang erleichtert hätten. Im Land blieb man still, ordnete sich ein und vermied jede Konfrontation. Es begann die Zweisprachigkeit. Wir wussten, was wir im Familienkreis und was wir in der Schule zu sagen hatten, und trennten die beiden Dialekte streng voneinander. Selbst um der Kinder willen wäre für die Eltern eine Parteizugehörigkeit nie in Frage gekommen. Da gab es eine klare Grenze, die nicht überschritten wurde. Nur für den Bildungsweg Unvermeidliches wurde mitgemacht: die Jungen Pioniere und später die FDJ (Freie Deutsche Jugend). Vormilitärische Ausbildung wie etwa in der GST (Gesellschaft für Sport und Technik) kam nicht in Frage.

Überhaupt wurde damals – anfangs sogar in den Schulen – jedes militärische Ansinnen strikt abgelehnt, die Ranzen wurden durchsucht, ob sich etwa Panzer oder Soldaten als Spielzeug darin befanden. Das änderte sich Ende der 50er-Jahre ins Gegenteil. Allmählich wurde die vormilitärische Ausbildung zur Pflicht. Anfang der 60er-Jahre erfolgte die Wiedereinführung der Wehrpflicht mit allen Konsequenzen.

Aber noch war es nicht soweit. Stalin war tot, die Hoffnung auf grundlegende Veränderungen, freie Wahlen und Entmachtung der Kommunisten hatte sich plötzlich breitgemacht. Als Walter Ulbricht die Planziele und Normen erhöhte, kam es zunächst in Berlin, dann auch in anderen Städten, vor allem in Halle, Leipzig und Dresden, zu Arbeiteraufständen. Ihr Ende mit dem Auffahren der sowjetischen Panzer ist bekannt.

Aber was war in Dresden? Im Tagebuch ist nur wenig zu finden: „Am 17. Juni brachen in der DDR überall Unruhen aus, die in Berlin, Magdeburg, Görlitz und Leipzig ernste Formen annahmen und zahlreiche Opfer forderten. Das werktätige Volk wehrte sich gegen die am laufenden Band erfolgten Ungerechtigkeiten seitens der Regierung. Mit russischen Panzern und bewaffneten Soldaten wurde die Ruhe wieder hergestellt. Ich kam in Magdeburg in den großen Aufstand, den ein verbittertes Volk unternahm. Mutti erlebte ihn in Berlin. Die Gefahr war groß, aber wir sind beide mit Gottes Hilfe gut davongekommen. Mutti kam sogar mit Herrn Pretel mit LKW von ihrer Dienststelle in Berlin nach Dresden, so dass sie zu ihrem Geburtstag wenigstens einige Stunden bei uns war."

Das ist alles. In meiner Erinnerung finde ich nicht viel mehr: In der Hofpause wurde uns vom Direktor der Schule mitgeteilt, dass wir Externe nach dem Unterricht direkt nach Hause gehen sollten und keinesfalls in die Stadt. Sämtliche Kruzianer wurden im Internat festgehalten. Es war verboten, auf der Straße zu mehr als zwei Personen zusammenzustehen.

Was wirklich passierte, war nicht zu erleben, es lag allerdings eine ängstliche Spannung über der Stadt. Fernsehen gab es nicht. Im Radio war RIAS Berlin so gestört, dass man praktisch nichts verstehen konnte. Unsere Mutter war in Berlin direkt in die Unruhen geraten und hatte sich mit ihrem Kollegen, Freund Pretel, sofort abgesetzt, als sie sahen, wie die Panzer in der Stadtmitte auffuhren. Sie kamen sehr erregt, aber glücklich abends in Dresden an und erzählten schreckliche Einzelheiten, manches selbst erlebt, vieles nur gehört. Aber wir hofften alle, vor allem wir von der Jungen Gemeinde, dass sich nun grundsätzlich etwas ändern würde. Die Wahrheit danach war allerdings sehr ernüchternd. Walter Ulbricht saß wieder fest im Sattel. Viele wurden verhaftet, Angst ging um. Nach und nach aber wurden die Seile etwas gelockert, von Moskau wehte ein anderer Wind herüber, der „Neue Kurs" nahm die Normen zurück und der Kirchenkampf ließ vorübergehend etwas nach. Wir konnten uns in der Jungen Gemeinde treffen und das Abzeichen mit Erdkugel und Kreuz tragen, ohne verwarnt zu werden.

In Dresden wurde ein historisches Ereignis vorbereitet: die Wiederherstellung der Kreuzkirche als alte Heimstätte des Kreuzchors und Zentrum der protestantischen Kirchenmusik. Der Zwinger war teilweise restauriert worden, die Hofkirche gehörte den Katholiken und war damit für uns tabu (so war das damals!), die Frauenkirche lag als Trümmerhaufen mit dem umgestürzten Luther davor. Die Kreuzkirche war 1945 völlig ausgebrannt. Trotzdem fand am 4. August 1945 die erste Kreuzchor-Vesper inmitten von Schutt und Trümmern statt. 3000 Menschen drängten sich aneinander, die Kruzianer standen am Altarplatz mit weißen Umlegekragen, Mauersberger verlas die Namen der elf Kruzianer, die dem Bombenhagel zum Opfer gefallen waren. Danach dirigierte er zum ersten Mal seine berühmte Motette mit dem Text aus den Klageliedern Jeremias: „Wie liegt die Stadt so wüst, die voll Volks war. Alle ihre Tore stehen öde. Wie liegen die Steine des Heiligtums auf allen Gassen verstreut. Ist das die Stadt, von der man sagt, sie sei die allerschönste?" Die Menge war totenstill. Man hörte nur herabhängende Metallteile im Wind schauerlich klappern.

Dieses Dresdner Klagelied wurde später an jedem 13. Februar gesungen. Alle, die es gehört haben, erstarrten vor Trauer und Schmerz. Zunächst wurde die Kirche von den Trümmern befreit, aber ohne Dach waren Konzerte nicht möglich. Die Kreuzchor-Vespern erklangen reihum in verschiedenen Dresdner Kirchen, die immer bis auf den letzten Platz besetzt waren. Viele Sonderkonzerte wurden gegeben und Kollekten gesammelt für den Wiederaufbau der Kreuzkirche. Ab 1950 fanden die Kreuzchor-Vespern in der Annenkirche statt. Endlich wurde am 13. Februar 1955 – zehn Jahre nach der Schreckensnacht – das erste Mal in der wieder aufgebauten Kreuzkirche gesungen: zweimal nacheinander das „Dresdner Requiem" vor 5000 Menschen! Die dabei waren, werden diesen Tag nie vergessen.

Dresden hatte nach der völligen Zerstörung wieder ein Zentrum für Gottesdienste, Kirchenmusik und Begegnungen von Menschen, die sich gegenseitig Mut machten. Die Kreuzkirche wurde neben Oper, Schauspielhaus und Hygiene-Museum ein Ort des Dresdner Bildungsbürgertums, das sich hier zusammenfand. Das Innere der Kirche hell und kahl, die Jugendstilreste abgeschlagen, Engelsköpfe und zerstörte Arme belassen, alles ringsum mit hellgrauem, noch nicht völlig ausgetrocknetem Rauputz versehen. Eine kleine Orgel als Leihinstrument konnte den riesigen Innenraum nicht füllen, erst zehn Jahre später erhielt die Kirche ein angemessenes Instrument.

Nach dem 17. Juni 1953 kam es zu einer politischen Tauwetter-periode, wie sie bis 1989 nicht wiederkehrte. Die Forderung der ostdeutschen Politiker um Grotewohl und Dieckmann hieß „Deutsche an einen Tisch". Die reale Chance zur Wiedervereinigung nach dem Tod Stalins ist in Vergessenheit geraten. Es war Bundeskanzler Adenauer, der sein aus der Sicht des Westens verständliches Misstrauen der „Soffjetunion" gegenüber artikulierte und dabei sicher die große und ängstliche Mehrheit der Bundesdeutschen hinter sich wusste. Nur nichts riskieren, nicht einmal das Angebot zu freien Wahlen in ganz Deutschland. Für Adenauer war die feste Bindung an Amerika und die Nato wichtiger. Damit war jede Chance vertan, die Teilung Deutschlands zu überwinden. Das hat uns, die wir im Osten lebten, 40 Jahre unseres Lebens gekostet, ehe wir die Vorteile der Freiheit und des Wohlstandes kennenlernen durften. Damals gab es eine reale Chance. Sie wurde leichtfertig verspielt.

Die Jahre zwischen 1954 und 1958 waren die einzige Zeit, in der man frei mit einer Anlage zum Personalausweis in die westlichen Länder reisen durfte. Das konnte man sich schon wenige Jahre später und ab dem Mauerbau erst recht nicht mehr vorstellen. Natürlich haben wir die Chance genutzt.

Sommer 1955 – Eine Fahrradtour durch den goldenen Westen

Ich stand mit meinem Freund Jürgen im Mai 1955 im Geografie-unterricht vor der Deutschlandkarte. Jürgen tippte mit dem Finger auf einen Ort namens Pegnitz in Bayern. Dort wohnte seine Groß-mutter. Sie hatte ihn eingeladen, und wir sollten in den Ferien doch mitkommen. Dann planten wir genauer: Wir hatten kein Geld, aber jeder besaß ein Fahrrad, reparaturbedürftig, ziemlich angerostet, mit einer Vollgummihandbremse, eigentlich für größere Touren ungeeig-net. Das sieht man als 15-Jähriger natürlich anders.

Offiziell fuhren wir nach Pegnitz zur Großmutter, aber dann sollte es weitergehen über Nürnberg, München, in die Alpen nach Oberstdorf und rund um den Bodensee, dann in die Schwäbische Alb und zurück über Augsburg und Pegnitz nach Dresden. Keiner durfte von diesem Plan wissen, auch die Eltern nicht. Wir fuhren brav mit dem Zug bis Bayreuth, dann mit den Fahrrädern nach Peg-nitz, ein hübsches, aber langweiliges Nest. Dort informierten wir die ahnungslose Großmutter. Nach Nürnberg wollten wir, dann zum lieben Pfarrer X., einem Verwandten der Familie, nach Gunzenhau-sen fahren, dann wieder zurück. Die erschrockene Großmutter be-sorgte umgehend größere Care-Blechdosen mit Butter, Käse und Schmalzfleisch und gab uns etwas Geld. Los ging die Reise, zuerst nach Nürnberg, wo ein mit seinen Eltern in den Westen abgehauener Klassenkamerad wohnte. Quartier fanden wir bei einer wundervollen Bäckersfrau, die uns mit herrlichem Kuchen und weißen Brötchen versorgte. Ich erinnere mich an die völlig zerstörte und erst in Teilen wieder aufgebaute Innenstadt, an die Burg und die großartigen Stadt-kirchen. In Gunzenhausen kamen wir bei dem überraschten Pfarrer aus Jürgens Verwandtschaft unter, der uns liebenswürdig aufnahm, obwohl es ein Samstag war und er die Sonntagspredigt vorbereiten musste. Unser Besuch kam ihm sehr zupass, denn am Ende seiner Predigt über Gastfreundschaft und die Segnungen des Teilens wies er auf die abgerissenen Ostdeutschen hin, die noch eine weite Reise vor sich und kein Geld mehr hätten. Die Kollekte für uns erbrachte 43 D-Mark.

In Ingolstadt nächtigten wir kostenlos auf der Bahnhofsmission mit ziemlich abgewrackten Gestalten, in München erhielten wir in der Zentrale des Deutschen Jugendherbergsverbandes einen sogenannten Gastausweis 1955, mit dem wir in allen deutschen Jugendherbergen kostenlos übernachten und essen konnten. Das war ein großartiges Geschenk für alle ostdeutschen Jugendlichen. Viele haben das damals genutzt auf ihren Reisen, die für Jahrzehnte die einzigen bleiben sollten. Man musste nur immer rechtzeitig am Ziel sein, ehe die Herberge voll war.

In München sollte es einen berühmten Ort geben, an dem man schon vormittags so lustig ist wie bei uns nachts zur Faschingszeit. Also auf ins Hofbräuhaus! Lustig ging es dort tatsächlich zu, auch schon vormittags. Wir wurden zum Bier eingeladen und hatten Mühe, abends einigermaßen sicher die Herberge zu erreichen. Ansonsten haben wir von München nichts gesehen: kein Rathaus, nicht die Theresienwiese, nicht die Frauenkirche und gleich gar nicht die Alte Pinakothek. Nur dieses blöde Hofbräuhaus, später habe ich mich oft darüber geärgert.

Weiter ging's Richtung Alpen. Zum ersten Mal sahen wir die schneebedeckten Bergketten und das wunderbar sanfte Voralpenland. Die Wieskirche mit ihrem barocken Überschwang im Inneren war für uns Dresdner unvorstellbar, hier hatte es offenbar keinen Krieg gegeben, dann Füssen und Ludwigs Märchenschlösser und Oberstdorf mit dem Nebelhorn. Zwei ahnungslose sächsische Schüler stiegen mit Turnschuhen gegen 10 Uhr nach einem ausgiebigen Frühstück in der Jugendherberge hinauf und wunderten sich, dass sie um 14 Uhr weder eine Hütte sahen noch die Hälfte des Aufstiegs bewältigt hatten.

Plötzlich machte der Berg seinem Namen alle Ehre: Wir standen mitten im dichtesten Nebel, es fing an zu regnen, und wir konnten den Weg nicht mehr finden. In großer Angst haben wir immer wieder um Hilfe gerufen, bis plötzlich wie Rübezahl aus dem Märchen ein grüner Oberförster mit Flinte und Gamshut vor uns stand. Zuerst beschimpfte er uns minutenlang wegen unseres Leichtsinns und unseres völlig ungeeigneten Schuhwerks. Dann aber brachte er uns sicher ins Tal. Als wir uns verabschiedeten, gab er uns einen Zettel mit seinem Namen. Revierförster Bopp aus Biberach im Allgäu lud uns zu sich nach Hause ein, weil wir dringend andere Kleidung benötigten.

Von Oberstdorf aus fuhren wir nach Lindau an den Bodensee. Die Bergabfahrten mit unseren alten, teils verrosteten Rädern mit Vollgummihandbremse waren lebensgefährlich. Wir sind mehrfach gestürzt, aber es ging immer wieder weiter. Die Jugendherberge in Meersburg befand sich direkt in der Burg hoch über dem See, dort wo Annette von Droste-Hülshoff gelebt hatte. Hier saßen wir beim Frühstück mit einer Radfahrgruppe aus Norddeutschland zusammen, die unsere Räder und unseren Mut bestaunten und mehr als 70 Mark für uns einsammelten. Ein unglaublicher Reichtum! Die nächste Etappe war dann in Biberach Revierförster Bopp. Dessen Ehefrau hielt uns einige Tage fest, zog uns dicke, selbstgestrickte Wollpullover über, ernährte uns mit schwäbischen Köstlichkeiten und umarmte uns beim Abschied unter Tränen.

Es folgte der Höhepunkt unserer Reise: Jürgens Onkel Grunwald mit seiner Frau Thamara, einer früheren georgischen Großfürstin, die jetzt in Augsburg lebte und mit ihrem Mann einen Zuckerhandel betrieb. Das war der goldene Westen in Vollendung, das sogenannte Wirtschaftswunder, von dem wir gehört hatten. Sie wohnten in einer Villa am Rande der Stadt, hatten eine Haushälterin und eine Küche voller unvorstellbarer Delikatessen. Das erste Mal im Leben aß ich Ananas mit Schlagsahne. Bananen lagen herum, Datteln und Feigen. Onkel Grunwald war fast immer geschäftlich unterwegs, doch einmal kam er abends früher zurück und lud uns in seinen eleganten Opel-Kapitän ein, den wir nur aus Westfilmen kannten. Mir wurde wegen der amerikanischen Federung sofort speiübel. Der Konflikt zwischen den aufsteigenden Ananasstücken und den damit verbundenen schrecklichen Folgen für das Traumauto wurde durch das schnelle Eingreifen des Fahrers in letzter Sekunde gelöst. Ich habe den Ausflug in die Welt der High Society in zwiespältiger Erinnerung.

Wir blieben einige Tage. Schließlich fuhr Thamara mit uns in die Stadt in eines jener unvorstellbaren amerikanisierten Kaufhäuser. Jeder durfte sich Sachen aussuchen, soviel er wollte und als Geschenk mit nach Hause nehmen. Ich wählte eine weiche bayrische Hirschlederhose, die mich jahrelang begleitete, und für das seitlich angebrachte Fach ein Schweizer Fahrtenmesser mit Korkenzieher, Säge,

Schere, Messer, Flaschenöffner und was immer sich noch an so einem Traum von Messer befand. Dann packten wir unsere Sachen und fuhren glücklich und ziemlich beladen mit Geschenken über Nürnberg und Großmutters Pegnitz wieder nach Hause zurück.

Damals war es üblich, dass alle jungen Männer mit 17 und die Mädchen mit 16 in der Tanzstunde Regeln des gesellschaftlichen Umgangs und die Standardtänze lernten. Wir gingen also gemeinsam in der 11. Klasse zur Tanzschule Hoyer in Dresden-Loschwitz, später in Oberloschwitz und beschäftigten uns mit rhythmischen Schritten im Kreis beim Walzer, im Rechteck beim Foxtrott und im Hin und Her mit Wiegeschritt beim Tango. Um eine einigermaßen ansprechende Dame zu ergattern, musste man nach dem Kommando des kleinen, drehbeinigen Tanzlehrers losstürzen und der Schnellste sein. Ich fand dieses Gerenne widersinnig und musste mich mit dem zufriedengeben, was sitzenblieb. In meinem Fall war das eine kleine, ziemlich stille Schülerin aus Weißig, einem Dorf am Stadtrand von Dresden, ungefähr 20 Minuten entfernt von der Endhaltestelle des Oberleitungsbusses. Der Tanzmeister hatte vor der Halbzeitparty der Tanzstunde angeordnet, nun müssten die Herren bei den Damen einen Antrittsbesuch machen und sie fortan nach der Tanzstunde nach Hause begleiten. Während meine Klassenkameraden sich längst im Schillergarten beim Bier amüsierten, war ich noch mit meinem Dorfmädchen unterwegs, schweigend von der Endhaltestelle hin und dann wieder zurück.

Eines Abends kam ich ziemlich spät im Schillergarten an, als meine Klassengenossen in größere politische Schwierigkeiten kamen. Sie hatten – wie häufig zuvor – einen sogenannten Salamander gerieben, ein alter Brauch in studentischen Verbindungen, bei dem in lateinischer Sprache auf Kommandos hin Bier auf ex getrunken wird. Unser Lehrer Guratzsch, der Vater eines Klassenkameraden, hatte uns im Lateinunterricht den vollständigen Text und die dazugehörenden Verhaltensweisen beigebracht. Das war natürlich in der sozialistischen DDR eine unvorstellbare Provokation. So kam, was kommen musste. Am Nachbartisch saßen einige alte Herren, die sich begeistert an ihre Studentenzeit erinnerten und sofort mehrere Salamander-Runden spendierten, bis ein bis dahin unauffälliger, aber sehr genau beobachtender Mann aufstand, an unseren Tisch kam und uns aufforderte, den Namen der Schule, der Klasse und des Klassenlehrers zu nennen. Da wir das verweigerten, verabschiedete er sich mit dem Hinweis, er würde morgen vor unserer Klassentür stehen.

Am nächsten Tag erschien er mit dem Direktor der Schule, einem strammen und gefürchteten Genossen namens Müller, in unserer Klasse und stellte sich als Seehofer vor, Leiter des Rundfunkstudios Dresden. Er forderte uns auf, den Salamander zu wiederholen. Er wolle eine Sendung machen mit dem Titel „Wahrung alter Traditionen, aber wie?" und auf das verwerfliche Tun der reaktionären Klasse hinweisen. Wir weigerten uns zunächst. Als es aber keinen Ausweg gab, wurde der Salamander so recht und schlecht inszeniert. Eine heftige Diskussion schloss sich an, die mit der Forderung nach freier Meinungsäußerung und freien Wahlen endete. Wir wussten nicht, dass er den vollen Wortlaut aufgezeichnet hatte und daraus eine bösartige Dokumentation machte, die im Sender Dresden gesendet wurde als abschreckendes Beispiel dafür, wie reaktionäres Gedankengut in den Kirchen nahestehenden Schlupfwinkeln weiterlebt. Das müsse demaskiert und zerschlagen werden. Als Konsequenz sollten mehrere Schüler der Abiturklasse verwiesen werden. Unser Klassenlehrer Guratzsch stellte sich vor uns. Er war damals einer der wenigen Lehrer in Dresden, die noch Latein und Griechisch unterrichteten, und drohte damit, sofort sein Lehramt niederzulegen, wenn auch nur einem Einzigen aus seiner Klasse etwas geschieht. Da sich offenbar auch Mauersberger schützend vor seine Kruzianer gestellt hatte, verlief die Angelegenheit im Sande. Das war 1957 noch möglich.

Überhaupt war unsere Schule eine Insel im sozialistischen Meer, auf der die Uhren anders tickten. Lehrer Guratzsch war ein intellektuell aussehender Pauker der alten Schule mit unglaublicher Allgemeinbildung. Bei ihm hatten wir wöchentlich acht Stunden Griechisch und vier Stunden Latein. Dass ich beide Sprachen nie beherrschte, lag daran, dass er uns nicht die Sprache, sondern das Kulturgut des antiken Griechenlands und des alten Roms vermittelte. Wenn er die Reden des Demosthenes gegen Philipp von Makedonien rezitierte, wackelten die Wände. Wenn er ganze Szenen aus Hamlet in Deutsch und Englisch vorspielte, vergaßen wir, dass wir Unterricht hatten. Er war ein begnadeter Lehrer und Schauspieler von väterlicher Güte und Strenge. In der Weimarer Zeit Abgeordneter im Sächsischen Landtag, beherrschte er die freie Rede wie kein anderer und ließ die Unterrichtsstunden wie im Fluge vergehen. Im Dritten Reich als Lehrer ungeeignet, musste er die Schule verlassen, beteiligte sich nach 1945 am Wiederaufbau seines geliebten Dresdens und vor allem am Neuerstehen der Kultur. Besonders setzte er sich für das bis heute praktizierte Gedenkläuten am 13. Februar ein. Er war ein zutiefst konservativer Mensch im Sinne des Bewahrens deutscher Kultur, der die „Welt von gestern" repräsentierte. In seinem Jackett trug er mindestens fünf Bleistifte, deren Spitzen bemerkenswert waren und die er mit größter Sorgfalt und Zuwendung behandelte. Natürlich stammte auch sein Sittenbild, insbesondere seine Vorstellung von der Rolle der Frau, aus der Mitte des 19. Jahrhunderts. In lebhafter Erinnerung ist mir seine Redewendung „Das Weib liebt in einem fort, der Mann hat dazwischen zu tun". Seine Frau war wohl 20 Jahre jünger als er, und noch kurz vor seiner Pensionierung zeugte er einen Sohn.

Dieser Mann hat uns außerordentlich geprägt mit seinen Vorstellungen von Geschichte, Kultur und Sittlichkeit. Leider hat er das Ende der DDR nicht mehr erlebt. Doch seit 1993 ist nach erfolgreichem Kampf seines Sohnes Dankwart eine Straße in Dresden-Niedersedlitz, die bis dahin den Namen des Altkommunisten Wilhelm Florin trug, nach ihm benannt. Dankwart war mein Klassenkamerad, noch heute sind wir eng befreundet.

Wenn wir alten Herren beinahe jährlich unsere Klassentreffen veranstalten, steht Curt Guratzsch mitten unter uns, der Alte mit dem dünnen grauen Haarkranz um seinen riesigen kahlen Schädel, dem geröteten Gesicht mit der markanten Mundpartie, die sich beim Lachen oder Rezitieren bis zu den Ohren erweitern konnte. Viele Jahre nach dem Abitur sah ich ihn wieder. Er fragte mich, was denn aus mir geworden sei. Als ich ihm darauf antwortete, ich sei dabei, die Kinderchirurgie zu erlernen, verzog er sein Gesicht und meinte, er hätte erwartet, dass ich ein richtiger Arzt würde. Kindliches Leben und Empfinden war nie seine Sache gewesen. Ihm ging es um das Gereifte, das Großgewordene und Erhabene.

Zurück zum Abitur. Konzentriertes Lernen war ich wegen des unentwegten Fußballspielens nicht gewohnt. Drei, vier Monate vor den Abschlussprüfungen aber wurde es ernst. Ich erinnere mich, in diesen Monaten wirklich viele Stunden ohne Unterbrechung gelernt zu haben. Im Resultat schloss ich „Mit Auszeichnung" ab. Das hatte einen entscheidenden Vorteil: Man durfte sich jedes Studienfach aussuchen und musste immatrikuliert werden.

Tatsächlich war es immer auch die Willenskraft, die mir geholfen hat in meinem oft recht schwierigen Berufsleben. Wenn ich etwas weitergeben möchte, dann diese Erkenntnis: Begabung wird man dankbar annehmen, aber die Willenskraft muss man selbst einbringen, immer wieder neu. Und nur gemeinsam funktionieren diese Eigenschaften.

Damals gab es den Brauch, dass in der festlichen Abschlussfeier, Schüler zu Wort kamen und ihre „Weisheiten" zum Ende der Schulzeit preisgaben, bevor die Zeugnisse ausgegeben wurden. Die Wahl des Hauptredners fiel auf mich, und ich nahm das damals noch ziemlich moderne und wenig bekannte Gedicht „Stufen" von Hermann Hesse zum Thema. Erstaunlich, dass der wenig sozialistische Inhalt so vorgetragen werden konnte. Unsere Deutschlehrerin, eine Genossin, hatte ihre Korrekturaufgabe nicht erfüllt und sich sehr mutig verhalten. Hermann Hesse war damals nach dem bestialischen Krieg mit seinen Friedensmelodien, seiner Toleranz und seiner philosophischen Grundhaltung für viele junge Menschen ein verehrter Hoffnungsträger. Unser damaliger Direktor, Genosse T., saß mit leicht verzerrtem Gesicht in der ersten Reihe. Er hatte wohl vorher wie üblich ausreichend Alkohol getrunken und ließ alles durchgehen. Der arme Mensch wurde später abberufen und aus der Partei ausgeschlossen.

Im Sommer 1957 endete eine für damalige Verhältnisse außerordentlich interessante Schulzeit. Bereits wenige Monate später hatte fast die Hälfte der Klasse die Heimatstadt und ihre Eltern verlassen und damit begonnen, sich im Westen Deutschlands eine neue Zukunft aufzubauen. Viele von ihnen hätten sicher auch in der DDR eine Chance zum Studium gehabt, aber sie wollten dieses in jeder Hinsicht eingeschränkte Leben nicht fortsetzen. Für mich war das keine Frage: Unser familiärer Zusammenhalt und die indirekte Forderung meiner Eltern, im Land zu bleiben, ließ eine andere Entscheidung nicht zu. Ich bin mir aber sicher, dass jene Zeit der entscheidende Schaltpunkt in meinem Leben war, von dem aus auch alles hätte ganz anders ablaufen können. Biografie – ein Spiel ...

Das Schwejk-Prinzip

1957–1963: Studium in Leipzig

Mit meinem Abiturzeugnis hatte ich in den ideologisch noch etwas entspannteren Jahren nach Stalins Tod die freie Wahl des Studienfachs. Medizin studierte mein Bruder, das war zwar der Wunsch des Vaters auch für mich, aber ich hatte andere Vorstellungen. Mein literarisches Interesse in jener Zeit drehte sich merkwürdigerweise um die großen Franzosen, besonders um Romain Rolland und Albert Camus. Da ich den altsprachlichen Zweig gewählt hatte, war es mir nicht möglich, die verehrten Schriftsteller in Originalsprache zu lesen, und das wollte ich unbedingt. Also bewarb ich mich für einen Studienplatz in Romanistik, obwohl ich kein Wort französisch beherrschte – eigentlich ein wahnwitziger Wunsch. Glücklicherweise kam eine Ablehnung. Weil im Jahr 1957 an den Universitäten der DDR im Fach Romanistik keine Immatrikulation erfolgt, „haben wir Ihren Ersatzwunsch Humanmedizin berücksichtigt und gratulieren Ihnen dazu". Meine Eltern waren glücklich. Sie wussten gar nichts von meinem Romanistikwunsch. Ich fügte mich, denn ein praktisches Jahr wollte ich nicht einschieben.

Am 15. September 1957 begann ich mein Medizinstudium an der Karl-Marx-Universität in Leipzig. Schon die Umbenennung einer der ältesten deutschen Universitäten verhieß nichts Gutes, und die feierliche Immatrikulation im eben fertiggestellten Anatomischen Institut des Herrn Prof. Alverdes gleich gar nicht. Da saßen, standen und hockten über 800 Studienanfänger, viele im Blauhemd und überwiegend Mädchen. Namentlich ließen sie sich in sogenannte Seminargruppen einteilen, denen jeweils ein ausgesuchter Genosse als Seminargruppenleiter vorstand. Wir hätten uns der Tatsache würdig zu erweisen, auf Kosten der Arbeiterklasse studieren zu dürfen – rhythmisches Klatschen. Kritische Aufmerksamkeit fiel auf die, die ihre Hände nicht rührten. Ich hatte gleich die Nase voll, spürte in der Magengegend ein heftiges Unbehagen und beobachtete mit Entsetzen die Verhaltensweise der Mitstudenten. So etwas wäre in unserer Kreuzchor-Schule unvorstellbar gewesen: Begeisterung für den Sozialismus der DDR, stolzes Tragen des Blauhemdes und primitive Argumentationen. Wie sollte ich das überstehen?

Da kam mir wie so oft die Solidarität Gleichgesinnter zu Hilfe. Neben mir saß einer, der bei bestimmten Redewendungen grinste und keinen Beifall klatschte. Er schaute gelangweilt in die Runde. Der HERR hatte unter über 800 Studenten einen ausgesucht und neben mich gesetzt, mit dem ich sofort einer Meinung war: Friedrich Hugo Kamprad, genannt Frieder. Er hatte ein scharf geschnittenes Gesicht, das im Einklang mit seinem scharfen Urteil über den blauen Unfug stand. Gleich anschließend lud er mich in seine nur wenige Minuten vom Institut und den Kliniken der Medizinischen Fakultät entfernte elterliche Wohnung in der Härtelstraße ein. Seine Mutter war eine kleine, rundliche, lustige Frau, die stets Zigarette rauchte und voller Tatendrang war. Sie nahm mich gleich in ihre Arme, und ich hatte ein neues Zuhause für die nächsten sechs Jahre des Studiums gefunden. Sie hatte ihren Mann, Frieders Vater, wegen einer Lungenembolie verloren und vor Kurzem wieder geheiratet, einen Altgenossen und Meister in Böhlen bei Leipzig, der einzige Vertreter der Arbeiterklasse in unserem Umfeld. Mit Max, so hieß er, gab es endlose, heftige und selten einvernehmliche Diskussionen über die politischen Verhältnisse. Ihm aber hatte Frieder seine direkte Zulassung zum Medizinstudium zu verdanken: entweder Arbeiterklasse oder Intelligenz mit Einzelvertrag oder Abitur mit Auszeichnung, alle anderen hatten kaum eine Chance. Mit zunehmendem Alter und nach dem Bau der Berliner Mauer lenkte Max zähneknirschend immer häufiger ein, ohne allerdings seinen Klassenstandpunkt vollends aufzugeben. Für ihn spricht auch, dass nichts in unseren damals schon begonnenen Aktenblättern von ihm stammte. Aber er musste es schlucken, dass seine Wohnung in den kommenden Jahren zu einem Sammelpunkt reaktionärer Studenten wurde, warmherzig betreut von der lebenslustigen Mutter, die uns nach und nach alle in ihr Herz geschlossen hatte.

Ich brauchte eine Bude, wie man das damals nannte. Insbesondere die abrissreifen Viertel Leipzigs waren voll davon für eine Monatsmiete zwischen 15 und 30 Mark, Letztere mit Ofenheizung und Klavierbenutzung.

Fündig wurde ich in der Holsteinstraße im Osten von Leipzig bei der Witwe Thiele. Sie war eine liebe, aber wegen ihres dürren Haarschmucks nicht sehr ansehnliche Frau. Meine Studienkumpane

tauften sie schon bald „Rasputin". Bei ihr bewohnte ich ein 14 m² großes Zimmer, hell und mit Blick auf die Straße, sauber und durch
einen braunschimmernden Kachelofen im Winter ausreichend warm.
Sie bestand vor allem auf einem strikten Nachtverbot für weibliche
Studenten, das ich auch mangels realer Möglichkeiten strikt einhielt.
Männerbesuch, insbesondere von Frieder Kamprad, war ihr sehr angenehm. Sie blühte dann richtig auf, ohne dass deswegen ihr Spitz-
name geändert worden wäre. Zum Geburtstag habe ich ihr einmal
ein gerupftes Hühnchen besorgt, das ich an ihren Kronleuchter hängte. Der langgezogene Hals mit dem Kopf und dem offenen Schnabel
schwebte dicht über dem Wohnzimmertisch. Sie fand das nicht lustig. Wegen meiner Tätigkeit in der Evangelischen Studentengemeinde
und später im damals noch gesamtdeutschen Vertrauensrat deutscher
Studentengemeinden, der in Westberlin tagte, hatte ich das Interesse
der Staatssicherheit geweckt. In meiner Abwesenheit klingelten bei
ihr gelegentlich Herren, die sich als Mitarbeiter der Abteilung Inneres vorstellten und Auskünfte über meine Freunde, meine Reisen
und über Zusammenkünfte in der Wohnung haben wollten. Sie
wurde zunehmend ängstlicher und konnte meine Aktivitäten nicht
verstehen – ich solle mich doch mehr um mein Studium kümmern.
Eines Tages kündigte sie mir mit der Bitte um Verständnis für ihre
schwierige Lage.

Das Studium bereitete mir bis zum Physikum keine Freude. Ich
musste mich zu den mir größtenteils unverständlichen Vorlesungen
zwingen, denn in den ersten Semestern ging es um naturwissenschaftliche Grundlagen wie Physik, Chemie, Botanik, Zoologie. Aus
meiner Sicht hatte nur die Anatomie etwas mit dem späteren Beruf
zu tun. Meine Vorkenntnisse waren besonders in Physik und Chemie
minimal. Ich konnte mit Begriffen wie Periodensystem der Elemente
nichts anfangen, hielt es eher für dem Fach Gynäkologie zugehörig.
Mein Glück bestand in der immer enger werdenden Freundschaft zu
Frieder, der ein glänzender Student war, alles auf Anhieb verstand
und es mir schrittweise vermittelte. Ohne ihn hätte ich nie das Physikum erreichen können.

Mein Interesse galt der evangelischen Studentengemeinde, von
der ich durch meinen Bruder schon viel gehört hatte. An jedem Don-
nerstagabend trafen sich bis zu 500 Studenten in einem kirchlichen

Gemeindesaal in der Paul-Gruner-Straße zur Bibelarbeit. Die eigenen Räume in der Alfred-Kästner-Straße waren längst zu klein. Hier trafen sich christliche Studenten aller Fachbereiche und diskutierten die großen Fragen der Zeit. Gerade war Dietrich Mendt neuer Studentenpfarrer geworden. Mit seinen klaren Antworten auf drängende Fragen spielte er für uns eine entscheidende Rolle. Er durfte nicht in der Stadt wohnen, sondern versorgte pro forma eine kleine Dorfgemeinde bei Taucha am Stadtrand und verstand es, die Studenten in besonderer Weise an sich und seine Frau Christel zu binden. Die Studentengemeinde war wie eine Großfamilie, in der man sicher und geschützt war. Staatliche Stellen, insbesondere die Staatssicherheit, sahen dem Treiben mit größtem Argwohn zu und hatten eine Vielzahl von Informanten untergebracht.

Wenige Monate zuvor war der damalige Studentenpfarrer Siegfried Schmutzler mit mehreren Studenten verhaftet und zu fünf Jahren Zuchthaus verurteilt worden. Nach der Bibelstunde beteten viele hundert Studenten: „Wir bitten Dich für unseren gefangenen Bruder Pfarrer Dr. Schmutzler, und für ...", dann folgten die Namen der Studenten. Eine solche Begegnungsmöglichkeit von Studenten und Fachschülern verschiedenster Gebiete war einmalig. Neben zentralen Veranstaltungen mit Vorträgen bedeutender Wissenschaftler gab es unzählige kleine Vortrags- und Diskussionsabende in sogenannten Kleinkreisen. Viele dieser Abende endeten bei einem kleinen Bier für 50 Pfennige im Thüringer Hof in der Innenstadt, denn die finanzielle Notlage bestand permanent. Ich verfügte über ein Stipendium von 140 Mark, wovon 25 Mark für die Bude abgingen. Hundert Gramm Zwiebelleberwurst kosteten 40 Pfennige und reichten eine halbe Woche. Das Essen in der Mensa in der Petersstraße war billig, aber nicht immer genießbar. Doch dicht daneben lag ja Frieders Wohnung, in der wir uns anschließend trafen und von seiner Mutter mit Kaffee und Zigaretten versorgt wurden.

In der Studentengemeinde lernte ich viele interessante und politisch Gleichgesinnte kennen, allen voran Christine Wange (später Bergmann), der ich in Dresden schon auf einem der Schulbälle in der Faschingszeit begegnet war, wo sie gleich mehreren Rittern den Kopf verdreht hatte. Sie war auffallend hübsch und charmant. Wegen ihrer lebhaften Art und ihrer klugen Rede in der Diskussion wurde sie schon im zweiten Semester Vertrauensstudentin. Wir beide wurden ab dem dritten Semester in dieses Amt gewählt. Das verschlang viel Zeit, brachte uns aber ein höchst interessantes studentisches Leben. Freunde schlugen die Hände über dem Kopf zusammen, denn das 3. und 4. Semester waren reine Pauksemester. Ich blieb gelassen, vertraute dem Glück und dem ausgezeichneten Wissen meiner Freunde Frieder Kamprad und Dieter Himmel. Mit drei weiteren Studenten trat ich das Amt eines Vertrauensstudenten an. Das war meine Welt: viele interessante und kontroverse Diskussionen, die beginnende Auseinandersetzung mit dem Dritten Reich, der aufkeimende Widerstand gegen das zunehmend intolerante sozialistische System der DDR, gegen kleinkarierte und hinterhältige Genossen in unserem Umfeld. Wir organisierten sogenannte Rüstzeiten, die meisten in Sehlis oder Leisnig und die stille Freizeit, auf der nur wenig geredet und über Bibeltexte nachgedacht wurde. Und wir brachten die ersten ökumenischen Begegnungen mit der katholischen Studentengemeinde zustande. Entscheidend dabei war der glückliche Umstand, dass Dieter Himmel zur gleichen Zeit Vertrauensstudent bei den Katholiken wurde und wir viele Dinge neu regeln und in Bewegung bringen konnten. Es war die große Zeit der Studentengemeinden, die in den 50er-Jahren angebrochen war und über lange Zeit im Leben der christlichen Studenten eine wichtige Rolle spielte. Weil nach und nach die Besuchsmöglichkeiten immer mehr eingeschränkt wurden, war der Kontakt zu den Patengemeinden (später hieß es Partnergemeinden) im Westen zu einer festen Größe geworden. Unsere Patengemeinden waren Münster in Westfalen, Erlangen und München. Nach dem Bau der Berliner Mauer durften sie ohne größere Schwierigkeiten nur noch als Messegäste einreisen, was bedeutete, dass im Frühjahr und im Herbst ein besonders lebhaftes Studentenleben einzog, das sich im Heim in der Kästnerstraße immer bis weit nach Mitternacht hinzog, heftige Diskussionen über politische Tagesthemen auslöste und versöhnlich mit gemeinsamen Gebeten endete.

Mit Christine Wange wurde ich 1960 nach dem Physikum in den gesamtdeutschen Beirat der Vertrauensstudenten gewählt, der sich aus vier Ost- und sechs Weststudenten zusammensetzte, in regelmäßigen Abständen in Westberlin tagte und von Dr. Dr. von Thadden-Trieglaff geleitet wurde. Es ist gut vorstellbar, dass unsere gesamtdeutschen Aktionen auf höchstes staatliches Misstrauen stießen und zur lückenlosen Überwachung führten. Christine war meine treue und fröhliche Mitstreiterin, sie studierte problemlos Pharmazie, heiratete nach dem Studium den Veterinärmediziner Volker Bergmann und lebte dann mit zwei Kindern in Berlin. Wir haben uns nie aus den Augen verloren. Volker erhielt eine Professur für Veterinärpathologie an der Humboldt-Universität. Christine war nach der Herbstrevolution in bewundernswerter Weise aktiv, wurde Senatorin in Gesamt-Berlin und stieg unter Bundeskanzler Schröder bis zur Familienministerin auf.

Die politische Drangsal hielt sich am Anfang des Medizinstudiums in Grenzen. Seminargruppenleiter Genosse B. hatte uns natürlich ständig im Visier. Er war ein verklemmter, etwas dicklicher, aber nicht unintelligenter Typ, immer wachsam im Auftrag der Arbeiterklasse und scharf in seinem Urteil über uns. Bei jeder Gelegenheit ermahnte er uns und wies darauf hin, dass wir es eigentlich nicht wert seien, auf Kosten der Arbeiterklasse zu studieren. Man hätte ihn ständig der Lächerlichkeit aussetzen können, aber das wäre nicht ohne Folgen geblieben. Er wurde von der Universitätsparteileitung gestützt, hatte umfangreiche Befugnisse und stieg bald in die Spitze der Studienjahresleitung auf.

In Diktaturen ist es üblich, dass Schüler und Studenten auch in studienfreien Zeiten und in den Ferien manipuliert werden. Es begann mit Einsätzen, bei denen die Studenten drei bis vier Wochen lang den Bauern bei der Kartoffelernte helfen mussten. Das war noch einigermaßen lustig. Man lief zu zweit, meist Männlein und Weiblein, mit einem gemeinsamen Korb den Acker entlang und sammelte. Man lernte dabei seine Kommilitonen und besonders seine Kommilitoninnen näher kennen. Nicht wenige, zum Teil auch länger anhaltende Beziehungen sind dabei entstanden. Sonntags zogen dann die christlichen Mediziner am Vormittag zum Entsetzen der Genossen in die Dorfkirche, wo sie mit großer Freude aufgenommen und anschließend zum Sonntagsbraten eingeladen wurden. Abends saß man in der Kneipe und ließ sich ein Bier spendieren. Einmal haben wir nachts einem besonders verhassten Genossen einen Kartoffelsack übergestülpt und ihn verprügelt. Wegen der geschickten und schnellen Ausschaltung seines Sehvermögens konnte er auch im Nachhinein keinen von uns identifizieren und alles blieb ohne Folgen. Aber das war wohl auch das einzige Beispiel für eine partielle Gewaltanwendung, die wir ansonsten natürlich als christliche Studenten vollständig ablehnten.

Im Jahr 1959 sollten die ohnehin nicht sehr klassenbewussten Medizinstudenten im Sommer an der Waffe ausgebildet und militärisch erzogen werden. Das Lager fand in Krensitz bei Leipzig statt: Wir schliefen in Güterwaggons und mussten Drainagegräben ausheben. Weil ich die vormilitärische Ausbildung und die damit verbundenen Übungen am Gewehr ablehnte, wurde ich zum sogenannten Waffenhelfer degradiert. Ich bekam einen alten grauen Mantel, der viel zu lang war, zog dazu Sandalen an und musste als letzter Mann im Glied die Munitionskästen tragen. Ich gab wohl das Bild eines braven Soldaten Schwejk ab. Da auch sogenannte Kulturabende zu organisieren waren, meldete ich mich für einen Vortrag über Wolfgang Borchert, der damals den meisten Studenten im Osten und vor allem den Genossen unbekannt war. An diesem Abend trug ich die Biografie Borcherts und Besprechungen seiner wichtigsten Werke vor und las aus der „Hundeblume" und anderen Erzählungen. Das Entsetzen vieler Genossen, die diese Veranstaltung als kontraproduktiv verstanden, war ziemlich groß und endete in heftigen Diskussionen innerhalb der Parteileitung.

Dann rückte das Physikum immer näher und mit ihm die Stunde der Wahrheit. In Anatomie traute ich mir einen erfolgreichen Abschluss zu, aber in Physiologie und besonders in physiologischer Chemie konnte nur der Herrgott persönlich helfen – und er half. Die Oberassistentin der Biochemie, Frau Dr. M., eine ältliche, humorlose und noch dazu lispelnde Dame, prophezeite mir einen unvermeidlichen Durchfall. So ganz unrecht hatte sie damit nicht, denn als wir zu viert die Treppen zum Institutsdirektor, dem durch die Entdeckung des Carnitins berühmten und gefürchteten Professor Strack, hinaufstiegen, überfiel mich ein körperliches Desaster, das mit dem Begriff „Schiss vor etwas haben" treffend umschrieben ist. Dieter blieb mit mir zurück und postierte sich vor der abgeschlossenen Tür, während die beiden anderen mutig das Prüfungszimmer betraten und mich entschuldigten. Es dauerte wenigstens 20 Minuten, bis ich körperlich einigermaßen wiederhergestellt war. Nun betrat ich das Zimmer, in dem Frieder als Erster seine Prüfung vorzüglich hinter sich gebracht hatte. Das war ein guter Einstieg gewesen, denn nun folgte Himmel, der das Talent hatte, mithilfe oft unsinniger Fragen den Prüfenden einzubeziehen, damit alles in ein Gespräch mündete und wir sozusagen gleichberechtigt auf der anderen Seite saßen. Er war wieder in Form, begeisterte den Professor und erhielt eine glatte Eins. Unter dem Prüfungstisch lagen die beiden riesigen Bulldoggen des Professors, die sich entsprechend seiner Laune ausgesprochen ruhig verhielten. Als ich nervös hin und her ruckte, schlabberte der eine der beiden an meiner schwitzenden Hand herum, dass mir erneut ganz elend wurde. In dieser insgesamt aber günstigen Situation versuchte ich, redegewandt mit den kärglichen Resten meines biochemischen Verstandes durchzukommen. Der Alte wurde zunehmend unfreundlicher, die Hunde saßen jetzt aufrecht, und ich kam mit einer Drei minus davon. Allerdings erwischte es anschließend den armen Alex. Die Doggen liefen jetzt hin und her, mussten vom Chef persönlich beruhigt werden. Alex musste die Prüfung wiederholen. Ähnlich verlief die Prüfung in Physiologie. Nach zweifachen Wiederholungen schaffte es auch Alex. Wir feierten das Ereignis tage- und nächtelang. Das Physikum war die schwierigste Prüfung meines Lebens und brachte die Gewissheit, dass Gebete durchaus helfen können.

Nun begann, was ich mir unter einem Studium der Medizin vorgestellt hatte: interessante Vorlesungen, die damals noch von bedeutenden alten Ordinarien persönlich in überfüllten Hörsälen gehalten wurden, viel Freizeit, noch mehr Engagement in der Studentengemeinde und der regelmäßige Besuch der legendären Vorlesungen des Germanisten Hans Mayer im Hörsaal 40 der alten Universität. Man musste dort sehr frühzeitig eintreffen, weil bereits eine Viertelstunde vor Beginn kein Sitzplatz mehr zu ergattern war. Wenn der kleine resolute Mann den Hörsaal betrat und zum Katheder ging, war augenblicklich absolute Stille. Keiner wagte es, seine Gespräche fortzuführen oder gelangweilt zu gähnen. Einmal kam ein Hörer zu spät und schlich an der Seitentür herein. Er wurde entsprechend empfangen und hat dies nie zu wiederholen gewagt. Ich hörte seine Vorlesungen über Leben und Werk von Friedrich Dürrenmatt, der zwei Jahre zuvor in seiner Schiller-Rede von 1959 gesagt hatte: „Brecht ist eine Antwort auf unsere Schuld" und gerade „Die Physiker" mit großem Erfolg herausgebracht hatte. Physiker können weder passiv noch aktiv das Schlimmste verhindern, das Schlimmste passiert, wenn die Formeln in die Hände von Verbrechern, von wahnsinnigen Menschen gelangen – eine visionäre Sentenz, die heute angesichts des weltweiten Terrorismus an Bedeutung gewinnt. Formeln können nicht zurückgenommen werden. Alles Denkbare wird jetzt oder in Zukunft gedacht, der Verzicht des Einzelnen ändert nichts. Dürrenmatt, so steht es noch in meinen Aufzeichnungen jener Vorlesungen, sei kein Pessimist, aber er sei im höchsten Maße skeptisch gegenüber der Weltveränderung durch die Literatur. Dann folgte Mayers Vorlesungsreihe über Max Frisch, mit dem er befreundet war und dessen Stück „Andorra" gerade uraufgeführt worden war. Dann ging es um Franz Kafka und den „Hungerkünstler", der keine Resonanz mehr findet in einer Welt, die ihn mit ihren Gesetzen nicht mehr braucht. Die Wirklichkeit ist eine notwendige Lüge. Kafka aber nimmt nie Partei, er schildert, zeichnet Motive und Gedanken auf.

Und dann natürlich seine einzigartigen Vorlesungen über Thomas Mann, den er kannte und mit dem er korrespondiert hatte. Es war der große Atem der Welt der Literatur, der einem hier entgegenschlug. Wir empfanden diese Vorlesungen als Sternstunden für unsere literarische Bildung. Endlich hatten wir genügend Zeit, Gewandhaus-Konzerte, Vorträge, Diskussionen und viel Geselligkeit zu genießen. Die Vorlesungen der medizinischen Propädeutik wurden geschwänzt, und Praktika mit Anwesenheitspflicht gab es in diesen ersten klinischen Semestern kaum.

Drohende Exmatrikulation

Alles wäre gut gewesen, wenn sich nicht die politische Situation zunehmend verschärft hätte. Es gab zwar noch keine Wehrpflicht, aber sie erschien drohend am Horizont. Während es noch zehn Jahre zuvor streng verboten war, Panzer oder Soldaten im Ranzen zu verstecken, wurde jetzt alles Militärische wieder salonfähig. Der Kalte Krieg tobte bei jeder Gelegenheit und kündigte neue Auseinandersetzungen an. Noch war die Grenze nach dem Westen nicht vollständig verschlossen, doch die grüne Grenze konnte nicht mehr überwunden werden. Besuchserlaubnisse für die Bundesrepublik gab es nur in Ausnahmefällen, aber es gab ja noch den Fluchtweg über Westberlin.

Den hatte auch mein Bruder im August 1958 genutzt. Er lebte inzwischen in Kaiserslautern. Ich wollte dagegen bei den Eltern und der Großmutter bleiben, mein Studium zu Ende bringen und dann neu überlegen. Mit der politischen Zuspitzung verbunden waren Forderungen nach vormilitärischer Ausbildung aller Studenten. Die würde im Sommer bei einem Zeltlager erfolgen, und alle sollten bereits jetzt im Frühjahr 1961 ihre Begeisterung darüber zum Ausdruck bringen. Aber eine Waffe in der Hand war schon damals für mich undenkbar. Das war eine Lehre, die wir aus dem Krieg und der Nachkriegszeit gezogen hatten. Es war für viele damals unbegreiflich, wie schon 15 Jahre nach Kriegsende wieder öffentlich darüber diskutiert werden konnte.

Doch das wurde zunehmend zur Normalität. Für uns christliche Studenten, für die Mitglieder der evangelischen Studentengemeinden, war das aber undenkbar. Wir meldeten uns zu Wort und lehnten auch in einer schriftlichen Stellungnahme die Teilnahme an einem solchen Lager ab. Es ging um die sogenannte Kompassbewegung: Jeder FDJler hatte die Pflicht, in einem persönlichen Kompass politische und mit dem Studium zusammenhängende fachliche Aufgaben zu erfüllen. Dazu gehörte auch die Teilnahme an dem Militärlager. Und alle gemeinsam hatten per Seminargruppe einen sogenannten Gruppenkompass aufzustellen, damit keiner seine eigenen Wege gehen konnte. In einem Faltblatt, das hundertfach gedruckt und überall verteilt wurde, standen nun namentlich die Studenten Dieter Himmel, Volker Hofmann und Frieder Kamprad am Pranger.

Mich betreffend hieß es: „Der Jugendfreund Volker Hofmann nimmt zu Fragen der persönlichen Verpflichtung und Verantwortung beim Aufbau des Sozialismus eine ähnliche Stellung ein. Er hält den Kompass für eine lächerliche Selbstentmündigung des FDJlers. In das Studentenlager fährt er nicht mit, da er, wie er nach langem Hin und Her erklärte, kein Interesse an diesem Lager habe." Zunächst lief alles noch glimpflich ab, dann aber wurde eine sogenannte Studentenvollversammlung des 4. Studienjahres einberufen, die eine absolute Pflichtveranstaltung war und nichts Gutes ahnen ließ. Wir wussten nicht, was auf dieser Kampfversammlung – so wurde sie angekündigt – passieren würde.

Am Abend zuvor klingelte es an meiner Wohnungstür. Draußen stand mein Kommilitone Harry E., etwas ängstlich sich umschauend, trat er herein und berichtete von einer außerordentlichen Parteiversammlung, von der er gerade kam. Er war das, was man einen guten Genossen nannte. Friedfertig vertrat er die Linie der Partei, machte gelegentlich sogar kritische Bemerkungen, aus denen wir entnahmen, dass die Parteizugehörigkeit ihm vor allem dazu gedient hatte, einen Studienplatz zu bekommen. Er war immer freundlich, uns Störenfrieden zugetan und berichtete mir leise von dem, was uns bevorstand. Wir drei sollten aus der FDJ und damit vom Medizinstudium ausgeschlossen und von der Universität verwiesen werden. Man müsse und wolle ein Exempel statuieren, damit von vornherein solche Verhaltensweisen unmöglich wurden. Er nannte mir die einzelnen Vorwürfe und riet, uns abzusprechen und uns sehr gut vorzubereiten.

In der gleichen Nacht haben wir viele Stunden bei Frieder gesessen und unsere Argumente aufeinander abgestimmt. Mit weichen Knien gingen wir dann gemeinsam zum Hörsaal der Medizinischen Klinik, der bereits prall gefüllt war, und setzten uns im oberen Drittel nebeneinander mitten in eine Reihe, aus der wir so leicht nicht wieder herauskommen konnten. Uns war klar, dass alles mit der sofortigen Exmatrikulation enden konnte. Wir hatten uns Nachtzüge nach Berlin herausgesucht, um auf schnellstem Wege über Westberlin fliehen zu können. Aber eigentlich wollte ich meine Familie nicht

auf lange Zeit zurücklassen, das Studium meiner in Halle studieren-
den Schwester gefährden, die Studentengemeinde und alle meine
Freunde verlassen. Ich wollte das nur im Notfall. Studentenpfarrer
Mendt wusste Bescheid, verstand und billigte meine Absichten.

Das Schauspiel begann mit dem Einzug der Vertreter der Arbeiterklasse in Gestalt von Parteifunktionären aus dem VEB Kombinat
Otto Grotewohl in Böhlen, dem Patenbetrieb der Karl-Marx-Universität Leipzig. Zunächst wurden Grußadressen vorgetragen, die Rolle
der Arbeiterklasse bei der Erziehung der studentischen Jugend wurde hervorgehoben. Dann sprach der Parteisekretär der Medizinischen
Fakultät, zunächst freundlich, dann zunehmend schärfer im Tonfall,
ehe er die Haltung der drei Jugendfreunde, die er nun namentlich
nannte, aufs Schlimmste geißelte unter dem tobenden Beifall der
untersten Reihen. Er forderte uns auf, sofort nach vorn zu kommen
und Rede und Antwort zu stehen.

Sein stärkstes Argument gegen uns war, dass angeblich bereits
der Deutschlandfunk über konterrevolutionäre Ereignisse an der
KMU berichtet hatte. Nun waren wir dran. Wie abgesprochen, blieben wir oben mitten in der Reihe sitzen und verteidigten uns einer
nach dem anderen lautstark mit den vorformulierten Sätzen. Hin
und wieder kam zum Entsetzen der Genossen vereinzelter Beifall auf.
Meine Antwort habe ich aufbewahrt, darin hieß es: „Was die Kompassbewegung betrifft, möchte ich sagen, dass wir in Diskussionen
in der Gruppe zu der Überzeugung gekommen sind, dass ein persönlicher Kompass in den meisten Fällen lediglich ein Stück Papier ist.
Ich bin der Auffassung, dass jemand, der im 6. Semester noch nicht
gelernt hat, selbstverantwortlich zu sein, das auch nicht durch einen
Kompass erreicht. Jeder von uns hat seinen Kompass, seine Ziele, die
er sich steckt, und es ist eine Selbstverständlichkeit, immer das Beste
zu leisten, wozu man im Stande ist, ganz gleich, ob man sich auf
einem Stück Papier dazu verpflichtet hat oder nicht [...]".

Dieter und Frieder sprachen genauso allgemein verbindlich,
nichtssagend und sinnfrei. Aber damit war die Schärfe aus der Diskussion genommen, die Zustimmung der Kommilitonen tat ein
Übriges. Wir kamen alle drei mit einem scharfen Verweis davon, wurden aber nicht exmatrikuliert. Ich habe noch heute die Einzelheiten
dieser Kampfversammlung in Erinnerung und die Angst, die wir

damals hatten. Gleichzeitig aber war das für mich persönlich der Anfangspunkt des langen Weges, den ich in Zukunft in diesem System gehen wollte.

Es gab ja in Diktaturen nur vier Möglichkeiten:

1. mit Überzeugung alles unterstützen, mitmachen und schuldig werden,

2. sich im Gestrüpp verstecken, nicht auffallen und beobachten, was andere tun,

3. sich im aktiven Widerstand mit starkem Charakter mutig wehren, dabei aber das eigene Leben und das der Familie gefährden, insbesondere den Bildungsweg der Kinder (Das ist ein besonders infames Instrument jeder Diktatur, denn was man für sich selbst noch verantworten kann, überträgt man auf die Entwicklung der Kinder. Sie geraten schuldlos und ohne eigene Entscheidungsmöglichkeit auf die Negativseite der Gesellschaft.),

4. sich im passiven Widerstand einrichten und in Gefahrensituationen nach dem Vorbild des „Braven Soldaten Schwejk" handeln.

Die letzte Variante hat mein Leben in vierzig DDR-Jahren bestimmt und konnte in den vielfältigsten Situationen angewendet werden.

Wir waren noch einmal davongekommen und machten uns gleich anschließend auf den Weg in die Evangelische Akademie nach Meißen. Dort gab es in jedem Juni eine Mediziner-Tagung, an der christliche Ärzte vom kleinen Assistenten bis zum weißhaarigen und devot verehrten Ordinarius teilnahmen. Es gab großartige Vorträge über interessante Themen mit anschließenden Diskussionen. Stets durften einige Studenten über die evangelische Studentengemeinde angemeldet werden. Die erlebten dann für wenig Geld drei kostbare Tage und wurden von den älteren Herren abends eingeladen und verwöhnt. Akademiedirektor in Meißen war Pfarrer M., der dank seiner wohlhabenden Frau eine stattliche Villa mit Garten bewohnte, in der anfangs auch die Vorträge gehalten wurden. In der Villa war streng festgelegt, wie man sich zu verhalten hatte. Später zog man in den Burgbereich um, wo die Akademie heute noch beheimatet ist.

Er selbst war Ende fünfzig, wohlgenährt mit einem stattlichen Umfang, immer vornehm mit Anzug, Weste und Krawatte gekleidet. Er sprach herrschaftlich und mit Betonung, er hatte alles fest im

Griff. Höchster Grundsatz war, dass alles harmonisch zugehen musste, kein Streit, keine frechen Fragen in der Diskussion, schon gar
nicht von Studenten. Stattdessen wurde fortwährend auf die besondere Bedeutung der Referenten, der Tagungsräume und des Akade-
miedirektors selbst hingewiesen. Wir bekamen nach dem Tischgebet
der vornehmen Frau des Hauses ein höchst nobles Essen auf Meiße-
ner Porzellantellern. Es gab dort jedes Mal Erdbeeren mit Schlagsahne, eine Köstlichkeit, die ich heute noch auf der Zunge spüre, wenn
ich nur daran denke.

Die Themen waren für uns Studenten hochinteressant, und zu
unserer Freude konnten wir hautnah wichtige Mediziner aus allen
Regionen der DDR, aber auch gelegentlich aus der Bundesrepublik
erleben. Hier entstanden unzählige Kontakte. Wir wussten nun, wo
wir unsere Famulaturen ableisten und uns nach dem Studium bewerben konnten. Hier trafen wir einander jedes Jahr im Juni. Höhepunkt
war ein gemeinsames Singen mit Dom-Kantor Dr. Schmidt am
Abend vor der Abreise. Das war eine der wunderbaren Nischen, die
es in einer Diktatur immer gibt und die den belasteten Alltag wenigstens sporadisch etwas erleichtern können.

Meine Famulaturen begannen in Bautzen im katholischen
St. Benno-Krankenhaus in der Chirurgie des Dr. Fritzsch, dessen einziger Assistent ich war und bei dem ich die Routineeingriffe kennen-
lernte. Groß war mein Interesse für alle psychiatrischen Erkrankungen. Ich zog, lange bevor ich Psychiatrie als Vorlesung gehört hatte,
im Sommer 1960 nach Rodewisch, das als Wegbereiter einer modernen Psychiatrie galt. Als modern galt, dass die armen Irren nicht
mehr gefesselt in der Gummizelle aufbewahrt wurden, sondern frei
herumliefen und sich sogar in speziellen Baracken handwerklich
beschäftigen durften. Ich hatte von dieser „offenen Psychiatrie" gehört und wollte sie unbedingt kennenlernen. Nach geduldigem Warten vor dem Chefsekretariat empfing mich der Direktor dieser größten Landesanstalt. Er übergab mich nach wenigen Minuten an seinen
Oberarzt, der mir erklärte, die meisten ärztlichen Kollegen seien in
den letzten Monaten gen Westen oder in die Großstädte entschwun-
den und er habe zurzeit zehn Häuser zu versorgen, von denen er mir
drei nach kurzer Einarbeitungszeit übergeben wolle. Da Ehrgeiz und
Tatendrang trotz meiner minimalen klinischen Erfahrungen sehr

groß waren, stürzte ich mich blindlings in dieses Abenteuer, bis mir allmählich Hören und Sehen verging.

Zunächst fiel mir auf, dass selbst junge Pfleger breite Zahnlücken im vorderen Kieferbereich hatten. Die offene Therapie hatte halt ihre Schattenseiten. Nachdem ich nach einer Woche eigenverantwortlich die drei Häuser übernommen hatte, machte ich Bekanntschaft mit dieser modernen Psychiatriemethode. Ein erfahrener Pfleger warf sich vor mich, als ich die Tür zur Visite öffnete und ein größerer Gegenstand geflogen kam. Das bewahrte mich vor einer ebensolchen Zahnlücke. Gerade war die sogenannte Schocktherapie aufgekommen, doch wurde der durch zwei Scheiben am Kopf ausgelöste Elektroschock nicht in Narkose, sondern nur nach einer nicht ausreichenden Sedierung vorgenommen. Es war problematisch, die Patienten auf der Liege zu verankern und sie überhaupt bis in den entsprechenden Raum zu bringen. Dann musste die Prozedur möglichst schnell beendet sein, ehe der große Aufstand losbrach. Vielleicht ist das alles übertrieben in meiner Erinnerung geblieben, aber ich habe ziemlich schnell von meinem Wunsch, Psychiater zu werden, Abstand genommen. Immerhin sollen die Erfolge in dieser offenen Rodewischer Psychiatrie recht gut und für andere psychiatrische Kliniken ein Vorbild gewesen sein.

Auf der Meißner Tagung trat häufig ein in Dresden sehr bekannter, gutaussehender Chefarzt auf, der in Oberloschwitz residierte und besonders von den christlichen Patientinnen sehr geschätzt wurde. Bei ihm blieb ich 1962 für vier Wochen, erinnere mich aber nicht, ihm je persönlich begegnet zu sein. Dagegen erinnere ich mich recht gut an eine Famulatur in der Inneren Medizin in Zella-Mehlis im Thüringer Wald, die wir für Februar vor allem wegen der Möglichkeit zum Skilaufen ausgesucht hatten. Die Chefärztin mochte mich nicht, vielleicht hatte sie diese Absicht erkannt. Sie machte uns bei jeder Gelegenheit auf unsere Wissenslücken aufmerksam. Es war ein sehr harter Winter. Die Kälte hätte die Heilungschancen der Patienten deutlich eingeschränkt, hätten sich nicht die Famuli um die Eisenöfen und genügend Braunkohlebriketts in den Zimmern gekümmert. Wir haben dort nicht viel gelernt, wenn man von der Technik des Skilanglaufs absieht. Der Versuch, das Interesse einer hübschen Famula zu wecken, ging auch daneben. Zella-Mehlis ist mir in ziemlich trostloser Erinnerung geblieben.

Offenbar haben Urlaubsfreuden bei der Wahl der Krankenhäuser eine wichtige Rolle gespielt. Im Juli 1961 verlegten wir die Famulatur in Sozialhygiene an die Ostsee nach Wismar. Es war eine ambulante Tätigkeit beim Kreisarzt. Bei der Quartiersuche wandten wir uns an die Kirchgemeinden. Wir landeten in einem früheren Kloster, das ein Pflegeheim geworden war, und bekamen eine dunkle Mönchskate auf dem Dachboden zugewiesen – neben uns uralte, schnarchende, rufende und schlürfende Pflegefälle. Das größere Problem aber war eine Unzahl großgewachsener Flöhe, die uns junge Kerle mit besonderer Freude und sehr anhänglich begrüßten. Der Kreisarzt ging auf das Rentenalter zu, kümmerte sich überhaupt nicht um uns und sagte fast nichts. Wir durften dem Meister bei den gynäkologischen Vorsorgeuntersuchungen zusehen. Nach manueller Kontrolle der Brüste betastete er zu unserem Entsetzen den unteren Bereich ohne Handschuhe. Es musste schnell gehen. Zudem waren Handschuhe teuer und hätten sterilisiert werden müssen. Neue gab es erst nach vielfachem Gebrauch. Die Sprechstunde war voller Frauen aus der nahen und weiteren Umgebung Mecklenburgs, sie waren es so gewohnt. Zum Praktikum gehörte auch die Kontrolle der Zeltlager an der Ostseeküste. Das war es, was wir vor allem wollten. Dieter Himmel besaß einen Motorroller, mit dem wir nun oft tagelang an der Küste unterwegs waren, immer in der vergeblichen Hoffnung, dabei auch unsere Flöhe loszuwerden.

Bau der Berliner Mauer am 13. August 1961

Der 13. August 1961 war ein tiefer Einschnitt in unser Leben. Von einem Tag auf den anderen hatte sich der Eiserne Vorhang vollständig geschlossen. Vorbei war die Zeit, in der man bei politischen Schwierigkeiten immer noch abhauen konnte. Jetzt saßen wir in der Falle. Es gab auch keine Chance mehr, meinen Bruder wiederzusehen. Wir begriffen das alles zunächst nicht in seiner umfassenden Bedeutung. In den sonst so detaillierten Tagebucheinträgen unseres Vaters steht dazu so gut wie nichts. „Am 13. August wurden die Zugänge nach Westberlin gesperrt", lautet der einzige Eintrag. Auch ich habe keine Erinnerung an meine Gefühle. Wir hielten es nicht für möglich, dass eine solche Mauer quer durch eine Stadt, quer durch die Straße, quer durch die Familien länger Bestand haben konnte. Das musste eine Verzweiflungsaktion sein, weil zuletzt täglich Tausende von Ost nach West gegangen waren. Das versuchte man aufzuhalten. Die Westmächte würden dafür sorgen, dass Berlin eine offene und frei zugängliche Stadt blieb. Hätte uns jemand prophezeit, es würde fast dreißig Jahre dauern, bis diese Mauer verschwindet, hätten wir ihn für verrückt erklärt. Weil man nach Berlin nicht mehr einreisen durfte, konnten wir uns im Gegensatz zu den Berlinern dieses absurde Bauwerk nicht einmal ansehen. Fernsehen gab es zwar, aber wir hatten keinen Zugang, und die Radiosender waren bis zur Unverständlichkeit gestört. So komisch es klingt, aber wir haben dieses schreckliche Ereignis nicht ernst genommen. Es war zu weit weg, und man konnte es sich einfach nicht vorstellen.

Allerdings spürten wir die Spannung und Hektik, als wir Studenten wie üblich Anfang September zum Ernteeinsatz fuhren, diesmal ins Oderbruch nahe Bad Freienwalde. Wir wurden weit um die Region Berlin umgeleitet, brauchten einen ganzen Tag für 250 Kilometer und begegneten einem Militärkonvoi nach dem anderen. Alle rückten vom Osten her ein, um die neue Grenze zu sichern. Nach und nach wurde uns die Situation immer klarer. Unsere Stimmung wurde immer trostloser. Wir begruben unsere Hoffnung auf eine Wiedervereinigung und gaben vor allem Adenauer die Schuld an der nun betonierten Teilung. Er hatte 1953 die Signale zu einer friedlichen

Entwicklung in Richtung entmilitarisiertes Gesamtdeutschland nicht wahrhaben wollen und war misstrauisch auf der Seite der Nato geblieben ohne jeden Ansatz zu einer Verständigung. Die wäre sicher nicht mit Ulbricht, wohl aber nach Stalins Tod mit Bulganin und anderen Sowjetführern möglich gewesen. Aber die Sicherheit der Bundesrepublik in der Nato war ihm wichtiger gewesen als jeder Denkansatz in dieser Richtung, der ja nur ein Drittel Deutschlands betraf und voller Risiken gewesen wäre. Diese Entscheidung bedeutete für 17 Millionen weitere vierzig Jahre Diktatur und Isolierung. Nun war der Kontakt zu den westlichen Patengemeinden auf ein Minimum reduziert. Wir in Leipzig hatten noch Glück, denn es gab die beiden Messen im Frühjahr und im Herbst, die nun die einzigen Gelegenheiten zur Begegnung waren. Dort entstanden in dieser vollkommen verhärteten Situation umso engere menschliche Bindungen, die ein ganzes Leben lang hielten, besonders mit Eckhard Böhm, einem Medizinstudenten aus Münster, dessen Stiefvater der berühmte Professor Lehnartz war, nach dessen Lehrbuch wir physiologische Chemie gelernt hatten, und dem Geschichtsstudenten Christoph Klessmann, der ein Freund von Eckhard war und mit größtem Interesse und anhaltender Treue immer wieder herüberkam. So hatte er mit eigenen Augen die Entwicklung des Arbeiter- und Bauernstaates verfolgen können, ehe er die vielen Bände Nachkriegsgeschichte schrieb, die heute zu den Standardwerken der Historiker gehören.

Von dieser unglaublich frustrierenden politischen Situation ließen wir uns das Studium nicht vermiesen. Dazu trug vor allem ein Ereignis bei. Im Frühjahr 1962 ging im Studienjahr das Gerücht um, man könne sich für eine Famulatur im Sommer in Pécs bewerben, dem früheren Fünfkirchen im Süden Ungarns, nahe der jugoslawischen Grenze. Visa dorthin wurden seit dem Aufstand 1956 nicht mehr erteilt. Wir wussten vom westlicheren Warenangebot und dass man dort inzwischen viel freier leben konnte mit Kontakten nach Österreich und in die Bundesrepublik. Hinzu kam die Vorstellung von einem wunderbaren Land mit fröhlichen Menschen, Weintrauben, Paprika, Pfirsichen, bildhübschen Mädchen, Pferden und der geheimnisvollen Puszta mit ihren Ziehbrunnen, denn wir alle hatten den Film „Ich denke oft an Piroschka" mit Liselotte Pulver gesehen und mit ihr Tränen vergossen. Wir waren zornig auf den leichtfertigen deutschen Studenten, der dieses wunderbare Eisenbahnermädchen vom Lande so schnöde im Stich gelassen hatte.

Also versuchte ich mein Glück, aber das Angebot für zwölf Studenten war bereits mehrfach überzeichnet. Doch ich blieb hartnäckig und ließ mich auf die Warteliste setzen. Das Unvorstellbare wurde wahr. 14 Tage vor dem Abreisetermin waren plötzlich zwei Plätze frei, und ich war dabei. Bis zur letzten Minute hatte ich daran gezweifelt, dass man ausgerechnet mich mitfahren ließ, doch am 9. August 1962 flogen wir mittags los, gut behütet von mitreisenden Genossen. Die entfernten bereits am Flughafen ihr Parteiabzeichen, das wegen seiner ovalen Form Bonbon genannt wurde. Von nun an verhielten sie sich erstaunlich westlich, als hätten sie die marxistisch-leninistische Grundeinstellung mit dem Abzeichen abgelegt. Damals benötigte man mit Zwischenlandung in Prag fast vier Stunden von Berlin-Schönefeld nach Budapest, wo wir von einer Delegation der Universität Pécs herzlich empfangen wurden.

Nach einem vornehmen Abendessen im Bahnhofsrestaurant in Budapest ging es per Zug weiter gen Süden an den Balaton. Es war wie im Piroschka-Film. Die Famulatur begann mit 14 Tagen Erholung und gegenseitigem Kennenlernen in einem Zeltlager in Badacsonyi: Sonne pur, azurblauer Himmel und Pfirsiche so groß, wie ich sie noch nie gesehen hatte. Dazu lustige Ungarn, braungebrannte, sportliche Mädchen mit rehbraunen Augen und dazwischen erstaunlich blonde Studentinnen mit hellblauen Augen, als kämen sie aus Skandinavien. Abends saßen wir beieinander, einer hatte immer die Gitarre dabei, und dann sangen sie diese alten ungarischen Volkslieder und wussten sogar lückenlos den Text dazu. Dabei wurde uns bewusst, wie viel wir deutschen Nachkriegskinder verloren hatten, denn kaum einer konnte irgendein Volkslied vollständig und richtig singen. Am Ende landete man beim „Wasser im Rhein".

Es dauerte nur zwei Tage, bis ich mit meiner Piroschka Bekanntschaft schloss. Sie war allerdings nicht ganz so attraktiv wie die echte. Auch sie sprach dieses lustige, gebrochene Deutsch und versuchte immer wieder, mir Ungarisch beizubringen. Immerhin konnten wir uns bald in einer Mischung aus Deutsch, Englisch und Ungarisch verständigen, das Übrige taten dann der Wein, die Gitarrenabende und der Mond. Sie erwartete glücklicherweise nicht allzu viel von mir.

Vom Plattensee ging es mit der Bimmelbahn gen Süden in das 200 Kilometer entfernte Pécs. Wir bezogen das Studentenwohnheim, und ich wurde in die Universitätsklinik für Innere Medizin zu Professor Bartha eingeteilt, ein gebildeter, weißhaariger, temperamentvoller Professor wie aus der K.-u.-k.-Zeit. Er war offenbar international bekannt und von außerordentlicher Freundlichkeit zu den „deitschen Studenten". Tagsüber lernten wir so gut es ging internistische Krankheitsbilder kennen, abends ging es mit unseren Piroschkas zum Weintrinken, Tanzen und Flirten.

Einmal wurde ich mit Felix aus meiner Seminargruppe in die eben erst bezogene Neubauwohnung unseres Oberarztes eingeladen. Mit Schrecken erinnere ich mich an diesen Abend. Seine Frau hatte Fischsuppe und anschließend ein scharfes Gulasch aufgetragen, dazu gab es nach Belieben Weintrauben und Pfirsiche. Alles war wie im Schlaraffenland. Dazu kamen Bier, Rotwein und schließlich Tokajer, bis es mir elend wurde, ich zum frisch gefliesten und blitzsauberen Badezimmer wankte, die Toilette nicht mehr erreichte und all die genossenen Kostbarkeiten in das wunderbare Porzellanwaschbecken erbrach, bis der Abfluss vollständig verstopft war. Während ich versuchte, meinem Hirn eine Lösung des Problems abzuringen, klopfte Felix bereits ungeduldig an die Badezimmertür. Ich begann nun, mit meinen Händen das Becken auszuschöpfen und den Inhalt zur nicht mehr erreichten Toilette zu befördern. Das senkte aber nur langsam den Flüssigkeitsspiegel im Becken und hinterließ obendrein zwischen Becken und Toilette eine deutliche Spur. Hinzu kamen der unerträgliche Gestank und das sich steigernde Flehen von Felix vor der Tür. Diese Situation gehörte zum Schlimmsten, das ich bis dahin erlebt hatte. Spätestens am nächsten Morgen wird sich die Familie beim Waschen über immer wieder auftauchende Erbsen, Fleischstücke und Weintraubenkerne gewundert haben. Der Oberarzt hat sich aber tags darauf bei der Visite nichts anmerken lassen, und ich war froh, dass das alles erst am vorletzten Abend passiert war.

Der Abschied von Pécs war tränenreich, in einem Fall wohl auch nicht ohne Folgen. Die Fahrt zurück führte zunächst nach Budapest, damals das Paris des Ostens. Wir waren begeistert von der lebendigen Stadt, von der Donau und ihren imposanten Brücken, von der Fischerbastei und dem grandiosen Blick, vom Gellert-Bad und den vielen anderen Thermalbädern und nicht zuletzt von der Váci utca, der schmalen, autofreien Geschäftsstraße, in deren Läden ein Angebot zu finden war, von dem wir nur träumen konnten. Das war damals für uns wie eine Reise in den Westen: keine Transparente, fröhliche Gesichter und ein auffällig freier Umgang der Menschen miteinander. Wir schworen uns, wieder in diese herrliche Stadt zurückzukehren.

Wir schwärmten monatelang von unseren Erlebnissen, zumal es in jener Zeit noch keine Möglichkeit des Geldumtauschs und der Finanzierung einer solchen Besuchsreise gab. Das galt anfangs auch für die Tschechoslowakei und Polen, von neutralen oder westlichen Ländern ganz zu schweigen. Wir waren eingeschlossen im Ghetto DDR. Der einzige Zugang nach drüben war das sogenannte Westfernsehen. Es war nur in grenznahen Regionen mithilfe zum Teil grotesker Antennenanlagen möglich, die über die politische Einstellung des Besitzers keinen Zweifel ließen. Dresden wurde zum Tal der Ahnungslosen wie der gesamte Nordosten der DDR. Lediglich die Region um Westberlin hatte eine Chance.

In Leipzig hatte man bei günstigem Wetter und abhängig von der Windrichtung die Möglichkeit, entweder vom Brocken oder vom Ochsenkopf Bilder zu empfangen, mehr oder weniger. Dann wurde per Fahrrad die Information überbracht, denn Telefon hatten wir alle keins, und man traf sich zur Tagesschau bei Frieder Kamprad. Unmittelbar nach dem Mauerbau hatte man in Leipzig versucht, mithilfe von FDJ-Aktionen reihenweise die Fernsehmasten auf den Wohnhäusern zu zerstören. Das wurde aber relativ schnell zurückgepfiffen. Wenige Monate später standen die Masten wieder wie angetretene Dacharmeen mit ihren Drahtharfen und spielten das Lied vom Westen. Am besten hatten es diejenigen, die einen Bastler kannten, der sich mit den Geheimnissen der Antennentechnik auskannte und zusätzlich noch einen heißen Draht zu Ersatzteilen hatte. Damals begann die entscheidende Schlacht um die Einschaltquoten, die für die DDR verlorenging und ihren Untergang mitbestimmt hat. In zunehmender Weise arbeiteten die Menschen tagsüber im Osten, informierten und entspannten sich aber abends und nachts im Westen.

Zurück in Leipzig, ging es darum, möglichst schnell ein Dissertations-Thema zu finden und dieselbe noch während des Studiums abzuschließen. Das war damals die Regel. Also suchte man nach einem hübschen klinischen Thema mit nur einigen Nachuntersuchungen und einer problemlosen Diskussion. Dann wäre die Sache erledigt. Nur ehrgeizige Theoretiker wollten die Grundfesten der Medizin erschüttern mit Tierversuchen, Laborarbeit bis Mitternacht und mehreren hundert Seiten Manuskript. Bei mir verlief die Sache nach einem sehr praktischen Prinzip.

Um die Medizinische Fakultät in Leipzig mit ihren extrem hohen Studentenzahlen – wir begannen mit 800 Studenten, nach dem Physikum waren es immer noch 420 – zu entlasten, waren Medizinische Akademien in Erfurt, Magdeburg und Dresden gegründet worden. Schon nach dem Physikum hätte ich also nach Dresden wechseln müssen, doch das wollte ich schon wegen der Studentengemeinde und der drohenden Rückkehr ins Elternhaus vermeiden. Also ging ich im 5. Semester auf Anraten älterer Kommilitonen in die Klinik für Kinderchirurgie, die einen sehr beliebten, wenn auch unberechenbaren Chef hatte, meldete mich im Sekretariat mit der Bitte um ein Gespräch wegen einer Dissertation und wurde prompt von der unnahbaren Vorzimmerdame abgewiesen. Also musste ich einen direkten Weg zum gefürchteten Chefchirurgen finden.

Das gelang eines Abends, nachdem ich mehrere Stunden auf der Bank vor dem Sekretariat gewartet hatte. Er war freundlich, zu Scherzen aufgelegt und nahm mich mit in seinen Tempel, ein vielleicht 12 m² großes, schmales Zimmer mit Bücherchaos und ohne Sitzgelegenheit. Er setzte sich hinter seinen riesigen, unaufgeräumten Schreibtisch und hörte meine flehende Bitte an. Es ginge mir, so begann ich, nicht um eine wirkliche, sondern nur um eine virtuelle Arbeit, also um ein Thema, das ich vorzeigen könnte, um damit meinen Anspruch auf einen Verbleib in Leipzig zu rechtfertigen.

Er durchschaute den Trick sofort, doch statt mich empört rauszuschmeißen, empfahl er mir, mich in zwei Wochen wieder bei ihm zu melden. Da erhielt ich tatsächlich das Thema, allerdings war nun die Schadenfreude auf seiner Seite. Er übergab mir ein angeblich neues, wertvolles Gerät zur Messung des kolloidosmotischen Druckes von Flüssigkeiten. Die Zellmembranen sollte ich mir aus dem Westen besorgen, die Messung müsse an einer Reihe von therapeutischen Lösungen vorgenommen werden und das möglichst rasch. Er erwarte von mir erste Ergebnisse in spätestens drei Monaten. Mit diesem Ausgang hatte ich natürlich nicht gerechnet, aber an Widerspruch war nicht zu denken. Fritz Meißner war der unumstrittene Ordinarius für Kinderchirurgie. Er begründete in jenen Jahren dieses Fachgebiet in der DDR. Zwei Jahrzehnte lang war er als Meister seines Fachs auf nationalen und internationalen Tagungen. Er sollte in meinem Leben noch eine große Rolle spielen.

So begann ich in einem der von mir so gehassten chemischen Laboratorien mit meinen Versuchen, besorgte für viel Geld die fehlenden Membranen und kam zu Ergebnissen, die trotz gleicher Bedingungen so weit voneinander entfernt waren wie der helle Mond, den ich oft nachts durchs Laborfenster sah, von dieser wunderbaren Erde, auf der ich bisher von derartigen Prozeduren verschont geblieben war. Der Gesprächstermin rückte näher, und meine Hoffnung auf ernstzunehmende Resultate entfernte sich immer weiter von der Realität. Kurzum: Es blieb nur eine Möglichkeit, ein schnelles Ende dieser Torturen herbeizuführen. Ich warf in einem unbeobachteten Moment das angeblich so wertvolle Instrumentarium einschließlich der teuren Westmembranen mit Schwung und bösartiger Freude auf die Laborfliesen und deklarierte alles als sehr unglücklichen Unfall. Am nächsten Tag ging ich leicht gebeugt mit kleinen Schritten zum großen Chef und erklärte ihm unter angedeuteten Tränen mein Missgeschick. Ich sei auf einem sehr erfolgversprechenden Weg gewesen. Wenn ich mich recht erinnere, nahm er alles ziemlich gelassen, vielleicht sogar schmunzelnd auf, als hätte er derartiges schon längst erwartet. Zwei Wochen später gab er mir ein neues Thema: eine klinische Arbeit über „Ätiologie und Klinik der Steißteratome im Kindesalter".

Bei aller Aufregung hatte ich eines erreicht: Ich durfte wegen der angeblich bereits fortgeschrittenen Dissertation in Leipzig bleiben und musste nicht zurück nach Dresden. Das neue Dissertationsthema stellte sich bald als sehr geeignet heraus. Ich suchte anhand des damals sehr modernen Lochkartensystems mittels einer Häkelnadel sämtliche Fälle der vergangenen zehn Jahre heraus, kam auf insgesamt 15 Patienten, fand unter größten Schwierigkeiten die alten Krankenblätter und bestellte die Eltern zur Nachuntersuchung. Auf diese Weise konnte ich rechtzeitig vor dem Staatsexamen die Arbeit abschließen und mittels Schreibmaschine und jeweils vier Durchschlägen in vier Durchgängen die geforderten Exemplare mit den eingeklebten Fotos binden lassen und dem Dekanat vorlegen. Im Rückblick ist mir diese erste wissenschaftliche Arbeit nicht nur leichtgefallen, sie hat mir sogar Freude gemacht und mein Interesse an derartigen klinischen Fragestellungen geweckt. Der große Chef war sichtlich beeindruckt, er änderte wenig. Ich glaube, diese Arbeit war der Ausgangspunkt meiner späteren Rückkehr nach Leipzig und damit zur Kinderchirurgie, die mein berufliches Leben bestimmt hat. Die Vorlesungen in den klinischen Semestern waren damals von sehr unterschiedlicher Qualität. Einerseits gab es die stark besuchten Vorlesungen und Seminare in der Pathologie von Prof. Holle und Dr. Geiler, in der Orthopädie von Prof. Matzen, der an seiner politischen Haltung selbst in der Vorlesung zur großen Freude der meisten Studenten nie einen Zweifel ließ, dafür aber mehrfach Vorlesungs- und sogar Hausverbot erhielt. In der Gerichtsmedizin war es der Österreicher Prof. Prokop, der uns damals schon mit klaren Argumenten jeden Hang zur Homöopathie oder ähnlichen Quacksalbereien vergangener Jahrhunderte austrieb. Auf der anderen Seite gab es die langweiligen Ausführungen des gefürchteten Mikrobiologen, dessen sorgsam gelegte Resthaare reichlich Anlass zum Spott gaben, ähnlich dem Geplapper eines Sozialhygienikers, dessen Name mir entfallen ist. Großartig dagegen waren die Vorlesungen des Pädiaters Prof. Liebe und in Innerer Medizin durch den damals berühmten Prof. Max Bürger, der aber alles andere als verständlich reden konnte. Vielleicht aber lag meine Aversion damals schon am großen Interesse an den chirurgischen Fächern, vor allem an der Chirurgie selbst in all ihren Varianten. Chef der Erwachsenenchirurgie war der sehr bekannte und wegen seiner Launen gefürchtete Prof. U., von dem es hieß, er habe innerhalb kürzester Zeit die Farben braun und rot getauscht und säße darum auf diesem ehrwürdigen Lehrstuhl, den vor ihm Erwin Payr und andere Größen besetzt hatten. Seine Vorlesungen waren weniger beliebt, weswegen man nach dem einmal pro Semester üblichen Einsatz während einer Vorlesung die folgenden guten Gewissens schwänzte. Ich wollte es genauso halten, hatte aber das Pech, dass „mein" Patient in der folgenden Vorlesung von seinem Operationspfleger postoperativ noch einmal vorgestellt wurde und sich der Student Hofmann nun vom wundersamen Heilerfolg überzeugen sollte. Als sich aber meine Abwesenheit herausstellte, soll der Professor in einem seiner gefürchteten Wutanfälle ausgerufen haben: „Der kann sich im Examen jetzt schon auf etwas gefasst machen!" Von nun an rief er mich am Beginn jeder seiner Vorlesungen namentlich auf und fragte mich auch während seiner Ausführungen nach schwierigen Dingen, die kein Student wissen konnte. Ich musste zur großen Schadenfreude der Kommilitonen von jetzt an alle seine Vorlesungen bis zum bitteren Ende besuchen. Seine Androhungen hinsichtlich des Examens blieben allerdings unerfüllt, denn der alternative Prüfer war Prof. Meißner, der mich womöglich selbst ausgesucht hatte, um mich vor einem totalen Absturz zu bewahren. Die Examensprüfungen waren im Gegensatz zum Physikum für mich durchweg problemlos, zumal Frieder und Dieter ihre bewährten Techniken nun in Vollendung einsetzten, wodurch die Gruppe einen überdurchschnittlichen Eindruck hinterließ. Alle 18 Examensprüfungen wurden ohne Unterbrechung nacheinander von Januar bis Juni 1963 abgelegt. Gleich anschließend fand am 26. Juni 1963 nach vorausgegangener Verteidigung die Promotionsfeier statt. Damit war in Leipzig alles erledigt, die Bude wurde ausgeräumt, die eigenen Habseligkeiten wurden nach Dresden verlagert.

Nun begann der Ernst des klinischen Daseins: Wo kann die Pflichtassistenz abgeleistet werden? Natürlich wären wir alle am liebsten in Leipzig an der Uniklinik bzw. am Bezirkskrankenhaus geblieben, aber das war den reiferen und klassenbewussten Genossen vorbehalten. Wir sollten uns erst einmal an der Peripherie bewähren, wo die größten Lücken in der ärztlichen Betreuung entstanden waren. Also ging ich Anfang 1963 mit Dieter Himmel auf Autotour. Wir klapperten alle möglichen Krankenhäuser ab und landeten im Ernst-Scheffler-Krankenhaus in Aue im Erzgebirge, einem für damalige Verhältnisse relativ modernen großen Krankenhaus mit fast allen Fachabteilungen. Im September sollte die Ausbildung beginnen in Chirurgie, Innerer Medizin und einem Wahlfach, das für mich die Pädiatrie war.

Aber erst einmal Sommerferien. Frisch dekoriert fuhren wir ins Vogtland zum Segeln, danach mit dem Hungaria-Express von Dresden nach Budapest. Wir blieben drei Wochen im geliebten Ungarn.

In Budapest kannte Dieter die sehr gastfreundliche und sehr katholische Familie Dr. Kovacs. Beide waren Kinderärzte. Ihre liebenswerte und uns beiden zugetane Tochter Aranka, genannt Ari, begleitete uns auf vielen Touren durch Budapest und seine schöne Umgebung. Dann fuhren wir auf Vermittlung von Dr. Kovacs nach Pannonhalma in ein nördlich vom Plattensee gelegenes Kloster, das zu einer katholischen Schule umgestaltet worden war. Am Bahnhof schon empfing uns einer der Klosterbrüder, der vorher Professor für Germanistik an der Universität Budapest gewesen war und in den Tagen des Aufstandes 1956 im Kloster Zuflucht gefunden hatte.

Wir blieben einige Tage und Nächte dort und haben unendliche Gespräche miteinander geführt, die vor allem die politische Situation in unseren beiden Ländern betrafen. Dann begegneten wir in Siófok am Südufer des Balatons dem Sohn von Dr. Kovacs, der mit uns in einem gemieteten Segelboot nach Keszthely ans Westufer des Sees segeln wollte. Dieses Abenteuer ist mir in schrecklicher Erinnerung geblieben. Istvan war damals in der Ausbildung zum katholischen Priester in Györ und, wie er meinte, ein guter Segler. So beluden wir abends am Ufer das kleine Segelboot, das keine Kajüte hatte und eher einem Anglerkahn glich, mit Nahrungsmitteln und Getränken, vor allem mit ungarischem Wein aus Sopron und Szekszard, und versuchten mühevoll, uns vom Ufer zu entfernen. Es herrschte völlige Windstille, wir konnten das Segel nicht aufrichten und entfernten uns stattdessen mit vier kleinen Hilfspaddeln Meter um Meter vom Ufer in Richtung Seemitte. Wegen des reichlich genossenen Rotweins führte die anstrengende Art der Fortbewegung in eine tiefe Müdigkeit, sodass wir gegen Mitternacht die Paddel aus der Hand und uns ins Boot legten. Der Vollmond stand hell am Himmel, kleine Wellen umplätscherten das nicht verankerte Boot, es war immer noch warm und windstill, und wir schliefen alle drei tief und regungslos, bis uns gegen drei Uhr nachts Donnerschläge, Blitze, Wolkenbrüche und heftige Bewegungen des klapprigen Bootes weckten. Wir hatten die Böllerschüsse und Lichtsignale nicht registriert, die alle Boote aus der Gefahrenzone ans Ufer gerufen hatten, und schwankten bedrohlich in den Sturmfluten hin und her. Istvan versuchte noch, den Anker festzumachen, das konnte aber gar nicht gelingen. Nun zeigte sich, dass er keinerlei Erfahrungen mit Segelbooten hatte und ähnlich erschrocken und ratlos wie wir das schreckliche Ende einer lustigen Bootsfahrt erwartete. Mir selbst wurde es bereits nach der dritten Bugwelle hundeübel. Ich versuchte immer wieder, über Bord zu gehen, um den Rotwein loszuwerden und mich schwimmend ans Ufer zu retten. Beide Segelbrüder schrien mich an und streckten mich schließlich mit einem harten Schlag auf den Boden des Bootes. Wir klammerten uns fest aneinander und an das Boot, das allerdings immer schneller voller Wasser lief. So ging das eine gefühlte Ewigkeit lang, ehe sich der Sturm nach zwei bis drei Stunden allmählich legte. Das Boot war bis auf einige hundert Meter ans Land getrieben worden, Istvan warf sich wie ein Held ins Wasser und stand plötzlich neben uns, denn am Südufer war der See sehr flach. Wir hätten nur aussteigen und ans Land laufen müssen. Mir ging es schlecht, ich war seekrank geworden und wurde auf Dieters Rücken an Land getragen und dort in den Sand gelegt. Alles drehte sich im Kreis, an Essen oder Trinken war nicht zu denken. Man setzte mich in die Kleinbahn, mit der ich sicher auf dem Landweg nach Keszthely fuhr, wo ich die beiden mutigen Segler wiedertraf.

Nachdem wir uns von diesen Aufregungen erholt hatten, fuhren Dieter und ich hinunter ins geliebte Pécs. Dieter hatte eine bildhübsche Geigerin kennengelernt, die aus Pécs stammte. Ich wollte meine Piroschka aus dem vergangenen Jahr wiedersehen, obwohl es zwischenzeitlich kaum Kontakt gegeben hatte. Doch zwölf Monate sind eine lange Zeit im Leben einer jungen Ungarin: Sie war inzwischen fest an einen Zahnarzt gebunden, traf sich mit mir nur kurz am Rande der Stadt und sah sich dabei immer wieder um, als wäre die Stasi hinter ihr her. Schließlich war ich froh, dass es zu keinem direkten Konflikt mit ihrem Verlobten kam, denn vom feurigen Temperament eines verliebten Ungarn hatte ich schon gehört. Also zogen wir schnell von dannen, von Pécz über Szekszard zurück nach Budapest zu unserer lieben Ari, die auf uns gewartet hatte. Ende August ging es heim nach Dresden, beladen mit Wein, Salamiwürsten, Trauben und Pfirsichen. Es blieb uns noch eine Woche, um das Ende unserer Studentenzeit zu feiern und uns auf das harte Berufsleben vorzubereiten.

1963–1965: Lehrjahre im Erzgebirge

Anfang September 1963 begann meine Pflichtassistenz am Ernst-Scheffler-Krankenhaus in Aue. Ich stellte mich bei Chefarzt Dr. Rose, dem Ärztlichen Direktor, vor. Er war ein jovialer, freundlicher Internist, begrüßte uns kollegial und teilte uns in die vorgesehenen Fachabteilungen ein. Mein Wahlfach war die Pädiatrie, und ich hatte die Hoffnung, eines Tages wieder an die Leipziger Universität zu Professor Meißner in die Kinderchirurgie zurückkehren zu können. Er schickte mich zur Kinderklinik, die außerhalb des großen Krankenhauses lag, der evangelischen Kirche unterstand und von Diakonissen betreut wurde. Das war eine für die sozialistischen Länder einmalige Situation, denn nur in der DDR gab es noch sogenannte konfessionelle Krankenhäuser, die der evangelischen oder katholischen Kirche gehörten. Chefarzt dieser Kinderklinik war ein wegen seiner Strenge gefürchteter Mann namens Dr. I. Der ließ mich lange warten, war dann ziemlich abweisend und sagte mir, er sei an Pflichtassistenten nicht interessiert und fragte, warum ich ausgerechnet die Pädiatrie gewählt hätte, da könne man nicht so eben vier Monate rumlaufen und rumstehen. Als ich ihm von meiner Hoffnung auf die Kinderchirurgie erzählte, verfinsterte sich seine Miene noch mehr: Kinder gehörten grundsätzlich zum Kinderarzt und nicht zu irgendeinem groben Chirurgen. Aber ich ließ mich nicht von meinem Wunsch abbringen und bestand auf dieser Pflichtzeit, woraufhin er mich sofort sehr kühl aus dem heiligen Chefzimmer schickte. Draußen musste ich wieder lange warten, dann kam die Sekretärin und teilte mir von oben herab mit, ich könne in der nächsten Woche in der Außenstelle Eibenstock beginnen.

Eibenstock war ein ziemlich verkommenes Erzgebirgsstädtchen, ungefähr 25 Kilometer südlich von Aue. Es lag fast auf dem Gebirgskamm, war schwer erreichbar und für einen interessierten Studenten so ziemlich die letzte Wahl. Dort war ein großes bürgerliches Wohnhaus zu einer Außenstelle der Kinderklinik Aue umgebaut worden mit ca. 60 Betten für leicht erkrankte, sozial schwache oder leicht behinderte Kinder. Hier war auch der erste Anlaufpunkt für akute Erkrankungen aus den Gebirgsdörfern, die im harten Winter nicht sofort nach Aue weitertransportiert werden konnten. Das Haus wurde geleitet von einem älteren Oberarzt, der ängstlich die einmal pro Woche zelebrierte Chefvisite schon Tage vorher vorbereitete und dann in tiefer Demut, leicht gebeugt und allem zustimmend hinter sich brachte. Zwei jüngere Fachärzte hatten sich längst an den Trott und die unglaubliche Hierarchie gewöhnt.

Ich bezog ein kleines Zimmer in der Klinik, sodass ich rund um die Uhr erreichbar war und lückenlos bewacht werden konnte. Eine Kinderabteilung wie diese ist heute kaum noch vorstellbar: Vier- bis Achtbettzimmer, verschlossene Türen, später als Zeichen der Modernisierung eingezogene Glaswände, damit die Eltern zweimal in der Woche eine Stunde lang ihre heulenden Kinder wenigstens durch die Glasscheibe sehen konnten. Sobald ein Kind hohes Fieber bekam oder ernsthaft erkrankte, musste es nach Aue verlegt werden. Falls eine Infusion erforderlich war, wurde es der sogenannten technischen Truppe anvertraut: zwei älteren Diakonissen, die vom Chef in die Kunst der intravenösen Infusion eingeführt und ausschließlich im Haupthaus eingesetzt wurden. Außer dem ersten Oberarzt durfte kein Arzt eine intravenöse Infusion anlegen.

In Eibenstock war es bei Wasserverlust, z. B. durch eine leichte Enteritis, üblich, eine sogenannte subkutane Infusion vorzunehmen. Man ließ dann physiologische Kochsalz- oder Glukoselösung über viele Stunden am Rücken unter die Haut laufen, sodass ausgedehnte Wasserpolster entstanden. Das war mit erheblichen Schmerzen für die armen Kinder verbunden, die stundenlang vor sich hin jammerten, nicht mehr auf dem Rücken liegen konnten und mit Bändern fest im Bett fixiert wurden. Antibiotika hingegen wurden bei jedem beginnenden Fieberschub reichlich verabreicht. Unten im Keller war die sogenannte Notambulanz eingerichtet, in der Schwester Gertrud untersuchte und regierte.

Der Arzt durfte ihr bestenfalls zur Hand gehen und hatte sich ansonsten im Hintergrund zu halten. Sie war vom mächtigen Chef direkt eingesetzt und mit Antibiotika-Zäpfchen ausgestattet worden. Kinder, die wegen eines beginnenden Virus-Infektes in die Notfallambulanz kamen, erhielten nach kurzer Untersuchung und leichter Drehung des Körpers mit eingeübtem Schwung ein Chloronitrin-Suppositorium eingeschoben, das war das neueste Antibiotikum. Danach presste Schwester Gertrud die strampelnden Beine mit eisenharter Hand zusammen, damit das Corpus Delicti nicht entweichen konnte, und entließ die dankbaren Eltern nach Hause. Zwei Tage später fand die Kontrolle unter Verabreichung eines zweiten Zäpfchens statt. Weil das Fieber tatsächlich meistens gesunken war, galt sie als Wunderheilerin und war hoch angesehen. Aufgeregte Eltern verlangten immer zuerst Schwester Gertrud, ehe irgendein Arzt an die Kinder herankam. Ich kann nicht sagen, dass ich dort sehr viel gelernt hätte. Für einen einigermaßen intelligenten und noch dazu aufmüpfigen Jungmediziner war es eine sehr harte Schule. Meine Rettung war der landschaftliche Reiz der Gegend. Bald fiel der erste Schnee und blieb liegen, im Gegensatz zum Flachland. Ich stieg auf meine Langlaufbretter und erkundete den Auersberg, das idyllisch gelegene Carlsfeld mit dem Gasthaus „Zur Talsperre", das Hochmoor Kranichfeld und die kleinen Gebirgsdörfer rund um Eibenstock. Nicht nur einmal habe ich mich heillos verirrt und kam nachts entkräftet, aber glücklich zurück in mein Ghetto.

Oberstes Gesetz in der Klinik war die kritiklose Anerkennung des altbewährten Ablaufs. Das ging so weit, dass mir im Oktober zur Volkswahl vorgeschrieben wurde, an diesem Sonntagmorgen um sieben Uhr mit dem Stationskollektiv zur Wahl zu gehen. Wir sollten laut Brigadeplan die ersten Wähler sein. Ich stellte mich tot und wurde mehrfach wortreich bedroht, weil ich das vorbildliche Wahlergebnis von Eibenstock versauen würde. Eine halbe Stunde vor Toresschluss ging ich schließlich ins Wahllokal. Ich war seit Stunden der einzige Wähler, denn alle hatten aus Angst oder vorauseilendem Gehorsam längst ihre Stimme abgegeben. Im Wahllokal saßen acht festlich gekleidete Eibenstocker Funktionäre. Der Wahlleiter herrschte mich an, was mir einfiele, sie so lange warten zu lassen. Ich hätte mit Arbeitergroschen studieren dürfen und dies sei nun der Dank! Als ich nach der Wahlkabine fragte, war das Entsetzen spürbar. In einer Ecke stand eine zusammengeklappte spanische Wand ohne Stuhl, Schreibplatte oder Stift. Die wurde nun aufgestellt. Ich strich im Stehen alle Namen durch, faltete das Blatt und steckte es wortlos in die Urne. Dann verließ ich den Raum und meine Knie zitterten.

Dieses für Eibenstock ungewöhnliche Ereignis muss aber doch Eindruck gemacht haben, denn ich wurde mehrfach darauf angesprochen. Außer mit der Familie des Pfarrers, die gar nicht zur Wahl gegangen war, und mir hatte es damals in Eibenstock keine Probleme gegeben. Zum Glück konnte ich bereits Ende Dezember den Ort dauerhaft verlassen. Meine Liebe zur Kinderheilkunde aber hatte gelitten, denn der Umgang besonders mit den sogenannten schwierigen Kindern war alles andere als freundlich gewesen. Die starre Haltung des großen Chefs in Aue verhinderte jeden Ansatz zu einer Veränderung.

Einmal wurde meine vorgesetzte Fachärztin, selbst Mutter zweier Schulkinder, blass, als sie an einem Krankenblatt einen Zettel mit den beiden Buchstaben R und I fand. Sie erklärte mir, das hieße „Rücksprache I" und bedeute eine sofortige Fahrt mit dem Bus nach Aue, dort stundenlanges Warten vor dem Sekretariat und anschließendes Donnerwetter wegen irgendeines Formfehlers im Krankenblatt mit oft erheblichen Konsequenzen. Ich habe diesen kleinen, wortkargen, immer tief ernsten Mann mit strengen Gesichtszügen und straff gekämmten Haaren nur einige Male bei der Visite aus der Ferne wahrgenommen, ohne dass er jemals ein Wort an mich verschwendet hätte. Ihm soll wenig später wegen eines intimen Verhältnisses zu seiner Oberschwester gekündigt worden sein. Er hat sich dann in einer kurzen Ansprache von allen Mitarbeiterinnen verabschiedet. Man hat lange Zeit das Andenken an ihn in höchsten Tönen zelebriert, ohne dass ich das auch nur ansatzweise verstehen konnte.

So ging meine erste Bekanntschaft mit der Kinderheilkunde auf den Höhen des Erzgebirges zu Ende. Die fachliche Ausbeute war sehr gering. Amouröse Abenteuer wären dort für einen Pflichtassistenten höchst gefährlich gewesen, denn man wurde auf Schritt und Tritt durch die geklöppelten Gardinen beobachtet. Ohnehin war die Auswahl nicht sonderlich verlockend.

Nach diesen ersten vier Monaten wechselte ich ins Krankenhaus nach Aue. Dort hatte man die ehemalige Villa des Chefarztes in eine Bleibe für Pflichtassistenten umfunktioniert. So zog ich mit meinen wenigen Utensilien in Dieters Trabi zum Jahresbeginn 1964 in ein hübsches, holzgetäfeltes Zimmer mit Blick auf die erzgebirgischen Wälder. Das einzige Problem bestand in der Hellhörigkeit dieses fast durchweg aus einheimischen Hölzern geschnitzten Hauses im Erzgebirgsstil, sodass man gelegentlich Ohrenzeuge höchst aufregender Begegnungen der dort wohnenden Assistenten mit Schwestern des Krankenhauses nebenan wurde. Es folgten vier Monate in der Inneren Medizin. Der leitende Chefarzt Dr. S., ein Freund von Frohsinn und Gemütlichkeit, wählte mich sogleich als Assistent für seine Privatstation aus. Das wiederum hatte zur Folge, dass sich meine fachlichen Fortschritte auch jetzt sehr in Grenzen hielten. Dafür aber war das Arbeitsklima bestens. Alles ging ruhig zu, es gab reichlich Kaffeepausen, was heute nicht erledigt werden konnte, hatte nächste Woche auch noch Zeit. Die Patienten lagen wegen der Abrechnung immer schon länger dort als anderswo und hatten selten ernsthafte Erkrankungen, aus denen man etwas lernen konnte. Bei schönem Winterwetter spendierte der Chef Ausflüge mit zwei oder drei Pferdeschlitten in die nähere Umgebung, um die Talsperre Sosa herum zum Auersberg oder in das Angelika-Dorf Bockau, wo reichlich dem süßen Angelikalikör zugesprochen wurde. Entsprechend eng saß man nicht nur wegen der Kälte bei der Rückfahrt beieinander. So gesehen, wäre es eine schöne Zeit gewesen, hätte ich nicht einen gewissen fachlichen Ehrgeiz gehabt, der in keiner Weise befriedigt wurde. Höhepunkt dieser Zeit war eine Durchfallepidemie an der nahegelegenen Fachschule für erzgebirgische Volkskunst in Schneeberg, in deren Folge mindestens zehn bildhübsche Kunststudentinnen zwangseingewiesen wurden und lachend und flirtend in die Sonderstation einzogen.

Die abschließenden vier Monate Chirurgie erwartete ich sehnsüchtig. Sie sollten für vieles entschädigen. An der Spitze der Abteilung stand Dr. von Z., ein kleiner, drahtiger, wortkarger Mann, der dem Klischee vom hemdsärmeligen, großgewachsenen, gutaussehenden Chirurgen widersprach. Er hatte alles fest im Griff, und ich lernte das erste Mal eine gut funktionierende Hierarchie kennen, wie sie für ein operatives Fach unabdingbar ist. Natürlich war der Pflichtassistent auch für ihn kein Subjekt, dem man sich freudig mitteilte, aber er achtete immerhin darauf, dass ich eine ordentliche Ausbildung erhielt. Er teilte mich regelmäßig zur zweiten Assistenz ein, korrigierte sofort und leise zischelnd die nachlassende Spannung beim Halten der stumpfen Bauchhaken. Der Klinikablauf war streng eingeteilt und musste minutiös eingehalten werden. Mein Mentor war ein junger Facharzt, der sich auf Traumatologie spezialisiert hatte und einen sehr kollegialen, fast freundschaftlichen Umgang mit mir pflegte. Das tat gut und beseitigte die Zweifel, die mir inzwischen hinsichtlich meiner Eignung zum ärztlichen Beruf gekommen waren.

In den letzten vier Wochen vor dem Ende der Pflichtassistentenzeit fiel beim Kreisarzt die Entscheidung über die weitere Verwendung der Assistenten im zweiten Pflichtjahr. Eigentlich war dafür der Einsatz in landärztlichen Ambulatorien bzw. in Polikliniken vorgeschrieben, aber in Aue hatte man zusätzlich eine Stelle für den Hausbesuchsdienst eingerichtet. Der betreffende Arzt musste rund um die Uhr Hausbesuche ableisten, sonst nichts, und das ein Jahr lang. Das war eine höchst unbeliebte Stelle, die auf freiwilliger Basis nicht besetzt werden konnte.

Ich bin mir heute ziemlich sicher, dass dem Kreisarzt mein Wahlverhalten aus Eibenstock mitgeteilt worden war und er mich deshalb ohne jedes persönliche Gespräch in diese Funktion berief. Jetzt war guter Rat teuer und das bewährte Schwejk-Prinzip musste eingesetzt werden. Ich meldete mich höflich und arglos beim Sekretariat des Bezirksarztes zu einem Gespräch in einer persönlichen Angelegenheit an und fuhr hoffnungsvoll nach Karl-Marx-Stadt in die Höhle des Löwen. Er empfing mich freundlich. Offensichtlich hatte er noch keine Kunde von meinem frevelhaften Verhalten. Ich berichtete ihm von meiner schönen und zukunftsträchtigen Arbeit im sozialistischen Ernst-Scheffler-Krankenhaus und teilte ihm meine feste Absicht mit, nun auch auf dem Lande in den lückenhaft besetzten Ambulatorien meine weitere Ausbildung fortzuführen zum Wohle des Gesundheitswesens für die werktätigen Arbeiter und Bauern. Das freute ihn. Nun wollte er wissen, was dabei hinderlich sein könnte. Ich schilderte ihm die besondere Situation in Aue und die damit verbundene Tätigkeit und bat ihn, doch vielleicht in einem seiner zahlreichen Erzgebirgskreise eine Möglichkeit zu finden, meinen Tatendrang zu stillen. Da er keine Hinweise über den Grund meiner Einteilung in Aue hatte, bedankte er sich ausdrücklich für mein positives Verhalten, ging ins Vorzimmer und bat einen älteren Herrn mit goldener Brillenfassung herein. Der begrüßte mich mit wohlgesetzten Worten und stellte sich als Dr. Z. vor, Chefarzt des Landambulatoriums Sayda im Erzgebirge und Verdienter Arzt des DDR-Volkes.

Er hatte im Vorzimmer gesessen, weil er sich infolge seines Alters allein im Ambulatorium überfordert fühlte und dringend einen jungen, fachlich interessierten Kollegen suchte, der bei ihm viel lernen könne. So war das Problem innerhalb weniger Minuten mit Handschlag und freundlicher gegenseitiger Verbeugung gelöst. Ich fuhr glücklich zurück nach Aue und stellte mir die Wutausbrüche des Kreisarztes vor, wenn er nun einen anderen zu dieser ungeliebten Stelle verdonnern musste.

Praktischer Arzt auf dem Erzgebirgskamm

Am 15. September 1964 stieg ich mit zwei großen Koffern und Aktentasche am Hauptbahnhof in Dresden in den Überlandbus nach Olbernhau im mittleren Erzgebirge. Die Fahrt führte bei herrlichem Herbstwetter über Dippoldiswalde, Frauenstein, Rechenberg-Bienenmühle nach Sayda und endete auf dem Dorfplatz direkt am Hotel „Goldener Löwe", das noch eine wichtige Rolle für mich spielen sollte. Ich stieg aus, fragte nach dem Landambulatorium und wurde von einer neugierigen Saydaerin begleitet, obwohl das stattliche Haus schon aus der Ferne zu erkennen war. Auf halber Strecke kam uns eine Angestellte des Ambulatoriums im weißen Kittel und in höchster Erregung entgegen und fragte, ob ich der neue Doktor sei. Sie wüsste von meiner Ankunft durch meine telefonische Nachricht und sei gleich losgelaufen. Der einzige Dachdecker des Ortes sei gleich in der Nähe vom Dach gefallen und läge im Vorgarten. Herr Dr. Z. sei unabkömmlich, und Herr H., sein Arzthelfer, sei auf Hausbesuch in Dörnthal. Der Vater von drei Kindern sei schon oft unvorsichtig gewesen, vielleicht habe er auch wieder Schnaps getrunken. Ich sei die letzte Rettung.

So hatte ich mir meine Ankunft im kleinen Städtchen hoch oben auf dem Erzgebirgskamm mit seinen 2000 Einwohnern, einer Kirche und einem Gasthaus nicht vorgestellt. Aber es blieb mir nichts weiter übrig. Ich ließ die Koffer stehen, legte mein Gesicht in Falten und lief aufrecht, aber nicht zu schnell festen Schrittes zum Unfallort. Da standen schon wie erstarrt Bewohner und Familienangehörige, die Hände vorm Gesicht. Keiner dachte daran, dem armen Kerl zu helfen. Mir wurde ziemlich bange wegen der schlechten praktischen Ausbildung, die wir für derartige Fälle erhalten hatten, und auch weil ich keinerlei Hilfsmittel bei mir hatte, die dem Schwerverletzten das Leben hätten erhalten können. Das war auch gar nicht mehr möglich. Ich erkannte schnell, dass hier alles umsonst sein würde, fühlte nach dem nicht mehr vorhandenen Puls, legte den toten Dachdecker auf die Seite, machte ein ernstes Gesicht und schritt schweigend und angemessen verzögert mit der weiß gekleideten Dame in Richtung Landambulatorium.

Dort begrüßten mich alle Anwesenden ehrerbietig, aber entsetzt über meine Aufforderung, mir einen Totenschein zu geben. Der Verdiente Arzt des Volkes wurde gerufen, kam aber nicht wie erwartet aus der Sprechstunde, sondern aus seiner über dem Ambulatorium gelegenen Wohnung. Er begrüßte mich jovial, aber nicht unfreundlich und bat mich in sein Chefzimmer, das für damalige Verhältnisse kostspielig mit Sesseln, Glastisch, Hellerauer Möbeln und Regalen eingerichtet war. An der Wand gegenüber vom Besuchersessel hing hinter Glas, mit goldenen Ähren gerahmt, die ehrenvolle Auszeichnung, die ihm vor Kurzem im Ministerium für Gesundheitswesen in Berlin vom Minister persönlich überreicht worden war. Sie hatte sein Leben offenbar grundlegend verändert. Fortan war er der festen Überzeugung, für seine nun national anerkannten Leistungen viel zu schlecht honoriert zu werden. Deswegen zog er sich aus den täglichen Mühen der Ebene ein Stück weit zurück und wandte sich nur noch ausgewählten Bürgern von Sayda und Umgebung zu, die für sein tägliches Leben wichtig waren: der Bürgermeister, die Parteifunktionäre, die hier meist aus den Reihen der CDU kamen, alle Handwerker, die man brauchen konnte, die Familie des Wirts vom „Goldenen Löwen", der Schulleiter, einflussreiche Genossen mit ihren Familien und die für die tägliche Versorgung bedeutsamen LPG-Vorsitzenden der Dörfer ringsum. Er ließ von der umtriebigen und geschwätzigen Sekretärin einen Kaffee bringen und erklärte mir die Struktur des Landambulatoriums. Neben ihm arbeite noch Herr H., einer der sogenannten Arzthelfer, die nach der Westflucht der Ärzte bis zum Mauerbau im Schnelldurchlauf ausgebildet worden waren und vor allem in ländlichen Gegenden eigenverantwortlich an der Seite eines Facharztes agieren durften. Herr H. war eine zentrale Figur des Ambulatoriums, ein Junggeselle Mitte 50, bescheiden und überaus fleißig. Er hatte in den letzten Jahren fast im Alleingang die Patienten in der Sprechstunde und bei Hausbesuchen versorgt und darüber hinaus noch den größten Anteil von den nächtlichen Bereitschaftsdiensten übernommen. Er war „dr Duktr von Sayde" und hatte große Sorgen, dass mit meiner Ankunft seine zentrale Stellung im Ambulatorium leiden könnte. Er begrüßte mich etwas gebeugt, betont devot und misstrauisch, blieb aber nur kurz sitzen: Die Sprechstunde sei voller Patienten und er sei leider unabkömmlich.

Umso fröhlicher plauderte der Chef mit mir, rief dann die Sekretärin herein, damit sie mich zu meiner Wohnung begleitete. Der Fahrer des Ambulatoriums stand mit seinem stets gepflegten DKW F9 vor der Tür, und wir fuhren samt meinen Koffern ans obere Ende des Dorfes. Dort wohnten Herr und Frau Kempe in einem kleinen Einsiedlerhaus. Sie waren informiert, empfingen den neuen Doktor sehr freundlich, nahmen die Koffer und trugen sie ins Häuschen. Das war wirklich sehr klein und ärmlich mit Kachelöfen und einer Außentoilette, die im Winter regelmäßig einfror, Holzfußböden und kleinen Fenstern mit dichten Gardinen. Sie bewohnten das Erdgeschoss mit einer winzigen Küche, ich dagegen das obere Stockwerk mit zwei kleinen Zimmern. Er war 78 Jahre alt, schon lange Rentner und hatte wohl in einer Tischlerei gearbeitet, wie ich angesichts seiner fehlenden Fingerendglieder vermutete. Sie war mindestens zwanzig Jahre jünger, aber wegen eines schweren Asthmaleidens nicht arbeitsfähig. Beide lebten höchst bescheiden, gingen sehr liebevoll miteinander um und in der folgenden Zeit auch mit mir. Es waren ehrliche und aufrichtige Leute, deren Neugier sich glücklicherweise sehr in Grenzen hielt. Sie erinnerten mich an meine liebe erzgebirgische Großmutter. Ich fühlte mich sofort zu Hause.

Sehr viel schwieriger war es an der neuen Arbeitsstelle. Meine Befürchtung, den Arzthelfer betreffend, stellte sich schon bald als zutreffend heraus. Er wachte mit Argusaugen darüber, dass ihm kein einziger seiner langjährigen Patienten verlorenging. Auch der Chef versorgte die von ihm bevorzugte Klientel so weiter, als ob ich gar nicht vorhanden wäre. Mir fiel die Behandlung neuer Patienten zu. Ich solle mich doch erst einmal eingewöhnen, mein Zimmer einrichten, die Umgebung kennenlernen usw. Mit anderen Worten: Ich saß von früh bis nachmittags herum, bekam gelegentlich einen neuen Patienten zugeteilt, während H. von früh bis spät schuftete. Ich war bald unglücklich über die so nicht erwartete Wendung.

Am angenehmsten war noch das vereinbarte Mittagessen im „Goldenen Löwen". Dort trafen sich einige Honoratioren des kleinen Ortes. Es bediente der Chef selbst, Herr Seifert, ein Grandseigneur aus einer vergangenen Zeit mit wohlgesetzter hochdeutscher Sprache und eleganten Bewegungen. Er war schon fast siebzig, aber geistig und körperlich erstaunlich beweglich. Das musste er auch sein, denn ihm zur Seite stand als Köchin und Eigentümerin des kleinen Hotels sein lustiges Eheweib, eine dralle Sächsin mit herzhaftem Lachen, mindestens zwanzig Jahre jünger, aber doppelt so gewichtig wie er. Das Mittagsmenü war für damalige Verhältnisse opulent. Weil ich nun ein Monatsgehalt von ungefähr 850 Mark hatte, konnte ich mir diesen Luxus auch leisten, ganz davon abgesehen, dass es gar keine andere Möglichkeit der Ernährung gab. Sayda selbst hatte schon bessere Zeiten erlebt. Gelegen an der Kreuzung der alten Salzstraße, die von Halle herauf über Sayda nach Prag führte, und der Silberstraße von Annaberg nach Dresden, war es 1207 erstmals erwähnt worden und hatte eine prächtige gotische Hallenkirche aus dem Jahr 1391, die nach dem Freiberger Dom in dieser Region die größte war. Die bedeutende Orgel des Meisters Jeheber aus dem Ortsteil Friedebach wurde 1856 geweiht und war noch immer spielbar. Auf der Orgelbank saß Kantor Gössel, eine liebenswerte Wilhelm-Busch-Figur, wie man sie anderswo kaum noch finden konnte. Er war vielleicht Anfang sechzig und sehr schmal. Immer dunkel gekleidet, lief er mit raschen Schritten und langen, wehenden, schütteren Haaren durch den Ort und wurde ehrerbietig gegrüßt. Er war ein Unikat, weil er trotz seiner Tätigkeit als Kantor gleichzeitig Rechenlehrer an der Schule war. Geduldet wurde er wohl wegen seines vorbildlichen Unterrichts und seiner arglosen, eher ängstlichen politischen Haltung.

Weil meine erzwungene Untätigkeit allmählich in Langeweile umschlug, musste ich mich um ein neues Betätigungsfeld kümmern. Da kamen mir die wunderbare alte Orgel und ihr Kantor gerade recht. Ich bat ihn also um regelmäßigen Unterricht und bewahre heute noch ein kleines blaues Oktavheft mit seinen Eintragungen auf: „Erste Orgelstunde am 27. Oktober 1964 – Orgelschule Bösche – Linnartz" bis zur letzten am 20. August 1965: „kleines Bachpräludium mit Fuge, B-Dur und Choral 254 ‚Ich will dich lieben meine Stärke ...'"

Er war sehr höflich im Unterricht, korrekt in der Anrede und brachte seine kritischen Anmerkungen eher zaghaft vor. Das war mir sehr recht, denn meine Fortschritte waren eher bescheiden, insbesondere die Hinzunahme der Bässe mit den Füßen bereitete mir einige Probleme. Alles musste im Gegensatz zum Klavier dreidimensional gedacht und gespielt werden. Die neuartige musikalische Betätigung brachte etwas Abwechslung in mein Junggesellenleben, ansonsten war ich völlig abgeschnitten vom kulturellen Leben. Das war ich nicht gewohnt, denn bisher hatte ein Termin den anderen gejagt und ich als Hansdampf in allen Gassen gegolten. Dazu kam die Schwierigkeit, den Ort überhaupt zu verlassen. Zwar gab es eine Schmalspurbahn, die aus Mulda herauf nach Sayda kam, doch was sollte ich in Mulda. Also blieb nur der seltene Bus nach Dresden, aber der brauchte für die 60 Kilometer fast drei Stunden und oft musste man lange Strecken stehen.

Ein Auto musste her. Die Fahrschule hatte ich glücklicherweise als Student noch in Leipzig absolviert, aber Fahrpraxis hatte ich keine. Es kam aus finanziellen Gründen nur ein gebrauchter Trabant in Frage, aber das schien ein unlösbares Problem zu sein, bis mir eines Tages ein Patient den gebrauchten Trabi eines Fleischers aus Zwönitz bei Aue anbot. Der war zwar schon fünf Jahre alt, aber gut intakt. Es sollte lediglich der Neupreis entrichtet werden. Das war ein großes Glück. Ich borgte mir das Geld zusammen (ungefähr 6000 Mark) und holte Mitte Dezember einen weißen Trabi 500 mit textilem Schiebedach aus der Nähe von Aue ab. Nach abenteuerlicher Fahrt brachte ich ihn unversehrt nach Sayda. Jetzt änderte sich mein träges Dasein, ich war ungebunden und frei und konnte die Wochenenden nutzen. Es fehlte eigentlich nur noch ein fröhlicher Partner, aber das war zu jenem Zeitpunkt ein schwieriges Problem. Die Studentenzeit mit ihren unzähligen Möglichkeiten, jemanden kennenzulernen, war ohne Ergebnis verstrichen. Da hatte es immer viele interessante Menschen gegeben und ständig andere, ich konnte mich nur nicht entscheiden und wollte es wohl auch nicht.

In Sayda nun waren solche Begegnungen fast unmöglich. Man wurde auf Schritt und Tritt beobachtet, schon das längere Verweilen und kurze Gespräche über eine geeignete Zahnbürste in der Drogerie produzierten das Gerücht, mir wäre das Töchterchen des Drogisten bedenklich nahegekommen. Ich war damals sehr einsam und unglücklich und konnte mir nicht vorstellen, dass sich das bald ändern würde. Nun schon ein Vierteljahrhundert alt, hatte ich auf diesem Gebiet keine Erfahrungen. Heute kann man sich das gar nicht mehr vorstellen, und auch damals war es wohl nicht die Regel. Die Sehnsucht nach einem geliebten Wesen nahm zu, je weiter ich mich von den Großstädten entfernte.

Weihnachten 1964 wurde der Trabant auf den Namen Mops getauft und stolz in Dresden vorgeführt. Alle staunten. Vor allem das Schiebedach, das aus Stoff bestand und mit einem Handgriff von innen faltenartig zurückgeschoben werden konnte, erregte großes Aufsehen. Allerdings hatte es den Nachteil, dass bei winterlicher Kälte der ohnehin schwer zu erwärmende Trabi erst recht zur Kühlbox wurde. Ich fuhr mutig nach Dresden. An diesem Weihnachtsfest hatten erstmals seit 1958 mein Bruder Siegfried und seine Frau Elisabeth die Erlaubnis erhalten, ihre Heimatstadt und ihre Eltern zu besuchen. Keiner wusste es. Ich holte sie heimlich vom Bahnhof ab. Die Freude der Eltern war grenzenlos.

Dieser Besuch hatte große Bedeutung für mein weiteres Leben, weil beide zum Neujahrstag Pfarrer Kanig besuchten, ihre Vertrauensperson. Sie kamen sehr lustig und angeregt zurück. Bei Kanigs hatten die erwachsenen Kinder Kasperletheater gespielt und den ersten Teil des Faust aufgeführt. Es muss umwerfend komisch gewesen sein, und sie machten mich auf das Gretchen aufmerksam, das von Mechthild, genannt Medi, gespielt worden war. Sie schwärmten von ihr, und mein Bruder fragte mich in der ihm eigenen derben Art, wieso ich keine Freundin hätte. Warum ich immer noch wie ein Student herumliefe und wieso ich nicht bemerken würde, was für wundervolle Geschöpfe es in meiner unmittelbaren Nähe gab. Zuerst war ich empört, dann fügte ich kleinlaut hinzu, Medi sei längst vergeben, wäre mit einem Maler von der Kunstakademie eng befreundet. Dafür hatte er nur Hohn und Spott übrig: Ich solle endlich erwachsen werden. Frauen wären erst verloren, wenn sie verheiratet seien, ich müsse mich mal bewegen und um sie kämpfen. Sie kämen mir natürlich nicht wie verliebte Täubchen in den Schoß geflogen usw. usf.

Ich ärgerte mich, aber etwas begann in mir zu arbeiten, ob ich wollte oder nicht. Jedenfalls bat ich Schorsch, Medis Bruder, den ich vom Kreuzchor gut kannte, mir doch gelegentlich die Adresse von Medi mitzuteilen, damit ich ihr nach Berlin schreiben könne. Schorsch schickte mir tatsächlich kurz darauf in einem kleinen nichtssagenden Brief die ersehnte Adresse und wurde so zum Stifter unserer Verbindung. Natürlich schrieb ich sofort in die Stolpische

Straße nach Berlin. Das war der Auftakt zu einem später beinah täglichen Briefwechsel, der uns bis zur Hochzeit begleitet hat und dank Medi vollständig erhalten geblieben ist.

„Liebe Mechthild,
    ehrlich gesagt: Es tut mir leid, dass Du im Hinterhaus und noch dazu bei Frau Schneider wohnst (ich stelle mir darunter ein Berliner Original mit feisten Lenden, Schandschnauze und Wäsche auf dem Balkon vor), – aber das ist nicht der einzige Grund, aus dem heraus ich Dir schreibe. Leider habe ich Dich weder zu Weihnachten (ich vermisste Deine Solostimme bei „Stille Nacht") noch zu Silvester zu Gesicht bekommen, und dabei hätte ich wirklich gern ein wenig von Dir erfahren, wie es Dir geht, ob Dir das Studium Spaß macht, ob Du sehr zu kämpfen hast usw. Kurzerhand habe ich mir dann von Schorsch Deine Adresse geben lassen und hoffe, Du bist mir nicht böse, dass ich damit eine schon lange gehegte Absicht so unvermittelt in die Tat umsetze [...]".

Die Antwort ließ auf sich warten, gab dann aber durchaus Anlass zu Hoffnung. Am 23. Januar 1965 schrieb sie:

„Lieber Volker – Hoffi! Deine zweideutigen Hinterhof- und Berliner Wirtinnenmutmaßungen darf ich nicht länger in Deinem von grauer Theorie erfüllten Medizinerhirn herumspuken lassen. Außerdem ist Dein erster Satz für unser geheiligtes Hinterhaus – Seitenflügel rechts – eine grobe Beleidigung! Also bitte, meine Wirtin ist ein blitzblanksauberes Persönchen von Mitte 50 mit erstaunlich hübscher, zierlicher Figur und Haarfülle (im Gegensatz zu mir, die ich mir die langen Zotteln zum Entsetzen meines Vaters habe auf ein Minimum kürzen lassen), wohl eine waschechte Berlinerin, die mir und mich nicht unterscheiden kann und beim Verabschieden eine mir völlig neue Variante von Tschüss, nämlich Tschö, gebraucht und einen geradezu krankhaften Hang zu Kaffee und Zigaretten an den Tag legt, daß es mir manchmal himmelangst wird. Ja, auch in unsere Familie hat sich die Medizin eingeschlichen, endlich weht ein exaktes Lüftchen, die Kanigs schmoren ja seit Jahrzehnten im philosophisch-historisch-theologischen Saft, da müssen sich die Degenerationserscheinungen bemerkbar machen. Die ersten Semester haben mich arg zum Jammern gebracht und speziell nach dem ersten Semester wollte ich aufgeben, weil ich glaubte, die Biologie nicht zu schaffen. In gewisser Weise bin ich ja ein revolutionärer Geist in der Familie, der sich leichtfertig auf das für uns so dünne Seil der Naturwissenschaften gewagt hat, auch heute noch balanciere ich manchmal halsbrecherisch und es kann leicht passieren, dass ich einmal absause. Noch aber bin ich oben und schwimme ganz tapfer mit den anderen mit, muss noch fünf Semester bis zum biologischen Staatsexamen und zum bibliothekswissenschaftlichen Diplom schwimmen und hoffe dann, meine Assistentenzeit in Jena oder Dresden absolvieren zu dürfen." Dann folgte eine ausführliche Schilderung ihres schwierigen Doppelstudiums, bis schließlich der gefürchtete Satz kam: „Sonntags gehe ich häufig in die Nationalgalerie oder ins Pergamon-Museum, um meine Kenntnisse auf diesem Gebiet auf ein erträgliches Maß zu bringen, denn mein langjähriger, lieber Dresdner Freund, jetzt freischaffender Künstler in Magdeburg, wäre sehr enttäuscht, wenn ich die gegebenen Möglichkeiten nicht voll ausnützte." Da war mein Hoffen schon wieder am Ende, wenn nicht zum Schluss gestanden hätte: „Nun bleibt mir so wenig Platz für Dich, weil ich egozentrisches Weibsbild die ganze Zeit über mich geschwätzt habe. Ich habe mir fest eingebildet, Du seiest in Aue, oder hast Du dort Deine Assistentenjahre gemacht und bist jetzt in Dein volles Amt aufgerückt? Du, vielleicht besuche ich Dich mal im Sommer, falls ich in Olbernhau beim Kantor Station mache, um weiter nach Cranzahl in die Heimat meines Kunstfreundes zu fahren, wahrscheinlich würde dann Schorsch sogar mitkommen. Das fände ich wunderbar! Wir müssen uns doch unserer seligen Jugendzeit erinnern und dürfen uns nicht aus den Augen verlieren."

Schon am nächsten Tag schrieb ich einen ausführlichen Antwortbrief, der so endete: „Deine Ankündigung betreffs Olbernhau glaube ich erst, wenn Du hier bist, ich würde mich sehr freuen und Dir ein Stück von hier zeigen: Seiffen, Neuhausen mit Schloß Purschenstein, Pfaffroda, Dörnthal etc. Unterkunft ist keine Schwierigkeit, also hiermit meine devoteste Einladung. Und wann bist Du wieder in Dresden? Falls zufällig am 6./7. Februar, würde ich Dich für den 7. Februar zu Ingo einladen, ich spreche dort über ‚Das Menschenbild bei Camus‘, Schorsch war das letzte Mal mit [...]“.

Und dann trafen wir uns tatsächlich bei Ingo Zimmermann, heute Schriftsteller und bis 2008 Präsident der Sächsischen Akademie der Künste, in der Wohnung seiner Eltern in der Tzschimmerstraße, sozusagen konspirativ, denn Camus und der Existenzialismus waren nicht geduldet und lenkten ab vom Kampf der Arbeiterklasse. Da saßen vielleicht fünfzehn junge streitbare Leute beisammen und diskutierten stundenlang und heftig über das, was die Welt im Innersten zusammenhält.

Aber zurück ins winterliche Sayda und ins frustrierende Sprechzimmer des Landambulatoriums. Ich wollte nicht weiter arbeitslos herumsitzen, also meldete ich mich nach dem Schwejk-Prinzip beim zuständigen Kreisarzt in Brand-Erbisdorf zu einem Gespräch an. Da er offenbar ahnte, worum es ging, lud er mich mit Chef und Arzthelfer gemeinsam ein. Wir fuhren wortlos im Moskwitsch samt Fahrer zum Genossen Kreisarzt. Das Gespräch war sehr unerquicklich, ich wollte H. nicht wehtun und hielt mich zurück. Danach fuhren wir wortlos heimwärts. Eine Entscheidung war gefallen: Ich sollte ab sofort einen erkrankten Kollegen in der Arztpraxis in Neuhausen bei Seiffen vertreten. Damit hatte ich nicht gerechnet. Von nun an war ich ganz auf mich allein gestellt, erhielt einen alten Moskwitsch für die Hausbesuche und musste jeden Tag durch den Mortelgrund zum Schloss Purschenstein und zurück fahren.

Jetzt – 1964/65 – setzte der erzgebirgische Winter mit aller Macht ein: Es schneite unentwegt, das Häuschen versank in Schneebergen, wir konnten nur noch über den ersten Stock aussteigen und ins Freie gelangen. Zu allem Überfluss rutschte ich beim Versuch, eine Schneewehe zu bewältigen, mit dem Moskwitsch in einen Graben und kippte sanft, aber unaufhaltsam um. Kein Auto mehr, weite Wege zu den verschneiten Bauernhöfen und alles allein entscheiden! Am schlimmsten waren die Anrufe aufgeregter Väter, wenn die Geburtswehen einsetzten. Wir waren an der Universität in dieser praktischen Beziehung ungenügend ausgebildet worden, und während der Pflichtassistentenzeit hatte ich mich um Gynäkologie und Geburtshilfe gedrückt. Also half jetzt nur eins: „Ruhe bewahren und Ruhe ausströmen“, wie es im alten Pschyrembel hieß.

Langsam fuhr ich mit Skiern und Rucksack hin in der Hoffnung, dass die Hebamme schneller dort war und ich das befreiende Geschrei schon an der Tür hören konnte. Dann blieben nur noch das Abnabeln und die freundliche Gratulation zum neuen Ehrenbürger. Wenn aber ein 90-jähriger Opa mit Prostataleiden sich nicht mehr entlasten konnte und sein Jammern für die Angehörigen unerträglich wurde, musste ich mich beeilen. Vor Ort holte ich mit ernster Miene den dünnsten Tiemann-Katheter aus dem Rucksack und versuchte, die Sperre durch geschickte Wendungen zu überwinden. Freude und Erleichterung waren dann groß, und anschließend wurde so ausgiebig gefeiert, dass ich auf dem Rückweg mit den Skiern aufpassen musste, um ohne Sturz und auf direktem Wege nach Sayda zurückzufinden. Einmal konnte ich trotz aller Versuche den Weg in die Blase nicht finden. Die Familie stand in Erwartung schneller Hilfe neugierig herum, und mir blieb nichts anderes übrig, als mit der dicksten Punktionskanüle suprapubisch durch die Bauchwand in die Harnblase zu stechen. Der Urin spritzte unter hohem Druck in weitem Bogen durchs Zimmer bis zum erzgebirgischen Kachelofen und tropfte von dort auf die Ofenbank. Doch die Freude war auf allen Seiten groß und im Dorf erzählte man sich lange von den merkwürdigen Eingriffen des tüchtigen jungen Doktors.

Während meiner Vertretung in Neuhausen erlitt Dr. Z. einen Schlaganfall und musste nach Karl-Marx-Stadt in die stationäre Behandlung. Innerhalb von 24 Stunden wurde ich Leiter des gesamten Ambulatoriums mit 17 Angestellten und war ja eigentlich gekommen, um unter Anleitung eines erfahrenen Kollegen die praktische Medizin zu erlernen. Mir blieb trotz der vorangegangenen Querelen nichts weiter übrig, als die volle Verantwortung zu übernehmen. Nun wurde mir Herr H. ein wichtiger und kompetenter Helfer. Wir arbeiteten bis zu meinem Weggang prächtig und kollegial zusammen. Über fehlende Patienten musste ich mich nun nicht mehr beklagen, im Gegenteil!

Bald sehnte ich mich nach einer Abwechslung. Sie bot sich mir völlig überraschend. In einem Brief vom 29. Mai 1965 berichtete ich davon: „Liebe Medi, ich wollte Dir längst schreiben, aber die Ereignisse haben sich derart überstürzt, dass ich beim besten Willen nicht dazu kam [...] Ich erhielt telefonisch die Zusage für die Reise nach Mittelasien, weil ein Teilnehmer erkrankt war. Schade, ich konnte mich nicht mehr so recht vorbereiten, es gab viel zu regeln betreffend Vertretung, viele Aufregungen hin und her, bis es schließlich Ende April abging. Seit den 14 Tagen, da ich wieder in Sayda bin, sortiere ich unentwegt die Eindrücke, die mir dieser kurze Traum vermittelt hat, lese die wenige Literatur, die es über diese Gegend, ihre Geschichte und ihre Menschen gibt. Es begann in Moskau – regnerisch, kalt, russisches Milieu und dennoch einzigartig: Der Kreml, die alten Klöster (es war gerade Osterprozession), das Bolschoi-Ballett mit Schwanensee und ein hart erkämpfter Ausflug nach dem 70 km von Moskau entfernten Kloster Sagorsk, dem Zentrum der russisch-orthodoxen Kirche. Allein die Fahrt dahin war lohnend. Und dann im Flugzeug stundenlang hinweg über die Grenzen Europas zur Hauptstadt Kasachstans Alma-Ata: Blühende Apfelplantagen, +30°C und ein Duft in der Luft, dass einem Hören und Sehen verging. Am Rande der Stadt steigen unmittelbar die 6000er des Tienschan (Himmelsgebirge) auf, ein Anblick, den man nie vergessen wird. Dann folgten Höhepunkt auf Höhcpunkt. Taschkent, die Hauptstadt Usbekistans, mit einer ausgedehnten Altstadt aus Lehmhütten und Armut. Ich bin dort herumgekrochen, habe mich kraft meiner minimalen Russischkenntnisse mit einer Familie angefreundet und hochinteressante Stunden verbracht. Und schließlich Samarkand, wie der Name ein Traum aus Tausendundeiner Nacht mit unbeschreiblichen Moscheen aus dem 12.–14. Jahrhundert, eine 2300 Jahre alte Stadt, die ihre Geschichte bis heute aufgespart hat. Unter Timur (Tamerlan), einem der größten Eroberer aller Zeiten, war sie Hauptstadt eines Reiches, das von Afrika bis China reichte. Timurs Grab aus einem riesigen Nephritstein (dem größten, den es gibt) unter einer türkisfarbenen Faltenkuppel, die Moschee Shari-Sinda, in der der Neffe Mohammeds begraben liegt, die Medressen (islamische Universitäten) am Registan (Marktplatz), die Mullahs in ihren Kaftanen und bunten Turbanen (grün, wer in Mekka war!), verschleierte Frauen, alles zog wie unwirklich, unbegreifbar vorüber und zum Schluss noch Duschanbe, die Hauptstadt Tadshikistans, am Fuße des Pamirs gelegen, mit interessanten Menschentypen, einem indogermanischen Volksstamm. Nimm es mir nicht übel, dass ich so ins Schwärmen komme, aber alles ist noch so frisch, und während ich meine Farbdias glase, zieht alles noch einmal vorbei. Hoffentlich kann ich Euch recht bald ein paar Bilder zeigen. Und wann ist der Besuch in Sayda geplant [...]".

Aus dem Besuch in Sayda wurde nichts, auch unser Briefverkehr kam zum Erliegen. Dafür überschlugen sich in Sayda die Ereignisse, denn ich hatte plötzlich die Wahl zwischen zwei Universitäten: zwischen Leipzig und Halle (Saale). Schon im Januar hatte mir der Kinderchirurgie-Professor aus Leipzig auf meine Anfrage wegen einer Publikation meiner Dissertationsergebnisse ins Saydaer Ambulatorium geschrieben.

„Lieber Herr Hofmann!
Es ist an sich nicht üblich, dass wissenschaftliche Arbeiten von Externen veröffentlich werden. Außerdem müsste die Arbeit etwas tiefschürfender angelegt sein. Ich schlage Ihnen folgendes vor:
1. Entweder zu warten, bis Sie bei uns Ihre Arbeit aufnehmen können, das könnte schon in diesem Jahr der Fall sein.
2. Das Thema gemeinsam mit einem älteren Assistenten der Klinik zu bearbeiten und herauszubringen. Ich bin gern bereit, darüber mit Ihnen hier in Leipzig zu sprechen.
Mit besten Grüßen Prof. Dr. F. Meißner"

Als dann Prof. Meißner den Landdoktor persönlich anrief und mir mitteilte, ich könne im September beginnen, waren die Würfel gefallen, und ich habe diese Entscheidung nie bereut.

Die Bürger von Sayda, allen voran Tierarzt Paul Görlitz, Kantor Gössel und Löwenwirt Seifert, der mir beim Abschied anbot, meine Hochzeit auszurichten, waren traurig und wohl auch beleidigt, dass ich ihren Ort, in dem es mir doch so gut ging, verlassen wollte. Aber es gab kein Zurück mehr. Am 28. August 1965 packte ich den kleinen weißen Trabi mit meinen Siebensachen und den Abschiedsgeschenken. Dazu gehörten ein Ölgemälde des bekannten Saydaer Malers Kurt Preißler und ein Schreiben des Bürgermeisters.

„Werter Herr Dr. Hofmann,
wir haben den Auftrag, Ihnen im Namen unserer Bürger aus Anlass Ihres Wegganges aus Sayda eine Erinnerungsgabe zu überrei-

chen. Sie haben in der kurzen Zeit Ihrer verantwortungsvollen ärztlichen Tätigkeit in Sayda sich sehr viele Sympathien durch Ihr menschliches Auftreten geschaffen. Die Erinnerungsgabe an die 750-jährige Bergstadt Sayda soll gleichzeitig den Dank Ihrer Patienten zum Ausdruck bringen. Für Ihren weiteren Lebensweg und Ihre weitere Tätigkeit als Arzt zum Wohle der Menschheit wünschen wir Ihnen alles Gute, vor allen Dingen Gesundheit und Schaffenskraft.

Glück auf!

Maiwald – Bürgermeister"

In diese wichtige und spannende Zeit fielen aber bittere Wermutstropfen: Mein Vater hatte bei seinem ersten Westbesuch in Kaiserslautern einen Schlaganfall erlitten. Nach stationärer Behandlung brachte ihn Siegfried vier Wochen später nach Dresden. Er war gezeichnet von der Erkrankung, körperlich beeinträchtigt und ein anderer Mensch geworden: unruhig, unsicher und reizbar.

1965–1977: Die Leipziger Jahre –
der Weg zum Kinderchirurgen

Der Übergang von der Landpraxis zur universitären Spezialklinik war aufregend. Siegfried, der inzwischen in Mainz Chef der Klinik für Kinderchirurgie geworden war, hatte mich zu einem Kongress nach Ungarn auf die Halbinsel Tihany am Plattensee eingeladen, an dem auch mein künftiger Chef teilnahm. Wir trafen uns bei unseren Freunden in Budapest, und fuhren gemeinsam im neuen Volkswagen in ein für mein Gefühl sehr vornehmes, modernes Hotel, das fast ausschließlich mit den Westkollegen belegt war. Die ostdeutschen Kinderchirurgen, soweit sie überhaupt teilnehmen durften, hatten sich billige Quartiere in der Umgebung gesucht.

Ich war plötzlich und völlig unverdient mitten im Kreis der europäischen Kinderchirurgen gelandet. Einige kannte ich namentlich. Ich begegnete ihnen mit großer Ehrfurcht. Am Vorabend der Eröffnung des Kongresses traf man sich in lockerer Runde in einem Saal des Hotels. Plötzlich verstummte das Stimmengewirr. Ein kleiner, leicht gebeugter Mann von Mitte 50 hatte den Saal betreten. Er bemerkte diese plötzliche Stille, erschrak, wandte sich sofort den ihm am nächsten stehenden Kollegen zu, begrüßte sie freundlich und überbrückte so die ihm unangenehme Stille. Fast alle kannten Fritz Rehbein aus Bremen. Er hatte in unvergleichlicher Weise die Kinderchirurgie der Nachkriegszeit aus ihrem Schattendasein ins helle Licht der modernen Chirurgie geführt. Es war ihm gelungen, mit völlig neuen Operationstechniken und einer mutigen Anästhesistin namens Nelly Schweder bis dahin verlorene Neugeborene mit Ösophagusatresie, also einer unterbrochenen Speiseröhre, am Leben zu erhalten und ihnen im Gegensatz zu vielen anderen Kindern mit angeborenen Fehlbildungen ein gleichwertiges Leben zu ermöglichen. Die meisten Neugeborenen mit dieser mit dem Leben unvereinbaren Fehlbildung wurden damals in seine Klinik gebracht. Er operierte eine für heutige Verhältnisse unvorstellbare Zahl solcher Kinder und sammelte Erfahrungen wie keiner sonst. Entscheidend aber war, dass er diese Erfahrungen in großzügiger Weise an alle weitergab, die bei ihm lernten. Er hatte ein kinderchirurgisches Lehrbuch herausgegeben, in dem die einzelnen Schritte dieser komplizierten Operation so minutiös beschrieben waren, dass jeder mit etwas kinderchirurgischer Erfahrung es nachmachen und ähnliche Erfolge verzeichnen konnte. Das Buch wurde deswegen auch Rehbeinsches Kochbuch genannt.

Damals wusste ich noch nichts davon, doch die plötzliche Stille beim Erscheinen dieses Mannes ist mir in Erinnerung geblieben. Mein Bruder war früher Assistent in seiner Klinik, also wurde ich ihm vorgestellt. Er behandelte mich so, als wäre ich längst ein ernstzunehmender Chirurg und nicht ein kleiner Gernegroß, der eben noch auf dem Lande seine ersten beruflichen Schritte gegangen war.

Am 15. September 1965 meldete ich mich morgens um 7 Uhr im Sekretariat der Klinik für Kinderchirurgie in der Leipziger Oststraße als neuer Assistent und wurde in das kleine Assistentenzimmer im zweiten Stock geführt. Der Schock war groß, denn ich hatte mir unter einer Universitätsklinik etwas anderes vorgestellt. Das Zimmer war circa 12 m² groß. An der Wand standen zehn schmale Blechspinde, das Bett in der Ecke für den Nachtdienst war ungemacht, das schmale Waschbecken gegenüber hatte eine uralte, rostige Armatur, dazu kamen zwei Stühle und ein Schreibtisch von der billigsten Sorte. Hier zogen sich ca. zehn bis zwölf Oberärzte und Assistenten um. Sie hängten ihre Sachen in den Spind, stellten ihre Straßenschuhe kreuz und quer an der Wand entlang und hatten sonst keinen privaten Raum in der Klinik.

Ich zog mich um und hängte meine Sachen in den Spind, als Oberarzt S. den Raum betrat. Er legte großen Wert auf den Titel, würdigte mich zunächst keines Blickes und fragte dann genervt, was ich hier wolle. Ich stellte mich brav als neuer Assistent der Klinik vor. Als er meinen Namen hörte, wurde er grob, wandte sich ab und sagte: „Sie haben hier mit Ihrer Einstellung gar nichts zu suchen, das will ich Ihnen gleich sagen." Dann verschwand er aus dem Zimmer. Wie ich später erfuhr, war er der Parteisekretär der Ärztegruppe der Klinik. In dieser Funktion hatte er natürlich Unterlagen vom Dekanat erhalten, in denen mein Verhalten in Aue, Eibenstock und Sayda protokolliert war.

Ähnlich erging es damals auch meinem Freund Dieter Himmel, der Schönheide im Erzgebirge verlassen und an der Radiologischen

Klinik in Leipzig seine Ausbildung begonnen hatte. In beiden Fällen hatten sich die Chefs mit ihren Wünschen durchgesetzt. Wir hatten unglaubliches Glück gehabt, überhaupt beginnen zu können. Es stellte sich bald heraus, dass Dr. S. an der Klinik isoliert war und lediglich den ziemlich ordinären OP-Pfleger A. auf seiner Seite hatte. Dass die übrigen Kollegen anders dachten, war der eindeutigen Haltung unseres Chefs Fritz Meißner zu verdanken, der an seiner politischen Haltung nie einen Zweifel ließ und die Genossen in Schach hielt. Eine Wohnung war in Leipzig schwer zu finden, aber man half sich gegenseitig bei der Zimmersuche. Aus der Studentengemeinde kannte ich Brigitte Nierade, eine temperamentvolle Person mit ungezügelten Aktivitäten und einem großen Herz. Sie war die Tochter des bekannten Architekten Kunz Nierade, der einige Jahre zuvor das Leipziger Opernhaus in einem zeitlosen Stil erbaut hatte. Sie war inzwischen Assistenzärztin an der Kinderklinik und wies mich auf eine freigewordene Studentenbude hin, ganz in der Nähe von Marienbrunn, wo die mit einem Theologen Verheiratete ein schönes Einfamilienhaus bewohnte. Also marschierte ich zu Frau Hoyer, die als guter Geist Brigittes Haus versorgte. Wir kamen schnell überein, und ich bezog ein kleines, aber hübsches Zimmer. Nach langer Pause schrieb ich am 20. September 1965 an Medi.

„[...] ich bin eben eingezogen, wenn das kein Grund zum Schreiben ist! Also stell Dir vor: Das Haus liegt in Connewitz, im Süden von Leipzig, angrenzend Gartenkolonien, unter dem Küchenfenster eine Grabsteinmetz(g)erei, in der Ferne das Gaswerk (glüht nachts romantisch, schade, ich kann nicht malen). Die Wirtin ist eine ältere Dame, sehr nett und besorgt, sie hat mir sogar statt des vorgesehenen Zimmers ihr eigenes Wohnzimmer überlassen, das größer und heller ist und zwei Fenster hat. Zimmer ca. 18 m², links vorn der Ofen, rechts eine alte Vitrine mit Porzellan und dergleichen, kommt aber raus, links hinten das Bett, rechts ein herrlicher alter Schreibtisch, grobklotzig, nicht verschiebbar, mitte rechts ein Sofa (Besuchssofa mit Verlaub), mehrere Kisten zweigeteilt. Wandbilder nicht erwähnenswert, schmeiße ich ohnehin bald raus. Ach und die Uhr, eine alte Standuhr mit Echogong (erster Handgriff im Zimmer: angehalten, leichter Schlaf!). Kannst Du Dir nun ein Bild machen? Überhaupt wie geht es Dir inzwischen? Meine Arbeit ist sehr interessant, aber ebenso schwer, vor allem jetzt am Anfang, ehe ich mich hineingefunden habe. Jetzt hat mich der Professor noch zu seinem Vorlesungsassistenten „ernannt", heute war die erste und ich habe schon Blut geschwitzt. Im letzten Moment merkte ich noch: keine Kreide, kein Schwamm! Glücklicherweise kam er später [...] Liebe Medi, ich bin halbtot vom Umzug, viele Grüße und Segenswünsche Deinem Hals".

Ihr Hals wurde zum eigentlichen Heilsbringer unserer Beziehung. Das war so: Medi litt seit längerer Zeit unter wiederkehrenden Mandelentzündungen, die immer heftiger wurden, sodass ich ihr die Entfernung der Plagegeister nahelegte. Die erfolgte Ende September in Dresden. Danach lag sie eine Woche im St. Joseph-Stift, in dem ich das Licht der Welt erblickt hatte. Ich fuhr mit dem Mops nach Dresden direkt zum Joseph-Stift, ging an der schwarzen Elisabeth-Schwester an der Pforte vorüber, den Kopf schräg geneigt und „Dr. Hofmann" murmelnd. Dann klopfte ich zaghaft an die Patientenzimmertür. Drin lagen drei entmandelte Frauen, die neugierig jedes Wort zu verstehen suchten und mich verunsicherten. Medi erschrak bei meinem Anblick und verfärbte sich tiefrot. Aber sie freute sich sehr über den völlig unerwarteten Besuch. Ich setzte mich ganz nah an ihr Bett, flüsterte und nahm ihre Hand ohne Gegenwehr. Ich war glücklich.

Aber das Glück währte nur wenige Minuten. Ohne anzuklopfen trat eine mir unbekannte Freundin ein, Sekretärin, stark gebaut, poltrig und sehr entschieden. Sie ging strahlend auf Medi zu, schob mich beiseite, ohne mich zu begrüßen und begann einen anhaltenden Monolog, der sich mit den medizinischen Problemen einer Mandeloperation, den Vorzügen verschiedener Operateure und der zu erwartenden Nachbehandlung beschäftigte. Sie ließ mich nicht mehr zu Wort kommen. Nach einer halben Stunde stand ich leise und zur stillen Freude der Mitpatientinnen auf, grüßte Medi verlegen, wünschte ihr alles Gute und machte mich enttäuscht davon.

In der Klinik begann für mich eine schwierige Zeit. Die Freundlichkeit des ansonsten gefürchteten Chefs und mein Aufstieg zum Privatassistenten hatten sofort die Neider auf den Plan gebracht.

Mein Problem war die völlig fehlende Fachkenntnis, die ich den anderen und besonders den Schwestern gegenüber verbergen musste. Die Klinik bestand aus drei Teilen. Im Erdgeschoss der alten Kinderklinik in der Oststraße befand sich die Poliklinik. Sie bestand aus zwei kleinen Behandlungszimmern, einem Untersuchungszimmer und dem Gang davor mit wenigen Sitzgelegenheiten, die immer ausgelastet waren. Der äußere bauliche und der innere Zustand der sogenannten Behandlungsräume waren erbärmlich und einer Universitätsklinik unwürdig. Völlig veraltetes Instrumentarium, alte Wasserbecken, in denen die Gipsbinden noch selbst gefertigt wurden, wobei das trockene Pulver überall herumflog, dazu Steri und Spritzenkocher, dazwischen turnten stets mehrere Kinder mit ihren aufgeregten Eltern herum. Die einen schrien, die anderen spielten mit Plastikspielzeug auf dem verdreckten Steinfußboden. Die älteren Schwestern, erfahren und ihrer Macht bewusst, riefen die Eltern streng zur Ordnung – und den jungen Doktor auch. Nur der Oberarzt wurde akzeptiert. Das größte Problem aber war die völlige Überlastung, denn praktisch jedes Kind zwischen Baby- und Jugendalter, das sich in einem Umkreis von circa 40 Kilometern verletzte, wurde in die Oststraße gebracht. Selbst nachts gab es nur selten keine Patienten. Der Dienstarzt im Hause hatte neben den 35 Patienten der Intensiv- und Wachstation zusätzlich noch die gesamte Notarztambulanz zu versorgen.

Glücklicherweise musste ich diesen Sklavendienst erst vier Jahre später nach der Facharztprüfung übernehmen. Bis dahin waren die Assistenzärzte in der Außenstelle der Klinik im Norden der Stadt in der Theresienstraße beschäftigt, wo die meisten chirurgisch kranken Kinder lagen, mitunter bis zu 70 Patienten auf drei Stationen in einem umgebauten Mehrfamilienhaus aus der Jugendstilzeit, ungefähr vier Kilometer von der Hauptklinik entfernt, was besonders für frisch operierte Patienten alles andere als angenehm war. Der Sammeltransport des DRK fuhr mittags mit bis zu zehn operierten Kindern, die stöhnten, weinten und kotzten, durch die Innenstadt, um schließlich auf die Station zu gelangen. Dasselbe Problem bestand für die Assistenten. Sie mussten sich manchmal mehrfach am Tag irgendwie zwischen beiden Kliniken hin und her bewegen, wozu man einen Motorroller, ein Motorrad oder ein Auto brauchte, denn eine direkte Straßenbahnverbindung gab es nicht. Größere Kinder und Säuglinge lagen jeweils in Sechs- bis Acht-Bettzimmern, separate Zimmer für schwerkranke oder sterbende Kinder gab es nicht. Die wurden rechtzeitig in die Oststraße verlegt. Damals war überall in den Kinderkliniken die Besuchszeit streng geregelt: Mittwoch- und Sonntagnachmittag bis maximal zwei Stunden. Die Eltern standen auf dem Flur und durften ihre kranken Kinder nur durch Glasscheiben betrachten, was natürlich einen Höllenlärm in allen Tonhöhen verursachte. Später wurden nach langen Diskussionen Sprechtelefone erlaubt. Dann konnte das Kind mit dem Pseudotelefon über ein Kabel mit seinen Eltern sprechen. Das änderte aber nichts daran, dass am Ende der Besuchszeit in allen Zimmern eine Sinfonie des Jammerns und Schreiens aufgeführt wurde, sodass die Schwestern die Besuchszeiten hassten und gelegentlich deren Abschaffung forderten. Wir hatten oft viele Stunden damit zu tun, die Kinder zu beruhigen, wobei die sogenannten braven und tapferen Kinder, die nicht weinten, aber stumm in der Ecke saßen, die tiefste Trauer zu überwinden hatten, nicht selten mit langanhaltenden Verhaltensänderungen und nächtlichen Angstreaktionen.

Außerhalb dieser Besuchszeiten gab es keine Möglichkeit, sein Kind zu sehen. Dafür sorgte schon die Pförtnerin am Hauseingang. An ihr kam keiner vorbei. Sie war ein chondrodystrophischer Zwerg, drollig, laut, aber oft primitiv und schwierig. Als wir uns länger kannten, erzählte sie mir, dass sie im Alter von 18 Jahren von den Nazis bestrahlt worden war, um unfruchtbar zu werden. Dieses Erlebnis hatte sie zusätzlich zu den Problemen ihres Zwergwuchses auffällig verändert. Mich hatte sie gern, weswegen sie mich in Anwesenheit von Eltern oft auch aus der Ferne laut als ihren „lieben Wiesenpieper" begrüßte. Dann war es natürlich vorbei mit der respektvollen Haltung der Eltern mir gegenüber.

In Dresden war Medi wieder zu Hause. Ich nutzte gleich das nächste Wochenende, um sie zu besuchen und sie vielleicht sogar für ein paar Stunden zu entführen. Mutter Kanig, die kleine Pfarrfrau, öffnete die Wohnungstür, begrüßte mich überrascht, aber freundlich, bat mich herein und holte die Patientin. Meine Bitte, sie mit dem Auto ein Stück herumzufahren, wurde positiv beurteilt. Es war ein herrlich warmer

Herbsttag, ich war überglücklich und sie schien auch Gefallen an diesem Überfall zu haben. Die Umgebung Dresdens ist ja im Vergleich zu Leipzig wie gemacht für Verliebte: Sächsische Schweiz, Erzgebirge, die Region um Meißen oder Bautzen mit der Oberlausitz. Wohin man auch fährt, ein Ziel ist zauberhafter als das andere.

Ich schlug das Müglitztal vor. Wir kamen zuerst zum Schloss Weesenstein, das hoch über der Müglitz liegt: ein wenig bekanntes Kleinod, damals noch im Zustand romantischen Verfalls. Anschließend sind wir hinübergefahren zu den Ausläufern des Erzgebirges nach Dippoldiswalde und schließlich an die Maltertalsperre. Es ging auf den Abend zu, und wir liefen Hand in Hand. Ich konnte und wollte meine Gefühle nicht mehr zurückhalten. Wir umarmten uns, und sie wehrte sich nicht. Für mich begann eine neue Zeitrechnung – ich war verwirrt und erstaunt und zuversichtlich zugleich.

Abends kehrten wir zurück. Man gab sich erstaunt über die Länge unseres Ausflugs und bat mich zum Abendessen. Pfarrer Kanig verfügte nur über ein sehr kleines Salär, damit musste er eine große Familie ernähren, seine Frau und fünf Kinder. Zudem waren sehr oft einfache Leute aus der Gemeinde zum Essen eingeladen, oder sie luden sich selbst ein. Dann gab es Brot, Margarine, Quark, Fett, Leberwurst und manchmal ein oder zwei Wurstscheiben, die am Ende immer noch an ihrem Platz lagen, weil sich keiner traute, sie zu nehmen. Am Anfang und am Ende gab es das Tischgebet, vorher durfte nicht aufgestanden werden. Nach dem Abendbrot verabschiedete ich mich und ging glücklich in die Tzschimmerstraße, wo niemand etwas von meiner großen Liebe ahnte. Ich war plötzlich ein anderer Mensch geworden mit ganz neuer Hoffnung.

Dann gingen fast täglich Briefe hin und her. Sie sind alle noch erhalten und sortiert. Medi hatte es nicht leicht in Berlin, sie wohnte ganz in der Nähe der Mauer und hörte nachts Hundegebell und Detonationen. Das Studium war schwer. Sie studierte ja Biologie und Bibliothekswissenschaften und musste in beiden Fächern eine Diplomarbeit schreiben. Dazu kamen häufige Besuche aus dem Westen, und ihr fehlte das Geld, alle zu bewirten. Aber zu all dem kam nun ihr persönlicher Konflikt: Für wen sollte sie sich entscheiden?

Meine Arbeit in der Klinik wurde immer anstrengender, alle drei Tage Nachtdienst, manchmal von Freitag bis Montag. Nicht selten musste ich in jeder Nacht zu Notfällen. Und in Dresden starb langsam mein Vater, der sich nach seinem Schlaganfall nicht mehr erholte.

Mitten hinein in diese schwierige Zeit kam eine besondere Einladung: Die Berliner Evangelische Studentengemeinde hatte Christa Wolf zu einer Lesung und zu Gesprächen nach Hirschluch in ein Haus der Kirche in der Nähe von Storkow am See eingeladen, aber sie hatte noch nicht geantwortet. So schlug Medi vor, ein ihr gut bekannter Arzt aus Leipzig könne über Albert Camus sprechen. Wider Erwarten stimmten alle sofort zu. Nun musste ich mich entscheiden. An sich war es eine Frechheit, was ich mir da als Mediziner anmaßte, andererseits hatte ich mich jahrelang mit Camus beschäftigt. Für DDR-Studenten war das ziemliches Neuland. Außer der „Pest" gab es nichts zu kaufen, und auch sonst passte der Existenzialist nicht ins Bild der DDR. Ich war fasziniert von diesem großartigen Schriftsteller, von seinem Mythos des Sisyphos, von der Macht des Einzelnen und der wunderbaren Sprache des Nobelpreisträgers.

Meine Antwort an Medi war positiv, aber an folgende Bedingung gekoppelt: „Der Herr Referent wünscht er sich einen persönlichen Betreuer aus der Berliner Studentengemeinde für diese Zeit (Vorschlag: Frl. Kanig angenommen)."

In der Klinik gab es für mich die ersten Erfolgserlebnisse, die gleich nach Berlin berichtet wurden: „Heute war ein großer Tag und Du musst Dich ein wenig mit mir freuen: ich habe meinen ersten ‚Wurm' selbst operiert: Gelehrt heißt das ‚Appendektomie' und es ging viel besser, als ich dachte. Am liebsten hätte ich ihn in rosa Seidenpapier gewickelt, ein rotes Schleifchen drangemacht und Dir dann per Eilsendung zugeschickt (statt Blumen versteht sich). Aber die Pietät und der Gedanke an Dein plötzliches Erblassen mit allen möglichen Folgen, haben's mir versagt, schade! Er war so schön. Ich habe nämlich momentan einen ziemlich guten Stand beim Chef, sonst wäre ich noch längst nicht dran gewesen; er hat auch eine ganze Weile zugeschaut und nichts gesagt, ein beinahe einmaliges Phänomen bei ihm [...] Am vergangenen Wochenende sind wir zu viert (noch zwei Assistenten und ein Oberarzt) in Sayda gewesen, es war herrlich. Am Freitagnachmittag ging's los, abends waren wir dort, herrlicher Schnee, -12°C, kleine Nachtwanderung, dann habe ich die Kirche gezeigt und ein paar Präludien georgelt und um Mitternacht hat uns der Wirt (wir wohnten im Hotel Goldener Löwe) noch sechsmal Rumpsteak gebraten. Am Samstag ging's dann los, per Ski zum Schloß Purschenstein in Neuhausen, dann Aufstieg zum Schwartenberg (die ‚alten Herren' haben ziemlich geprustet!) und Abfahrt nach Seiffen: Fazit – ein Steißhämatom (soll angeblich jetzt noch bestehen) beim Oberarzt, zwei zerbrochene Brillen und mehrere tiefe Bauchlandungen. Am Sonntag waren sie beim besten Willen nicht mehr zum Wintersport zu bewegen [...]".

Ende Januar kam dann aus Berlin die Entscheidung: „Christa Wolf und Hermann Kant haben abgesagt, letzterer wäre gern gekommen, ist aber zum erwünschten Zeitpunkt in der Schweiz. Wölfchen schrieb mir einen netten, zwanglosen Brief, in dem sie kurz und bündig ihr Nichtkommen begründet, zum Schmunzeln! Der Pfarrer lässt Dich grüßen und wünscht eine genaue Formulierung Deines Themas. Im Grund passt es ganz gut ins Programm, weil innerhalb einer Vortragswoche Pfarrer Schulz/Greifswald sein ‚Menschenbild in der modernen Existenzphilosophie' mit Camus untermauert, Du wärest also sozusagen sein Vorbote."

Und meine Antwort darauf: „Dass ich nun anstelle der geteilten Christa und gar des Herrn Kant in die engere Wahl gezogen worden bin, macht mich verlegen, aber Du hast es selbst gewollt. Hoffentlich wird der Reinfall nicht allzu groß, dass dann Eure Bibelstunden vielleicht entvölkert sind und Du Mühe hast, den Leuten klarzumachen, dass es doch nur ein Mediziner war und man dem doch alles verzeihen sollte. Wie dem auch sei, ich werde mir das Wochenende freihalten und freue mich sogar darauf, als Thema hatte ich gedacht ‚Albert Camus – Heiliger ohne Gott'."

Aber bis Ende März war es noch endlos lang. Dazwischen konnten wir uns nur selten sehen, stattdessen schmutziger Winter in Berlin und Leipzig, der nicht enden wollte. Meine Schwester lag zu dieser Zeit in der Tuberkulose-Heilstätte am Stadtrand von Leipzig. Sooft ich konnte, habe ich sie besucht oder sie heimlich geholt.

„Nun muss ich Dir von unserem gestrigen Streich erzählen: Wir haben nämlich Inge abends heimlich an der Zaunlücke abgeholt und bei einem Freund in dessen Wohnung mit unserer Mutter zusammen Wiedersehen gefeiert. 21.30 Uhr habe ich sie dann wieder zurückgebracht, und sie ist durch die Balkontür (sie ‚wohnt' im Erdgeschoss) wieder ins Bett gegangen, sie war ganz aufgeregt bei diesem Ausflug in die große Freiheit. Ich denke aber, daß es niemand bemerkt hat." Dann folgte das lang erwartete Wochenende in der Studentengemeinde. Wir waren drei Tage lang beieinander und glücklich. Der Vortrag vor den Studenten ist mir nur in schwacher Erinnerung, es waren vielleicht achtzig Zuhörer, die meisten sehr nett und interessiert. Wir mussten uns verstellen, es sollte alles unauffällig bleiben, aber wir hatten den Sonntag für uns. Mir wurde immer bewusster, dass es eine entscheidende Wende in meinem Leben gegeben hatte. Es durfte kein Zurück mehr geben.

Verlobung und Hochzeit

Trauspruch Erster Petrus 3,15: „Heiligt aber den Herrn Christus in Euren Herzen. Seid allezeit bereit zur Verantwortung vor jedermann, der von Euch Grund fordert der Hoffnung, die in Euch ist."

Am 5. Mai 1966 starb mein Vater in Dresden im Alter von fast 67 Jahren. Noch einmal hatte es ein Wiedersehen mit seinem Sohn Siegfried gegeben, diesmal aber nach langem, aufregendem, aber letztlich erfolgreichem Kampf um eine Aufenthaltserlaubnis für den Westen. Am 1. Juni 1965 trat er allein die Reise nach Bremen an. Von dort aus sollte es als große Überraschung und für den Vater unvorstellbar mit dem Auto in die geliebte Heimat seiner Mutter nach Bozen und Meran gehen. Erste Station war Köln, wo er Dr. Seiring, seinen verehrten Chef des Hygiene-Museums aus der Nachkriegszeit, für einige Stunden besuchte. Dann weiter den Rhein hinauf über Mainz nach Kaiserslautern. Hier enden zunächst die handschriftlichen Aufzeichnungen, die über dreißig Jahre von 1935 bis 1965 minutiös über alle Einzelheiten in unserer Familie Auskunft geben. Alles Weitere kann ich nur noch aus meiner eigenen Erinnerung und aus den Gesprächen mit Siegfried berichten. Nach einer unruhigen Nacht fielen meinem Bruder am nächsten Morgen der schiefe Mundwinkel und die erheblichen Sprachschwierigkeiten auf, die den sofortigen Transport ins Krankenhaus erzwangen. An der Diagnose eines Schlaganfalls mit deutlichen Ausfallerscheinungen bestand kein Zweifel mehr.

Vater selbst hat acht Wochen später in Dresden mit deutlich veränderter Schrift und ungewohnt schrägen Zeilen alles beschrieben: „Als ich morgens erwachte, erlebte ich eine böse Überraschung. Ich konnte statt reden nur noch stammeln. Siegfried, den ich sofort aufsuchte, wollte mir anfangs nicht glauben und schickte mich ins Bett zurück. Er hat aber den Notarzt angerufen, der schnell kam, einen Schlaganfall feststellte und meine sofortige Überführung in das Krankenhaus anordnete. Das geschah, und so war unsere geplante schöne Reise jäh beendet. Ich kam auf die Station V und wurde sehr gut behandelt und versorgt. Mein Zustand besserte sich langsam, ich bekam einen Masseur, durfte später wieder aufstehen, bekam gutes Essen und bin bestens versorgt worden. Täglich kam Besuch. Daheim ließ Mutti nichts unversucht, mir die Heimreise im Krankenwagen ihrer Firma zu ermöglichen oder durch Volker und seinen Trabant durch Umtausch an der Zonengrenze, bis dahin sollte mich Siegfried, der inzwischen wieder nach Bremen zurückgefahren war, bringen. Am 1. Juli kamen Siegfried und Elisabeth und holten mich zur Fahrt nach Dresden. Die Freude war groß, hoffte ich doch, daheim wieder schneller zu genesen. Bald war alles gepackt und Abschied genommen und mit vielen guten Wünschen der Schwestern ging es in die Freiheit. Bald hatten wir Kaiserslautern hinter uns gelassen, die Fahrt ging nach Mainz und das Herz schlug höher, denn wir eilten der Heimat entgegen. Wir wollten ganz nahe an der Grenze übernachten. Am nächsten Morgen ging es frühzeitig weiter. Bald hatten wir die Grenze erreicht. Wir meldeten uns bei den Grenzbeamten an der Zone. Wir wurden zügig abgefertigt und rollten schnell Eisenach entgegen. In Dresden ging es hinab in die Stadt und zu Hause gab es ein frohes Wiedersehen. Volker und Ingeborg waren auch gekommen und die Familie wieder vollzählig."

Der Versuch meiner Mutter, eine Reiseerlaubnis zu ihrem schwerkranken Mann zu erhalten, war tatsächlich abgelehnt worden, obwohl ihr zum Rentenalter nur noch ein Jahr fehlte. Alles Klagen und alle Versuche der Unterstützung blieben erfolglos. Sie war in höchster Erregung, aber sie durfte ihn nicht besuchen. Als ich zwanzig Jahre später in Österreich schwer erkrankte, erlebte meine Frau das Ganze in gleicher Weise.

Nach dem Schlaganfall hatte sich Vater allmählich erholt. Er konnte wieder laufen, auch das Sprechen war mit Einschränkungen möglich. Aber sein Wesen hatte sich verändert, er war unzufrieden, gereizt, reagierte oft unangemessen. Der Umgang mit ihm war schwierig geworden. In der Nacht vom 5. zum 6. Mai 1966 – ich hatte Nachtdienst in der Klinik für Kinderchirurgie in Leipzig – kam die telefonische Nachricht, dass sich sein Zustand akut verschlechtert hatte. Ich fuhr noch in der Nacht nach Dresden, aber ich fand meinen Vater nicht mehr lebend, er war ruhig eingeschlafen.

Im Rückblick verneige ich mich tief vor seiner Lebensleistung und bin traurig darüber, dass ich ihm das nicht gesagt habe, als es noch möglich war. Aus ärmlichen Verhältnissen kommend, von Geburt an beide Augen sehschwach, aufgewachsen bei einem alkoholkranken Vater, im Ersten Weltkrieg schwer verwundet und für sein ganzes Leben gesundheitlich beeinträchtigt, hat er sich durch eigene Leistung fortgebildet, mehrere Sprachen erlernt und ist beruflich aufgestiegen. Durch die Verbindung mit meiner lebenslustigen, intelligenten Mutter hat er das Glück einer großen Familie mit drei Kindern auf lange Zeit erlebt. Alle seine Kinder verwirklichten seinen eigenen Traum vom ärztlichen Beruf. Sie promovierten, und er hat dies alles noch erlebt. Nur war es ihm nicht vergönnt, seine sieben Enkel zu sehen, und auch den frühen Tod seiner geliebten Tochter hat er nicht erfahren müssen. Seine politische Fehlorientierung im Dritten Reich hat er wohl erkannt, aber nie darüber gesprochen. Und das Glück der deutschen Wiedervereinigung, die sein großer Wunschtraum war, ist ihm versagt geblieben.

Medi musste bei der Deutschen Bücherei in Leipzig ein dreiwöchiges Praktikum machen und hatte sich eine Bude für diese Zeit organisiert. Wir waren glücklich, endlich drei Wochen täglich beieinander sein zu dürfen. Aber alles kam anders als gedacht. Schon am zweiten Tag stand sie morgens kreidebleich vor meiner Wohnungstür, brach unentwegt und verfiel zusehends. Sie hatte schon seit Wochen über Bauchschmerzen geklagt, nun hatte sich ihr Zustand innerhalb weniger Minuten so dramatisch verschlechtert, dass mir vor Angst die Knie zitterten und ich nur einen Gedanken hatte: auf schnellstem Weg in die nächste Klinik. Ihr Bauch war gespannt und schmerzte bei der geringsten Berührung. Mir war sofort klar: Das ist eine hochakute, sicher schon perforierte Appendizitis.

Ich trug sie vorsichtig in den Mops, legte sie auf die Rückbank und brachte sie in die Notfallambulanz des katholischen St. Elisabeth-Krankenhauses. Dort wurde meine Verdachtsdiagnose bestätigt. Ultraschall gab es noch nicht, damit hätte man alles in wenigen Sekunden klären können. Stattdessen wurde sie von zwei chirurgischen Oberärzten operiert, die bald am Ende ihrer Kunst waren. Prof. J., der Chef der Chirurgie, wurde gerufen. Eigentlich war er schon einige Wochen im Ruhestand, aber glücklicherweise tauchte er immer wieder in der Klinik auf. Er übernahm die Operation und fand in wenigen Minuten eine kindskopfgroße, stielgedrehte Zyste des linken Eierstocks, musste den Schnitt noch nach links erweitern und konnte dann ohne größere Probleme die Zyste samt Eierstock und Tube herausnehmen. Danach erholte sie sich nur ganz allmählich in einem Acht-Bettzimmer. Ich besuchte sie, so oft ich konnte. Damals musste man postoperativ mindestens vierzehn Tage streng liegen. So verbrachte sie ihren 24. Geburtstag im Krankenhaus. Diese angstvolle Zeit war für uns beide von entscheidender Bedeutung. Erstmals waren wir in einer existenziellen Notsituation füreinander da. Die Kanig-Eltern in Dresden, für die die Trennung ihrer Tochter von ihrem langjährigen Freund eine durchaus schmerzliche Erfahrung gewesen war, hatten Grund zur Zuversicht. In den Händen eines Arztes würde alles gutgehen ...

Aber wo sollten wir in Leipzig unser gemeinsames Leben beginnen? Das Zimmer war viel zu klein und es gab keine Aussicht auf eine eigene Wohnung. Nach der standesamtlichen Hochzeit durfte man einen Antrag auf Wohnraum stellen, dann dauerte es sieben bis zehn Jahre, wenn man Glück hatte. Es musste wieder ein besonderer Zufall helfen: Über Brigitte, die Kinderärztin, und Ulrich Kühn, den Theologen, hatte ich seinerzeit das Zimmer bei ihrer Haushaltshilfe Frau Hoyer bekommen. Beide wohnten in einem hübschen Haus in Marienbrunn, das Ulrichs Mutter gehörte. Sie war Ärztin und hatte ihre vier Söhne allein großziehen müssen, weil ihr Mann 1945 von den Russen erschossen worden war. Sie hatte sich wohl vorgenommen, ihr schweres Leben selbst zu beenden, wenn die Kinder auf eigenen Füßen standen. Nun hatten alle ihr Studium abgeschlossen, drei lebten wohlsituiert im Westen, nur Ulrich war bei seiner Mutter geblieben. Er war ein schon damals bedeutender Theologe, durfte aber nicht an der Theologischen Fakultät der Universität lehren, sondern war Dozent am Predigerseminar. Später ging er nach Berlin und hatte in den 70er-Jahren eine Gastprofessur in Wien, was für damalige Verhältnisse einzigartig war.

Seine Mutter hatte für ihr Ende alles bedacht und vorbereitet. An alle wertvollen Möbelstücke und Antiquitäten waren Zettel mit Namen geklebt, alles war gerecht verteilt, ehe sie sich auf dem Dachboden des Hauses im Denkmalsblick erhängte. Nun drohte die Belegung des Hauses durch das Wohnungsamt. Um das zu verhindern, baten Ulrich und Brigitte mich inständig, das Dachgeschoss möglichst schnell zu beziehen. So traurig die Umstände für beide waren, so glücklich waren sie für uns. Wir zogen noch im August ein. Zwei kleine Zimmer mit schrägen Wänden und Balken und eine winzige Kochecke auf dem Flur wurden unser Schloss. Das Wohnzimmer hatte ein halbrundes Glasfenster, das vom Boden zur Decke reichte und von dem aus man die Gärten der kleinen Siedlungshäuser und die Straße überblicken konnte. Man kann sich heute kaum vorstellen, was für ein Geschenk wir damals mit diesen beiden bescheidenen Dachzimmern ohne Toilette und Waschgelegenheit erhalten hatten und wie glücklich wir waren. Nun konnten wir allein sein und brauchten auf niemanden Rücksicht zu nehmen. Beim Umzug half mir meine Schwester Inge, die noch in der Heilstätte in Leipzig behandelt wurde. Medi war in Kipsdorf zur Erholung und wäre auch körperlich gar nicht dazu imstande gewesen. In den folgenden Wochen haben wir alles Schritt für Schritt eingerichtet. Ich sehe die kleine Mansarde noch heute vor mir mit den beiden Sesseln, den vielen Kerzenhaltern, dem Plattenspieler und dem großen Fensterauge. Ein Tischler hatte uns aus Eschenholz eine massive Bücherwand gezimmert, die wir heute noch benutzen.

Eigentlich hatte ich für September eine teure Ferienreise in den Kaukasus gebucht. Jetzt aber hatte sich alles verändert. Ich gab die Reise frohen Mutes zurück, das Geld konnten wir gut gebrauchen. Stattdessen fuhren wir für eine Woche in den Harz in das malerische Trautenstein unweit der Zonengrenze. Ich hatte im Reisebüro brav zwei Ferienzimmer gemietet, denn damals durften nur standesamtlich Getraute ein Doppelzimmer belegen. Das galt auch für alle Hotels und wurde bei der Anmeldung streng überprüft. Wir fuhren glücklich vereint mit unserem Trabi bei offenem Schiebedach wie im Kino in die Ferien – und wohnten jeweils am anderen Ende des Ortes. Dann trafen wir uns, die Quartiere wechselnd, zum Frühstück und zum Abendbrot, bis uns am dritten Abend Medis Quartiermutter wegen des strömenden Regens anbot, ich könne doch bei meiner Braut bleiben.

Die Wanderungen durch den herbstlichen Harz waren für uns beide zwar ein ganz neues Erlebnis, aber in unseren Glücksbecher fielen dicke Wermutstropfen. An jedem zweiten Waldweg gab es Verbotsschilder: Man durfte nur gen Osten wandern, die viel schöneren Gebiete lagen aber westlich in Richtung Brocken und Schierke.

So hätte unsere Harzreise ein glückliches Ende gefunden, wäre da nicht der Besuch in Wernigerode gewesen. Wir waren nach einem langen Spaziergang durch die Stadt im Dunkeln wieder im Mops auf dem Weg nach Trautenstein, als ich beim Blick nach oben den Mond und die Sterne am Himmel direkt durch das textile Schiebedach erkennen konnte. Ich hielt an. In der Tat, es war ein großes Loch ins Dach geschnitten worden, und der Blick auf die Rücksitze klärte die Situation vollends auf: Fotoapparat, Pullover und vor allem unsere braunen Nylonmäntel aus dem Westen, die man damals „Natoplanen" nannte, waren gestohlen worden. Man hatte mit einem schlichten Taschenmesser ein Loch in das Dach geschnitten, den Öffnungshebel gedreht, das Dach zurückgeschoben, alles mit Hilfe von Stöcken geangelt, dann das Dach wieder zurückgeschoben und verankert, als ob nichts gewesen wäre. Jede Strafverfolgung war zwecklos. Wir gaben sie nach einer Stunde auf dem Polizeirevier auf, nachdem der Polizist den Namen Kanig zum dritten Mal mit „sch" beendet hatte.

Es folgten drei Monate 150 Kilometer getrennt voneinander. Wir waren voller Sehnsucht und voller Erwartungen. Wir haben uns beinahe täglich geschrieben, die Briefe waren oft über Wochen der einzige Kontakt, den wir haben konnten. Aber es war auch eine aufregende Zeit, denn Medi musste zwei Abschlüsse schaffen: ein Staatsexamen im Fach Biologie und ein Diplom als wissenschaftliche Bibliothekarin.

Unaufhaltsam rückte der Tag unserer Verlobung näher, die wir für den Neujahrstag 1967 geplant hatten. In unseren Familien war es Sitte, die Eltern vorher zu informieren und um ihr Einverständnis zu bitten. Also saß ich am 1. Advent nach dem Gottesdienst und seiner Predigt allein mit Vater Kanig im Amtszimmer, das sich wegen der Raumnot im Pfarramt an der Versöhnungskirche in der Wohnung Ermelstraße 27 befand. Er ahnte wohl den Grund des Gesprächs und hatte einen Cognac bereitgestellt, ehe ich ausführlich den Grund meines Kommens erläutern konnte: Wie ernst ich es meinte, wie sicher wir uns beide seien, wie wenig Sorgen er sich machen müsse über diese schnelle und doch ganz andere Entscheidung seiner Tochter und so weiter und so fort. Ich sprach hastig ohne Punkt und Komma, beinah atemlos, ließ keine Zwischenfragen zu und endete nach geraumer Zeit erschöpft, aber zuversichtlich.

Er hatte schweigend zugehört, mich nicht unterbrochen und immer wieder eher zustimmend seinen schmalen Kopf auf und nieder bewegt. Zunächst schwieg er. Nach einer Pause, die mir endlos erschien, sprach er langsam und pastoral den seither bei Familienfeiern oft zitierten Satz: „Und von welcher meiner drei Töchter sprichst Du eigentlich?" Damit hatte er das Eis gebrochen. Wir mussten zur Freude der draußen versammelten Familie kräftig lachen und griffen wieder nach den Cognacschwenkern.

Tags darauf fuhren Mutter und ich samt Vaters schöner goldener Uhrenkette auf den Weißen Hirsch zum Juwelier, der die Verlobungsringe anfertigen sollte. Nur die liebe Großmutter meinte, ich sei noch viel zu jung (immerhin war ich schon 27), aber sie liebte Medi sehr und fand schließlich alles richtig.

Die Verlobung feierten wir am Neujahrstag 1967 im Elbe-Hotel Demnitz in Loschwitz. Siegfried und Elisabeth hatten die Einreiseerlaubnis bekommen und machten uns nach dem Mittagsmenü auf unverzeihliche Fehler beim Essen und Trinken aufmerksam. Es war die Zeit, als mein Bruder im Westen in eine Adelsfamilie eingeheiratet hatte und zum Ritter des Johanniter-Ordens geschlagen worden war. Unser Verhältnis zueinander war schwieriger geworden. Die Grenze hatte unsere Lebenswege getrennt. Ich konnte vieles, was ihm wichtig erschien, nicht ernst nehmen, und auch unsere Einstellung zu den politischen Ereignissen dieser Tage unterschied sich immer deutlicher. Es begann die Zeit grundlegender Veränderungen in der Bundesrepublik, die Vorboten von 1968, die er entschieden ablehnte. Und es war bei uns die Zeit einer aufkeimenden Hoffnung auf Veränderungen des sozialistischen Systems, die in der CSSR bereits begonnen hatten. Wir wollten diesen Sozialismus mit menschlichem Antlitz, wir waren begeistert von Dubcek und Svoboda, den neuen Helden, und wollten derartige Veränderungen auch bei uns durchsetzen. Die folgenden Monate bis zur Hochzeit im August waren voller Spannung, Freude und Schwierigkeiten. Wir wollten uns nach unseren Wochenenden in Leipzig oder Berlin nicht mehr loslassen, jede Trennung schmerzte.

In dieser Zeit hatte Medi ihre beiden Studienfächer zu Ende zu bringen. Am schwierigsten war die Diplomarbeit in der Biologie, denn die Mitoseraten der Hamsterdärme warfen unendlich viele Probleme auf. Und dann sollte ja auch nach und nach unser Schloss im Denkmalsblick so eingerichtet werden, dass dort zwei oder vielleicht auch drei leben konnten. Der Erwerb von Möbeln und Haushaltsgeräten war ein schwieriges, oft unlösbares Unterfangen. Und nicht zuletzt musste ja auch das große Hochzeitsfest vorbereitet werden. Wir hatten schon lange eine wunderbare Idee: Die Trauung sollte in der Versöhnungskirche durch Vater Kanig erfolgen. Ein Bus müsste organisiert werden, der die Hochzeitsgesellschaft danach ins Erzgebirge nach Sayda bringt. Als ich dort vor zwei Jahren meine Landarzttätigkeit beendete, hatte der Löwen-Wirt Seifert vorgeschlagen, er und seine Frau könnten meine Hochzeit ausgestalten und mit mir feiern, wann immer sie sein möge. Ich nahm ihn beim Wort und er stimmte sofort zu: Das ganze Hotel stünde mir am 26. August zur Verfügung. Nach dem Hochzeitsessen wollten wir zum Kaffeetrinken in das nahe gelegene Schloss Purschenstein fahren und am Abend wieder im Löwen feiern. Das schwierigste Problem war der Bus, aber Vater Kanig erhielt mit viel Überredungskunst vom VEB Busbetrieb Dresden eine Ausnahmegenehmigung. Es war nicht üblich, dass ein sozialistischer Busbetrieb einen Wagen für eine Hochzeitsfahrt von der Kirche ins Erzgebirge freigab. Für die Westverwandten mussten die Einreisegenehmigungen mindestens drei Monate vor der Hochzeit beantragt werden. Lange vorher musste auch die Hochzeitsreise organisiert werden. Wir hatten von Freunden einen Tipp bekommen: ein kleines Hotel in der Mala Fatra, unweit der Hohen Tatra in der Tschechoslowakei, fast dem einzigen Land, das uns ohne Visum und mit knappem Geldumtausch geblieben war. Von dort hatten wir eine reizende Bestätigung erhalten, wir sollten für 14 Tage das schönste Appartement genießen dürfen.

Dann gab es plötzlich noch ein Problem: Wir würden die schriftliche Zusage für das Doppelzimmer im Hotel „Boboty" nur erhalten, wenn wir dorthin als Eheleute mit entsprechenden Personalausweisen kämen. Es half nichts: Wir mussten die standesamtliche Eheschließung vorziehen, sie musste umgehend erfolgen, wenn wir noch Chancen auf das Doppelzimmer haben wollten. So streng waren die sozialistischen Sittengesetze. Also zog ich in Leipzig von Standesamt zu Standesamt: überall die gleiche Antwort – alle Termine der nächsten Wochen längst vergeben. Es blieb nichts weiter übrig, ich musste die Umgebung Leipzigs abklappern. Nirgendwo war im Sommer etwas frei, bis ich nach Naunhof bei Grimma kam und dort einen freundlichen älteren Leipziger mit wunderbar weichem sächsischen Dialekt fand, der mitleidsvoll, aber zunächst ohne Erfolg nach einem Ausweg suchte. Erst als ich ihm im Vertrauen andeutete, dass wir doch „heiraten müssten", erbarmte er sich und schmuggelte uns für den 26. Juli in den bereits vollen Eheschließungsplan ein. So schnell konnten wir die Eltern nicht als Trauzeugen dazuholen, also luden wir kurzerhand Ulrich und Brigitte Kühn ein und fuhren alle vier im Mops an einem Mittwochnachmittag mit Badesachen im Gepäck nach Naunhof, setzten uns brav in den Vorraum, wurden dann feierlich begrüßt und in den festlichen Trauungsraum geleitet. Mein mitleidsvoller Beamter saß im schwarzen Anzug hinter dem Schreibtisch und bediente unauffällig einen verborgenen Knopf. Es wurde Edvard Griegs Hochzeitsmarsch von Troldhaugen eingespielt, aber zu seinem Entsetzen standen vor ihm nur das Brautpaar in Alltagskleidung und ein ebenso gekleidetes, albern kicherndes junges Ehepaar.

Er klärte uns über die besonders glücklichen Umstände einer Ehe im Sozialismus auf, sprach von Verantwortung gegenüber der Gesellschaft und der Notwendigkeit, kleine Sozialisten hervorzubringen und aufzuziehen. Wir müssen uns ziemlich despektierlich benommen haben, denn er schaute immer wieder streng über seine Brillengläser. Dann stutzte Medi auch noch bei ihrem neuen Namen, den sie von nun an trug, und die Ringe ließen sich auch nicht problemlos aufstecken.

Endlich war die Zeremonie beendet. Er schritt voran aus dem Zimmer heraus und verabschiedete sich einigermaßen irritiert an der Treppe. Wir nahmen uns zusammen, bis wir alle wieder im Mops saßen, dann konnten wir endlich loslachen, fuhren zu einem herrlichen Kaffeetrinken nach Grimma in die Gattersburg direkt über der Mulde und anschließend in die nahegelegenen Steinbrüche zum Baden. Es war ein wunderschöner Tag mit einem lustigen Fest, und so sollte unser gemeinsames Leben auch weitergehen. Am 11. August bestand

Medi die letzte Examensprüfung in Botanik. Ich konnte sie mit dem Mops und ihren sieben Sachen endlich nach Leipzig holen.

So endete unser beinahe täglicher Briefwechsel nach über einem Jahr, denn nun waren keine Briefe mehr erforderlich. Zuletzt schrieb Medi noch zwei besondere Zitate auf für die Hochzeit. Das eine stammte von Matthias Claudius: „Das Heiraten kommt mir vor wie eine Zuckerbohne, schmeckt anfangs süßlich und die Leute meinen dann, es werde so fortgehen. Aber das bisschen Zucker ist bald abgeleckt und dann kommt inwendig bei den meisten ein Stück Rhabarber und dann lassen sie's Maul hängen. Bei Dir soll's nicht so sein, Du sollst, wenn Du mit dem Zucker fertig bist, eine wohlschmeckende kräftige Wurzel finden, die Dir Dein Leben lang wohltut."

Das andere hatte sie bei Paula Modersohn-Becker gefunden: „Ich habe eine große Sicherheit in unserer Liebe, und als ich heute ging, durchfuhr mich ein atemloses Glücksgefühl, denn ich gedachte, dass uns der Höhepunkt noch vorbehalten ist."

Wie wohl immer vor einer Hochzeit waren auch wir als Brautleute angespannt bis zum Äußersten. Der Polterabend wurde zum Problem, weil Vater Kanig unter allen Umständen verhindern wollte, dass das eben renovierte Treppenhaus in der Ermelstraße 27 beschädigt wurde. Es gelang natürlich nicht: Mit größter Freude zerschlugen die von weither angereisten Freunde eine Unmenge von nicht mehr gebrauchtem Porzellan. Um Mitternacht mussten wir beide vor den Augen der lästernden Gäste alles zusammenkehren. Vater Kanig schüttelte dazu nur sprachlos seinen schmalen Schädel mit einer wenig fröhlichen Miene. Solche albernen und lauten Dummheiten liebte er gar nicht, sie kamen auch nicht vor in der christlichen Hochzeitsordnung. Der Hochzeitstag begann mit einigen merkwürdigen Ereignissen. Der Bräutigam durfte z. B. das Hochzeitskleid vorher nicht sehen und bei der Einkleidung auch nicht anwesend sein. So fuhr ich erst eine halbe Stunde vor der Trauung mit dem Mops in die Ermelstraße und durfte nun die Braut bewundern. Aber wie sollte sie mit dem schönen Kleid, der gesteckten Frisur und dem Schleier unverletzt in dieses kleine Gefährt einsteigen? Wir bogen erst in letzter Minute um die Ecke Dornblüthstraße. Die an der Versöhnungskirche Versammelten mussten warten, die Brautmütter und der segnende Pfarrer sollen ziemlich aufgeregt gewesen sein, bis wir dann endlich in den Kirchweg einfuhren, ausstiegen und durch das Spalier der Eltern, Freunde und Geschwister liefen.

Zum Einzug in die damals noch düstere und mehrfach dilettantisch überstrichene Jugendstilkirche wählte Kantor Dr. Albrecht auf Medis Wunsch eine Triosonate von Bach. Von Vaters Predigt ist mir nichts mehr in Erinnerung, aber der Trauspruch begleitete uns in den kommenden Jahrzehnten, in denen unsere christliche Verantwortung gefordert war. Nach dem Gottesdienst stürzten sich unzählige Gemeindemitglieder auf Medi, gratulierten ihr unentwegt und wollten ihr Gemeindekind nicht hergeben. Vor der Kirche stand der Bus bereit: ein uraltes Vehikel mit dröhnendem Dieselmotor und einem FDJ-Emblem und der Signatur „Jugendwagen" an der Vorderfront. Es gab großes Gelächter, vor allem von den Westfreunden, dann setzte sich der geputzte weiße Trabi in Bewegung mit offenem Schiebedach, aus dem bei schneller Fahrt der lange Brautschleier hin und her flatterte, dicht gefolgt vom martialischen Busgetöse. Die Ankunft in Sayda bleibt unvergesslich. Löwen-Wirt Seifert hatte mit seiner Frau einen alten roten Teppichläufer über den Vorplatz ausgerollt, auf dem nun das Brautpaar und die an die 50 Personen umfassende Busgesellschaft zur großen Freude der Saydaer, die Spalier standen oder hinter den geklöppelten Gardinen saßen, in den festlich geschmückten Gasthof einzogen. Es gab alles, was man damals mit vielerlei Beziehungen im Dorf auftreiben konnte, und die Freunde überboten sich mit festlichen Liedern, frechen Sprüchen und den üblichen Glückwünschen.

Nachmittags fuhr uns der Bus durch den Mortelgrund, den ich so oft auf Skiern durchquert hatte, zur Burg Purschenstein. Die stand damals ziemlich verfallen und desolat herum, konnte aber immerhin ein schlichtes Kaffeetrinken anbieten. Von der herrlichen Landschaft konnten wir nicht viel genießen, denn es fing an zu regnen. Aber Regentropfen im Brautschleier sollen ja reichlich Glück bringen. Abends waren wir wieder in Sayda im „Löwen", das Fest wurde immer fröhlicher und ausgelassener. Punkt Mitternacht stand wie verabredet der FDJ-Bus abfahrbereit. Unter Johlen und mit lustigen Liedern verabschiedeten sich die aufgekratzten und angetrunkenen Hochzeitsgäste mit den üblichen doppeldeutigen Anspielungen auf die folgende Nacht. Und fort waren sie.

Endlich allein! Nur wir beide um Mitternacht in einem kleinen erzgebirgischen Dorf. Ich glaubte, nun hätte der lang ersehnte Höhepunkt einer geduldig ertragenen Wartezeit begonnen. Doch Medi stand still und wortlos neben mir. Sie weinte. Ich verstand die Welt nicht mehr. „Da fahren sie alle weg, die Eltern, die Geschwister, die Freunde, singen und schunkeln im Bus bis Dresden, und wir bleiben alleine hier zurück ..." Es war ein schmerzlicher Abschied für sie, die bisher nur in ihrer Familie gelebt hatte und nun plötzlich allein war mit mir. Wir gingen still ins Haus und in das hochzeitliche Zimmer mit Bauernschränken, geschnitzten Stühlen und geklöppelten Gardinen und fielen völlig erschöpft – und was mich betraf, einigermaßen ratlos – in die tiefen Bettgestelle mit ihren dicken Federbetten.

Nachts gegen 1 Uhr klingelte der erste Wecker, versteckt in einer Truhe, um 3 Uhr der zweite, bei dieser Gelegenheit holte ich die restlichen beiden Wecker aus ihren Verstecken – ein teuflisches Werk meines großen Bruders, der sicher maßlose Freude bei der Suche nach den besten Verstecken gehabt hatte. Die Nacht entsprach keineswegs den sonst üblichen Gepflogenheiten. Sie war aufregend, aber eher in einem so nicht erwarteten Sinne. Morgens gegen 8 Uhr standen wir ziemlich erschöpft auf, genossen das bereitgestellte Frühstück, begleitet von süffisanten Bemerkungen, was unsere tiefen Augenringe betraf, packten unsere Köfferchen und trieben den Mops zur Eile, denn nun begann der erste Tag unserer Flitterwochen. Wir wollten über das böhmische Mittelgebirge und über Decin nach Hradec Kralove fahren, wo wir ein Doppelzimmer reserviert hatten. Die Reise verlief einigermaßen turbulent, weil sich herausstellte, dass meine liebe Braut in ihrem einigermaßen erschöpften körperlichen Zustand nicht so ohne Weiteres den schnellen Kurven und dem ständigen Auf und Ab folgen konnte, ohne dass es zu entsprechenden Reaktionen ihres empfindlichen Magens gekommen wäre. Wir mussten etwa alle fünf bis zehn Kilometer anhalten, bis keinerlei Mageninhalt mehr die Fahrt beeinträchtigte. Gegen 20 Uhr erreichten wir bleichgesichtig, hungrig und leicht verstört die alte, schöne Stadt und hatten Glück, dass unser Hotelzimmer nicht zwischenzeitlich belegt worden war.

Der folgende Tag gestaltete sich noch komplizierter. Die Route führte uns durch die Ausläufer des Altvatergebirges zu den Beskiden.

Wir hatten nicht geahnt, wie zerklüftet dieses mährische Mittelgebirge ist und wie wenig diese Berge geeignet sind für einen vollbeladenen Trabi mit 500 cm³ Hubraum und 20 PS. Auf den langen Anstiegen bis über 1000 Meter reichte die Luftkühlung nicht aus. Wir blieben jedes Mal auf halber Höhe stecken und mussten warten, bis sich der Mops abgekühlt hatte und wieder losschnaufen konnte. Dann kam, was kommen musste: Der berühmte und berüchtigte Keilriemen riss und beendete abrupt die Hochzeitsreise. Die Fahrt war zu Ende, kaum dass sie begonnen hatte. Erst einmal setzten wir uns an den Waldrand und warteten. Vielleicht kam ja Hilfe von oben – sie kam in Gestalt eines Tatrafahrers. Ein Tatra war damals die mondänste Limousine des Ostens. Er war meist mit einem Chauffeur besetzt, der hochrangige Genossen oder Künstler transportierte. In unserem Fall kam er vom Gebirge heruntergerollt. Der Fahrer sah uns verzweifelt am Straßenrand sitzen, stieg aus und fragte in gebrochenem Deutsch, ob wir Hilfe brauchten. Wir zeigten ihm den hoffnungslosen Fall, er lächelte, zog den schwarzen Anzug aus, krempelte die weißen Manschetten hoch, baute schrittweise alles aus, einschließlich der Lichtmaschine, legte den neuen Keilriemen ein, spannte ihn vorsichtig, baute alles wieder zusammen und strahlte. Es hatte vielleicht zwei Stunden gedauert. Er schwitzte, seine Manschetten waren dreckverschmiert. Ich startete vorsichtig. Der inzwischen abgekühlte Mops sprang lustig davon. Der uns bis heute unbekannte Retter wendete seinen Tatra und fuhr noch viele Kilometer hinter uns her, um sicher zu sein, dass alles funktionierte, ehe er umdrehte und mit vielen Stunden Verspätung sein eigentliches Ziel ansteuerte.

Wir waren sprachlos und glücklich. Allerdings konnten wir das Ziel in Zilina nicht erreichen und mussten in einem kleinen mährischen Dorf ein Zimmer suchen. Das war damals ein fast unlösbares Problem, denn trotz der unvergleichlich schönen Landschaften gab es kaum touristische Einrichtungen. In einer Dorfkneipe versuchten wir unsere Notlage zu schildern, aber keiner verstand ein Wort, bis ich mich demonstrativ zwischen die Stühle legte. Das verstand eine Kellnerin, nahm uns mit, lieh uns zwei Bettbezüge und ließ uns in einer bescheidenen Kammer ihres Häuschens übernachten. Als wir uns endlich vollkommen übermüdet, aber glücklich umarmten und küssten, stürzte meine Brille ab und zerbrach in tausend Scherben, denn damals waren Brillengläser noch aus Glas. Damit wäre unser Schicksal endgültig besiegelt gewesen, denn Medi hatte keinen Führerschein. Wie durch ein Wunder fand sich im Handschuhfach ein längst vergessener und von der Optik her auch nicht mehr sehr tauglicher Brillenersatz mit breiten Hornbügeln aus der Studentenzeit. Er war die Rettung. Am nächsten Tag kamen wir über Zilina in die Mala Fatra ins Vratnatal mit dem so heiß ersehnten Hotel „Boboty". Wir bezogen das mit Abstand schönste Appartement mit Balkon und Blick über die mährischen Berge bis zum Krivan, fielen uns das erste Mal ruhig und liebevoll in die Arme, verlebten zwei Wochen mit herrlichem Essen (zum Frühstück Eier im Glas!) und wundervollen Wanderungen. Nach einer Woche kamen unsere Trauzeugen Brigitte und Ulrich Kühn hinzu und erstmals hatten wir das Gefühl, eigentlich niemanden außer uns selbst zu brauchen, um ganz glücklich zu sein.

Gewarnt durch die Herfahrt, wählten wir zurück eine Route durch das mährische Flachland. Über Brünn und Prag kehrten wir nach Leipzig zurück. Katastrophen blieben nun aus, bis auf die Tatsache, dass die Frontscheibe nicht dicht war und bei gelegentlich sehr heftigen Gewittergüssen Medi unentwegt Wasser vom Boden schöpfen und durch kurzzeitige Fensteröffnungen nach draußen befördern musste.

Danach begann der Alltag der Verliebten: Ich musste beinahe jedes zweite Wochenende Klinikdienste leisten, die damals vom Freitagmorgen bis zum Montagabend dauerten. Medi hatte eine Stelle in der Deutschen Bücherei antreten können und musste sich in ein völlig neues Metier einarbeiten. Aber wir waren verliebt bis über beide Ohren. Abends saßen wir in unserem Dachschloss mit dem großen halbrunden Fensterauge und hörten herrliche Musik vom Plattenspieler. Fernsehapparate gab es zwar schon, sie waren aber für uns nicht erschwinglich und wir wollten auch keinen.

Im Oktober 1967 fand in Warschau ein großer Kinderchirurgenkongress statt. Mein Chef hatte mich dort mit einem Vortrag angemeldet und uns beide in die entsprechende Delegation lanciert. Doch nur der Delegationsleiter (mein Chef) und seine Stellvertreterin (die Chefin von Berlin-Buch) wurden mit polnischen Zloty ausgestattet. Alle anderen mussten aus ihrer Tasche zahlen. Dazu waren wir gern bereit, denn Warschau lag uns am Herzen, aber es war nur erlaubt, 30 Mark der DDR pro Tag zu tauschen. Damit musste alles bezahlt werden. Als Vortragender hatte ich zwar den Kongressbesuch frei, aber das umgetauschte Geld hätte nur für ein billiges Hotel oder eine Jugendherberge gereicht.

Trotzdem flogen wir hin. Für Medi war es das erste Mal. In Warschau begaben wir uns direkt zur Kongressanmeldung in das feinste Devisenhotel der Stadt. Dort teilte man uns mit, dass für uns ein Zimmer reserviert worden sei und wir herzlich willkommen seien. Aus Sicherheitsgründen erkundigte ich mich an der Rezeption nach dem Zimmerpreis und wer ihn übernehmen würde. Die Dame musterte mich mit einem schrägen Lächeln, nannte eine astronomische Summe und uns als zahlende Gäste. Wir hätten mit unserem getauschten Geld noch nicht einmal eine Nacht bleiben können. Das teilte ich der Dame mit, die sich mit zuckenden Schultern abwandte und uns stehen ließ.

Was sollten wir tun? Das Kongressbüro interessierte sich in keiner Weise für unser Problem. Die Hoteldame wies uns darauf hin, dass wir als Ausländer nicht das Recht hätten, uns in irgendeinem anderen Hotel der Stadt einzumieten, geschweige denn in einer Jugendherberge. Wir saßen ratlos in der Hotellounge. Ein Kinderchirurg nach dem anderen kam vorbei, begrüßte uns freundlich, hörte von unserem Problem und verließ uns sofort wieder wegen Zeitmangels. So ging das bis zum späten Abend. Keiner konnte oder wollte helfen. Medi weinte, als sich eine ältere Dame, eine bekannte Kinderchirurgin aus Warschau, neben uns setzte, sich unser Leid anhörte, dann lebhaft mit dem Hotel verhandelte und uns einen Zimmerschlüssel für eine Dachkammer brachte, die wir für zwei Nächte bezahlen konnten. Das Zimmer hatte ein kleines Waschbecken und kaltes Wasser, aber kein WC, schräge Wände und zwei harte Liegen. Wir waren glücklich, blieben zwei Nächte, buchten den Flug um und verließen die ungastliche Stadt so schnell wir konnten. Wie sich später herausstellte, war die weißhaarige Dame mit ihrem von Narben entstellten Gesicht eine Jüdin, die das Ghetto überlebt hatte. Ich bin ihr leider nie wieder begegnet.

Im März 1968 ahnten wir, dass sich unser Leben zu zweit bald grundsätzlich ändern würde. Obwohl wir das wollten und es damals auch noch nicht durch Pillen zu verhindern war, erschraken wir. Wir wollten ja unbedingt Kinder, aber doch nicht jetzt schon! Glücklicherweise brachte der hormonelle Umschwung schon bald Freude und Zuversicht zurück. So war das, bis die Jahrtausendentdeckung der Pille kam und alles auf den Kopf stellte. Man kann sich kaum noch vorstellen, welche Revolution damit eingeleitet wurde: von der freien Liebe ohne fatale Folgen bis zum eklatanten Einbruch der Geburtenzahlen, die sich bis heute nicht wieder reguliert haben. Ausgerechnet jetzt gab unser Mops nach und nach seinen Geist auf. Jede Fahrt wurde zum Abenteuer. Weil es das einzige Gefährt in der weit verzweigten Kanigfamilie war und zu allen Hilfs- und Umzugsdiensten herangezogen wurde, schlugen die Eltern vor, über Genex ein Auto zu kaufen. Auf normalem Wege hätten die Wartezeiten zwischen zehn und zwölf Jahren gelegen. Nach dem Bau der Berliner Mauer und der damit verbundenen vollständigen Trennung der Familien hatten sich die Kommunisten diese besonders perverse Art des Handels einfallen lassen. DDR-Bürger durften in der DDR hergestellte, aber nicht erhältliche und dringend benötigte Waren im Westen von ihren Verwandten mit harten Devisen bezahlen lassen. So konnte man kurzfristig in den Besitz eines Autos kommen, durfte sogar Ausstattung und Farbe bestimmen. Wir suchten uns einen weinroten Skoda aus, der am 18. April 1968 in Berlin-Schöneweide ausgeliefert wurde. Ich wurde höflich empfangen, devot bedient und war völlig irritiert von dieser Art des Einkaufens. Mit einem schnellen, vergleichsweise leisen und westlich angehauchten Skoda MB 1000 fuhr ich zurück nach Leipzig.

Das folgende Ereignis war für uns alle entsetzlich. Ulbricht hatte anlässlich eines Stadtrundgangs in Leipzig festgestellt, dass der Karl-Marx-Platz sozialistisch umgestaltet werden müsste. Die öffentlichen Toilettenhäuschen sollten verschwinden und auch die Reste des alten Universitätsgebäudes (Paulinum). Die Universitätskirche (Paulinerkirche) hätte auf einem kommunistischen Platz gleich gar nichts zu suchen. Damit es zu keinen größeren Protesten kam, ging alles schnell: 22. Mai Senatsbeschluss einschließlich aller Theologieprofessoren (es gab wohl eine Enthaltung), 23. Mai Stadtverordnetenversammlung mit einer Gegenstimme eines Leipziger Pfarrers, der nach 1989 als IM enttarnt wurde und offenbar provozieren sollte.

Dann mussten Kirche und Paulinum innerhalb weniger Tage geräumt werden, wertvolle Teile aus dem Kircheninneren konnten gerettet werden, einiges wurde für Devisen nach Schweden verkauft, die berühmte Orgel wurde mit Sondererlaubnis ausgebaut von Universitätsmusikdirektor Köbler und Herrn Schuke, dem Orgelbauer. Bis zum 28. Mai, 17.00 Uhr, durfte noch am Orgelausbau gearbeitet werden, dann wurden ringsum Bohrlöcher in den ehrwürdigen Mauern der Kirche angebracht. Die Sprengung wurde vorbereitet. Wenn ich mich recht entsinne, wurde der letzte Gottesdienst am 29. Mai abends abgehalten. Viele Gottesdienstbesucher blieben trotz heftiger Aufforderungen im Gotteshaus sitzen. Um Mitternacht wurden die Letzten herausgetragen und die meisten von ihnen inhaftiert. Die Sprengung fand am folgenden Vormittag um zehn statt. Soweit die nackten Tatsachen. Es ist später viel über dieses Verbrechen an einer wunderbaren, vom Krieg verschonten gotischen Kirche geschrieben worden. Mir sind besonders die Ohnmacht und die grenzenlose Wut in Erinnerung geblieben. Auch im Nachhinein frage ich mich, was wir hätten tun können. Die im fünften Monat schwangere Medi und ich sind an den Tagen vor der Sprengung täglich vor dem inzwischen schon weiträumig abgesperrten Areal schweigend auf und ab gegangen. Am Tag der Sprengung haben wir unsere Arbeitsstellen unter irgendeinem dringenden Vorwand verlassen, um dabei zu sein, wenn diese einmalige Kulturschändung vollzogen wird. Wir standen in der Nähe der Hauptpost hinter bewachten Gittern. Ab 9.50 Uhr läuteten alle Kirchenglocken anhaltend bis 10.10 Uhr. Um Punkt 10.00 Uhr neigte sich der Kirchturm wie in Zeitlupe und fiel krachend in sich zusammen.

Das Entsetzen bei den schweigenden, hilflosen Menschen war grenzenlos. Ich war mir sicher, dass dieses schreckliche Ereignis für alle Zeiten eine tiefe Wunde in Leipzigs Geschichte bleiben würde. Mein Fernbleiben von der Klinik war natürlich nicht verborgen geblieben. Wir alle sind minutiös durch die Staatssicherheit gefilmt und archiviert worden. Wenige Tage später sprach mich unser Genosse Operationspfleger auf dem Gang an: Er hätte nichts anderes von mir erwartet, diesmal würde es Folgen haben. Das abrupte Ende meiner universitären Laufbahn neun Jahre später hatte wohl auch mit diesem stillen, aber eindeutigen Protest zu tun.

Unsere Ferienreise im Juni 1968 führte uns in den Prager Frühling und mitten hinein in die für uns damals unvorstellbaren Veränderungen zu einem „Sozialismus mit menschlichem Antlitz". Damit waren für uns unendlich große neue Hoffnungen verbunden. Wir hatten über das Radio schon viel gehört von diesem Dubcek, von Svoboda und ihren Mitstreitern. In Prag könne man jetzt Westzeitungen an jedem Kiosk kaufen und die Menschen wären wie verändert. Also tauschten wir tschechische Kronen, soviel wir konnten, und machten uns am 11. Juni auf den Weg. Die Reise führte über Zinnwald, Karlsbad, Marienbad und das Kloster Tepl nach Klattau und von dort mitten hinein in den Böhmerwald nach Spicak. Hier wollten wir ein paar Tage wandern. Die Touren sollten nicht mehr so anstrengend sein. Ganz nah waren wir an der bayrischen Grenze, die aber nach wie vor streng gesichert war. In Hohenfurt (Vyssí Brod) lernten wir einen liebenswerten und hochgebildeten älteren Herrn kennen, der im Hotel mit Pförtnerdiensten seine Rente aufbesserte und uns begeistert von „ihrem Präsidenten" Svoboda erzählte, der gerade unweit in Cesky Krumlov eine Rede gehalten hatte. Überall fröhliche Menschen voller Hoffnung und Mut, wir waren begeistert, so etwas musste doch in unserer immer mehr verkommenden und kleinkarierten, unendlich spießerhaften DDR auch möglich sein! Budweis war der südlichste Punkt unserer Reise, dann ging es voller Optimismus zurück über das Erzgebirge nach Dresden. Dieses System wird sich nicht mehr lange halten können, unser Kind wird in eine bessere Welt hineingeboren!

Das Ende des Prager Frühlings
und die Geburt von Hans-Georg Alexander

Am 21. August hatte ich Nachtdienst in der Theresienstraße im Bettenhaus unserer Klinik. Als ich morgens im Radio die Meldung vom Einmarsch der Truppen des Warschauer Pakts hörte, war ich wie gelähmt. Wir hatten geahnt, wie schwierig es für die Tschechen werden würde, dieses kleine Stück Freiheit zu verteidigen. Wir wussten von Truppenbewegungen in Sachsen in Richtung zur tschechischen Grenze, von den bösartigen und primitiven Warnungen des Genossen Ulbricht, der verhasst war wie kaum ein anderer seit Hitler. Aber wir wollten diese Wendung nicht wahrhaben. Das durfte einfach nicht sein. Wo blieben die Drohungen der Westmächte? Sie schwiegen genauso wie beim Mauerbau. Damit war endgültig klar, dass wir keine Chance hatten und vom Westen nichts erwarten durften. Der beschäftigte sich stattdessen mit aufmüpfigen Studenten und linken Krawallbrüdern, so empfanden wir das damals, das war ihm wichtiger als die Verhältnisse im anderen Teil Deutschlands und in der CSSR mit ihren todesmutigen Kämpfen gegen die Panzer in Prag. Wer Westfernsehen hatte, konnte alles mit Entsetzen anschauen und war doch völlig machtlos. Nur wenige hatten den Mut, in der DDR öffentlich zu protestieren. Wir auch nicht. Unter uns Gleichgesinnten war es das wichtigste Thema. Es wurde überlegt, wie man helfen und sich einmischen könnte, aber wer wollte seinen Beruf riskieren, seine Familie für Jahre verlassen und in irgendeinem berüchtigten Knast verschwinden, in Bautzen oder im „Roten Ochsen" zu Halle an der Saale?

So stand die Geburt von Hans-Georg unter einem schlechten Stern, ganz anders, als wir gehofft hatten. Aber glücklicherweise kann man auch in der schlimmsten Diktatur im Kreise seiner Familie und unter Freunden ein großes Glück erleben.

Am 22. Oktober brachte ich Medi abends in die Universitätsfrauenklinik, und wider Erwarten wurde Hans-Georg Alexander – diesen Zusatz erhielt er zur Erinnerung an den von uns so verehrten Alexander Dubcek – schon wenige Stunden später kurz nach Mitternacht geboren. Damals war es noch nicht einmal für einen ärztlichen Kollegen möglich, die Geburt seines Kindes miterleben zu dürfen. Doch das war vielleicht auch gut so, denn ich hätte ja zum ersten Mal Medi wirklich leiden sehen müssen, ohne ihr helfen zu können. Aber wenn die Möglichkeit bestanden hätte, wäre ich ganz sicher dabei gewesen. So fuhr ich nachts in die Klinik und durfte meinen Sohn anschauen: ein kräftiges Neugeborenes mit unüberhörbarem Organ, alle anatomischen Öffnungen korrekt und schon bald in Funktion, wie ich mich überzeugen konnte.

Medi blieb, wie damals üblich und sinnvoll, neun Tage in der Klinik, erholte sich schnell, lernte das Stillen und hatte noch ein paar Tage vor dem großen Sturm. Hans-Georg lernte bereits, dass es einen Tages- und einen Nachtrhythmus gibt, der beachtet werden muss, damit die arme Mutter ihren Aufgaben gewachsen bleibt – alles Dinge, die heute anders ablaufen, ganz sicher nicht zum Besten der Mütter und der Neugeborenen. Das ständige Anlegen aller zwei bis drei Stunden schon bei der geringsten Lautäußerung des kleinen Prinzen war verpönt, und ich glaube nicht, dass die damals noch sehr zahlreich geborenen Kinder jemals darunter gelitten haben, im Gegenteil. Allerdings stellte der in der Klinik hinzugezogene Orthopäde mit ernster Miene deutliche Hackenfüße fest und legte einen zirkulären Gips an, um angeblich schwere Folgeschäden abzuwenden. Da ich zu diesem Zeitpunkt schon einige Erfahrungen mit derartigen orthopädischen Eigenheiten gesammelt hatte und böse darüber war, dass man mich nicht wenigstens um meine Meinung gefragt hatte, entfernte ich das Monstrum zum Entsetzen von Medi sofort, als Hans-Georg entlassen worden war, und begann mit redressierenden Übungen. Nach einer Woche war vom angeblichen Hackenfuß nichts mehr zu sehen. Es ist ja nach neun Monaten im Uterus eine ganz normale Fehlstellung, die sich nach der Geburt bis auf seltene Ausnahmen allein wieder ausgleicht.

Nun waren wir eine kleine „Heilige Familie". Der Wohnraum reichte noch aus, Medi war bis zum 18. Dezember im Schwangerschaftsurlaub (damals mussten die Mütter acht Wochen nach der Geburt wieder voll arbeiten!), und ich – der stolze Vater – wurde schon nachmittags von beiden sehnsüchtig erwartet. Eine herrliche Zeit mitten im Kalten Krieg, hätte nicht am Beginn des Jahres 1969 die Frage gestanden, wie es weitergehen sollte. Medi musste zurück in die Deutsche Bücherei, um ihre Assistentenzeit abzuschließen. Eine Verlängerung des Schwangerenurlaubs war damals nicht möglich, ein freies Kinderjahr gar nicht vorstellbar. Die Unterbringung in einer sozialistischen Kinderkrippe kam für uns nicht in Frage, die Großmütter waren weit weg und für diese Aufgabe ohnehin nicht geeignet. Medi erhielt für die Anfertigung ihrer Diplomarbeit bis Ende März 1969 einen dreimonatigen Studienurlaub.

Im Frühjahr 1969 wurde Medis Cousin Fritz, der sie während des Studiums in Berlin häufig besucht und vieles mit ihr gemeinsam unternommen hatte, während eines Treffens von der Staatssicherheit verhaftet. Er war während des Besuchs schon sehr unruhig gewesen, hatte sich verfolgt und beobachtet gefühlt. Merkwürdig abrupt hatte er sich an der Tränenhalle Friedrichstraße verabschiedet, danach meldete er sich nicht mehr. Nach und nach erfuhren wir über die Eltern, dass er sich gutgläubig und sehr naiv einer Fluchthelferorganisation in Westberlin angeschlossen und über einige Monate offenbar erfolgreich Kurierdienste geleistet hatte. Dann aber war er von einem IM der Stasi innerhalb des Fluchthelferrings verraten und beim Versuch der Rückkehr nach Westberlin verhaftet worden. Er saß im Stasi-Gefängnis in Dresden am Feldschlösschen, konnte dort einmal monatlich besucht werden und wurde am 6. Mai 1969 zu vier Jahren Zuchthaus verurteilt. Durch die Intervention seines Vaters bei Herbert Wehner, dem damaligen SPD-Vorsitzenden, wurde Fritz ein halbes Jahr später von der Bundesrepublik freigekauft.

Der Sommer 1969 brachte uns unvergessliche Erlebnisse. Wir hatten mit viel Glück und Beziehungen beim Reisebüro eine der Traumreisen nach Bulgarien gebucht. Allerdings hatte so eine ausgedehnte Urlaubsreise in den Süden auch ihre Folgen. Sie wirbelte alle hormonellen Zuverlässigkeiten durcheinander. Es dauerte nur vier Wochen, bis wir endgültig wussten, dass all unsere weiteren Pläne grundsätzlich verändert werden mussten. Albrecht meldete sich an durch erhebliche Stimmungsschwankungen, merkwürdige Essgelüste und fortlaufende Übelkeit. Nun musste das Wohnungsproblem unbedingt gelöst werden. Auf normalem Wege war nichts zu erreichen. Meine wöchentlichen Besuche auf dem Wohnungsamt endeten bei gleichgültigen Sachbearbeiterinnen stets mit dem Hinweis, dass wir frühestens in vier bis fünf Jahren berücksichtigt werden könnten.

Damals konnte man solche Dinge nur über die Partei oder über private Beziehungen regeln. Es blieb mir nichts weiter übrig, als den im Kirchenvorstand neben mir sitzenden sehr bekannten Frauenarzt Dr. N. aus Marienbrunn um seine Hilfe zu bitten. Und er half sofort: Eine der sonst völlig unzugänglichen Wohnraumdamen hatte plötzlich Zeit für mich und nach wenigen Wochen schon eine Zweizimmerwohnung ganz in unserer Nähe in einem leider ziemlich heruntergekommenen Wohnblock. Wir lagen uns glücklich in den Armen, es war wie ein Lottogewinn. Die Wohnung allerdings war in einem desolaten Zustand. Es musste alles auf eigene Kosten repariert werden, und wieder waren unzählige Bittgespräche und Fürbittgebete nötig.

Dazwischen lag am 9. Dezember 1969 meine Facharztprüfung. Tags zuvor hatte mich der Chef in sein Zimmer gerufen, um mir mitzuteilen, dass am nächsten Tag in Erfurt eine Facharztprüfung stattfände und er mich dazu angemeldet hätte, da nicht vorauszusehen wäre, wann die nächste sei. Ich hätte doch wohl nichts dagegen. Mir zitterten die Knie, ich wollte widersprechen, merkte aber schnell, dass es zwecklos gewesen wäre. Ich stimmte zu und verließ schwankend das Sekretariat. Es war eigentlich ein Unding, denn man brauchte im Allgemeinen acht bis zwölf Wochen zur intensiven Vorbereitung. Ich ließ in der Klinik alles stehen und liegen, versuchte zu Hause irgendetwas für die Prüfung zu lernen, sah schnell die Aussichtslosigkeit des Vorhabens ein, nahm abends eine milde Schlaftablette und machte mich morgens auf den Weg zum Bahnhof in der Hoffnung, auf der Zugfahrt wenigstens noch die wichtigsten Dinge nachlesen zu können. Als ich mein Ticket löste, stand plötzlich der Chef hinter mir, begrüßte mich fröhlich, begleitete mich zur zweiten Klasse, obwohl er eine Fahrkarte für die erste Klasse hatte, setzte sich neben mich und erzählte mir fast ohne Unterbrechung, welches Pferderennen anstand, welche Bruckner-Sinfonie er am meisten liebte und welche Kinderchirurgen ihm sympathisch seien. Ich müsse mir wegen der Prüfung keine Gedanken machen, Prof. Usbeck in Erfurt sei Erwachsenenchirurg und habe von Kindern keine Ahnung.

Als wir uns in dessen Sekretariat meldeten, war man dort sehr verwundert über einen zusätzlichen Facharztkandidaten, von dem nichts bekannt war. Dessen Prüfung sei ohne vorherige Durchsicht seiner Unterlagen gar nicht möglich. Ich stand betreten daneben, hatte so etwas geahnt und wollte mich devot zurückziehen, als der Chef das Kommando übernahm. In seiner markanten Art schob er alle beiseite, zerrte mich hinter sich her und betrat allen voran den Prüfungsraum, die Klinikbibliothek. Die Prüfung war öffentlich, viele Stühle waren bereits von jungen Assistenten besetzt, mir wurde langsam mulmig – unvorbereitet und nun auch noch unangemeldet, schlechtere Voraussetzungen konnte es nicht geben. So lief dann auch die Prüfung ab, ich habe offenbar alles verdrängt, kann mich nur noch an die Frage eines Erwachsenenchirurgen über die Stabilisierung von Halswirbelfrakturen mit irgendeiner berühmten Klemme erinnern. Davon hatte ich keine Ahnung und war am Ende froh, die Prüfung überhaupt bestanden zu haben. Offenbar hatte es keiner gewagt, den einzigen Kandidaten des Chefs durchfallen zu lassen. Mir war es recht, hatte ich mir doch auf diese Weise wochenlange zermürbende Vorbereitungen erspart.

In jener Zeit überschlugen sich die Ereignisse. In Erfurt fand die berühmte Begegnung zwischen Willy Brandt und Willi Stoph statt. Wir konnten bei Freunden im Westfernsehen verfolgen, wie plötzlich ungeahnte Menschenmengen vor das Hotel drängten und „Willy Brandt ans Fenster" schrien, ein einmaliger Vorgang, der nicht verhindert werden konnte, aber in Zukunft nie wieder möglich sein sollte. In uns keimten neue Hoffnungen: Wir sind nicht abgeschrieben vom Westen, dort gab es einen Bundeskanzler, der sich nicht zu schade war, mit den Kommunisten persönlich zu reden, um Verbesserungen für die Menschen im Osten zu erreichen. Die Reaktion des ängstlichen und gedemütigten Volkes war eindeutig: Die Bundesrepublik war das Land, das uns vor Augen stand, so wollten wir leben, dafür wollten wir kämpfen. Aber wie?

Umzug in den Hauffweg
und Geburt von Albrecht, genannt Gigi

Ende April 1970 zogen die ersten von uns organisierten Maurer in der Wohnung Hauffweg 8 ein zwecks Mauerdurchbrüchen, begleitet von der hochschwangeren Medi, die derart seltene Exemplare durchgehend mit anständigen Speisen und Getränken bei Laune halten musste. Ihr Zustand erregte deren Mitleid, also beeilten sie sich, verringerten die Pausen und schafften die wichtigsten Veränderungen so, dass wir bald die neue Wohnung beziehen konnten. Sie lag im zweiten Stock und war eigentlich eine Zwei-Zimmer-Wohnung, hatte aber eine winzige zusätzliche Kammer, die als Kinderzimmer für das Neugeborene eingerichtet wurde. Wir lebten erstmals allein mit eigenem Bad und mussten nicht mehr Rücksicht auf eine Großfamilie nehmen.

Aber es fehlte noch manches, zum Beispiel eine möglichst weiße Klobrille, damals absolute Mangelware. Als Medi erfuhr, dass im Haushaltswarengeschäft in Connewitz einige Exemplare eingetroffen seien, machte sie sich auf den Weg, ergatterte den letzten weißen Ring aus Plaste, machte sich auf den beschwerlichen Heimweg und bemerkte auf der Brücke nach Marienbrunn, dass mit ziemlicher Vehemenz die Wehen einsetzten. Ich brachte sie in die Universitätsfrauenklinik. In der folgenden Nacht gegen 3 Uhr wurde am 26. April 1970 unser Albrecht mit einem Gewicht von knapp 3000 Gramm geboren. Diesmal blieb Medi nur eine knappe Woche in der Klinik, Hans war für 14 Tage nach Dresden zu den Großeltern gebracht worden und nannte nach seiner Rückkehr den Neuankömmling wegen anhaltender Schreiattacken Gigi, ein Kosename, den Albrecht behalten hat. Ursache oder Folge dieses nervenden Geschreis waren doppelseitige Leistenbrüche, die vom kinderchirurgischen Vater sofort diagnostiziert und wegen der drohenden Einklemmung bereits im Alter von zwölf Wochen vom Chef Prof. Meißner höchstpersönlich operiert wurden. Bei der Entlassung hatten die frechen Schwestern dem armen Kerl rosa Strampelhöschen statt der für männliche Exemplare üblichen blauen angelegt, um auf unseren Wunsch nach einem Töchterchen einzugehen.

Die kleine Wohnung im Hauffweg reichte zunächst aus. An ein Arbeitszimmer war nicht zu denken, aber die Miete war gering. Mein Verdienst hatte sich mit Nachtdiensten auf ungefähr 1000 Mark monatlich erhöht, doch man konnte mit dem Geld nicht viel anfangen. Auslandsreisen in die sozialistischen Länder waren schwer zu erhalten, privat konnte man mit Visum zwar in die CSSR, anfangs auch nach Polen reisen, durfte aber täglich nur 30 Mark umtauschen. Luxusgüter konnte man nicht erwerben, aber wir waren als kleine Familie in einer eigenen Wohnung glücklich und zufrieden. Uns gegenüber wohnte ein kinderloses Ehepaar, das in Hans vernarrt war und ihn bei jeder Gelegenheit mit Süßigkeiten und Fernsehen zu sich lockte. Das ging so lange gut, bis sie eines nachmittags aufgeregt den taumelnden und lallenden Vierjährigen anschleppten, der auf seinen Beinen nicht mehr stehen konnte, unverständliches Zeug redete und völlig unangebracht kicherte. Ursache waren im Übermaß genossene Früchte, die die Nachbarin mit reichlich Alkohol angesetzt hatte.

Sommerurlaub in der Lausitz

Im Sommer 1971 waren wir das erste Mal in Wehrsdorf, einem kleinen malerisch im Tal gelegenen Dorf in der Lausitz nahe der tschechischen Grenze. Es war damals schwierig, einen Urlaubsort zu finden. Das war nur möglich über den FDGB, den DDR-Gewerkschaftsdienst, über das Reisebüro oder auf privatem Wege. Von der Gewerkschaft hatte ich nichts zu erwarten, zum Reisebüro musste man Beziehungen haben, also blieb nur die private Version. Meine Schwester Inge kannte einen Tischler in Wehrsdorf, der uns sein Gartenhäuschen für 14 Tage vermietete. Vollbeladen kamen wir mit unserem roten Skoda an und mussten lange suchen, ehe wir am Dorfrand mitten im Wald ein kleines gelbes Holzhaus fanden, das inmitten eines großen, in Stufen angelegten Gartens stand. Das Haus hatte einen einzigen Raum mit Tisch und Stühlen, eine mit einem Vorhang abgetrennte Bettnische und eine Kochgelegenheit. Als Kühlschrank diente der Keller, den man nach Abheben einer kleinen Holzplatte in der Mitte des Zimmers über eine steile Leiter erreichte.

Die Tage dort waren herrlich. Im Garten gab es Obst und Gemüse, im Wald Pilze, Brombeeren und Himbeeren. Nicht weit entfernt wurde ein kleines Naturbad von einem Gebirgsbach gespeist. Die Kinder lernten hier das Schwimmen. Im Ort gab es einen kleinen Gasthof. Ausgedehnte Wanderungen unternahmen wir in alle Himmelsrichtungen: auf die Weifaer Höhen, nach Sohland, Schirgiswalde, Crostau. Manchmal fuhren wir ein Stück mit dem Auto zur hinteren Sächsischen Schweiz zum Wachberg oder nach Neukirch zu den Töpfern, die wir nach und nach persönlich kennenlernten. So machten wir aus der Not eine Tugend. Hier waren wir als Familie drei Wochen ganz eng beisammen.

Drei Höhepunkte waren immer dabei: Crostau, Großhennersdorf und Kittlitz. Über Freunde seiner Frau hatten wir den Crostauer Kantor Christoph Schwarzenberg und seine reizende Frau Gudrun kennengelernt. Er war nicht nur ein hervorragender Organist der A-Klasse, sondern gleichzeitig Orgelbauer. Deswegen hatte er sich im abgelegenen Crostau niedergelassen, denn dort steht eine der schönsten und klangvollsten Silbermann-Orgeln in der Sächsischen Kirchenlandschaft. Wir besuchten uns häufig und ließen im Konzertsommer kein Orgelkonzert aus, wenn wir in der Nähe waren.

In Großhennersdorf residierten Jürgen und Uta, beide kannte ich aus der Leipziger Studentengemeinde, Jürgen noch viel länger aus der Jungen Gemeinde der Versöhnungskirche. Beide waren in Freiberg zu Kinderärzten ausgebildet worden und hatten im Auftrag der Inneren Mission die heruntergekommene Anstalt für geistig behinderte Kinder in der Nähe von Herrnhut übernommen. Damals befanden sich dort unter unsäglichen Bedingungen über 400 debile, imbezille und idiotische Kinder, deren Lebensräume einigermaßen menschenwürdig umgestaltet werden sollten. Beide packten das mit großem Elan an, wurden mit westlicher Hilfe massiv unterstützt und bauten diese Behinderteneinrichtung in wenigen Jahren zu einem vorbildlichen Haus um mit Werkstätten, Schwimmbad, Physiotherapie und angemessener medizinischer Behandlung. In diesem einzigartigen Aufbauwerk wurden sie später von Schorsch unterstützt, Medis Bruder, den wir auf die Einrichtung aufmerksam gemacht hatten. Er übernahm die Ausbildung der Pflegekräfte und blieb dort bis heute. Wir besuchten von Wehrsdorf aus bereits während unseres ersten Aufenthalts den Katharinenhof in Großhennersdorf und waren tief beeindruckt von der Aufbauleistung der beiden Freunde.

Der dritte Anlaufpunkt von Wehrsdorf aus war Kittlitz bei Löbau. Dort war Medis Großvater, der als Missionar in Afrika am Kilimandscharo sein Berufsleben begonnen hatte, seit der Nachkriegszeit bis in die fünziger Jahre hinein Pfarrer gewesen. Medi hatte bereits als Kind in den Sommerferien regelmäßig die Großeltern besucht und war voller Erinnerungen an diese Zeiten. Also fuhren wir von Wehrsdorf aus über Bautzen und Löbau zu Großmutter Meta, die auch mit 91 Jahren noch allein unter dem Dach des alten Pfarrhauses lebte. Sie war körperlich und geistig erstaunlich beweglich, residierte wie eine Grand Dame unter den ärmlichsten Bedingungen. Von ihr ging eine starke innere Disziplin aus, nie habe ich sie klagen hören.

Umzug auf die Märchenwiese

Die Wohnung im Hauffweg war für vier Personen nicht geeignet, beide Jungs schliefen übereinander in einem 6 m² großen Zimmer. Es musste eine Lösung gefunden werden. Sie tauchte plötzlich in Gestalt von Frau G. im Kirchenvorstand auf, dem ich schon länger angehörte. Sie bewohnte allein ein kleines Einfamilienhaus in Marienbrunn. Da ihr die Arbeit in Haus und Garten zu viel geworden war, entschloss sie sich, das Anwesen aufzugeben und in eine kleine Wohnung umzuziehen. Sie war weit über 80 Jahre alt, sehr klein, dafür aber von resolutem Auftreten. In ihren Büchern offenbarte sie eine sehr direkte Frömmigkeit, die uns eher fremd war. Wir wurden uns schnell einig. Der Schätzpreis lag bei 14 000 Mark, was nach heutigen Verhältnissen unvorstellbar niedrig erscheint. Allerdings handelte es sich um das Eckgebäude eines Drillings von außerordentlicher Winzigkeit. Im Erdgeschoss gab es eine sehr kleine Küche und zwei Wohnzimmer von je 12 m² Größe mit Verbindungstür. Eine gedrehte Holztreppe führte hinauf in den ersten Stock. Dort befanden sich ein kleines Badezimmer mit Kohleofen und zwei kleine Schlafzimmer. Der Boden war nicht ausgebaut, alle Zimmer waren in desolatem Zustand mit uralten dunklen Tapeten, Kohleöfen und einfachen Fenstern. Der Garten war völlig verwildert. Frau G. gehörte zu den ersten Grünen, sie hatte lediglich ein paar Kräuter großgezogen, ansonsten war alles mit Efeu überwuchert. Auf der Straßenseite stand ein kleiner Sauerkirschbaum. Der Garten war vielleicht 100 m² groß und grenzte alle zehn Meter an ein anderes Nachbargrundstück. Direkt am Haus stand eine ziemlich kranke und kahle Pappel mit dickem Stamm, die längst hätte gefällt werden müssen.

Trotz dieser ungünstigen Bedingungen waren wir überaus glücklich: Ein eigenes Häuschen mit Garten, was konnte es Schöneres geben? So zogen wir kurz entschlossen 1973 in die Märchenwiese um. Im Januar 1974 wurde allmählich immer klarer, dass wir mitten im Bautrubel noch in diesem Jahr eine richtige Familie werden würden: Ein drittes Kind war unterwegs. Nun war durch den Ausbau des Hauses abzusehen, dass wir ausreichend Platz für alle schaffen konnten. Wir freuten uns auf unser drittes Kind, vielleicht würde es ja ein

Mädchen. Dann hätten wir unseren Westbruder, der drei Söhne hatte, überholt ohne ihn einzuholen, wie Genosse Ulbricht gern orakelt hatte. Die Schwangerschaft verlief trotz der aufregenden baulichen Veränderungen komplikationslos, also fuhren wir alle im August gut gelaunt in unser Sonnenhäuschen nach Wehrsdorf.

Die Wanderungen mit steilen Auf- und Abstiegen in der Sächsischen Schweiz waren für Medi im achten Monat anstrengend, aber als wir beim Carolafelsen in ein heftiges Gewitter kamen und in einer Felsenhöhle Schutz suchen mussten, war das wohl doch zu viel. In der folgenden Nacht setzten heftige Wehen ein. Aus dem geplanten Sommertraum wurde ein Alptraum: kein Telefon, kein Arzt, kein Krankenhaus, niemand in der Nähe, der uns helfen konnte. Ich lief wie von Sinnen durch den Wald ins Dorf, aber wo konnte man telefonieren? Die ersten Häuser am Dorfrand verfügten über keinen Telefonanschluss. Letzte Rettung war der Pförtner im VEB Holzverarbeitung, der mir zunächst ausführlich klarmachte, dass private Telefonate nicht gestattet seien, dann aber nach einem heftigen Wortgefecht das Telefon freigab. Ich erreichte unseren Freund in Bautzen. Er versprach, sofort zu kommen, aber mit einer halben Stunde müsse ich rechnen ... Wieder zurück, fand ich Medi ängstlich wartend vor. Wir konnten ja auch die beiden Jungs nicht allein mitten im Wald zurücklassen. Die Wehen kamen nun ganz gleichmäßig in kürzeren Abständen. Der Retter traf gegen Mitternacht ein, ging langsam mit Medi zum Auto und brachte sie in die Frauenklinik nach Bautzen. Dort wurde sie, weil es erst der achte Monat war, an einen bremsenden Tropf gehängt. Langsam kamen die Wehen zur Ruhe. Nachmittags fuhren wir drei von nun an täglich statt in die Lausitzer Berge in die Bautzener Frauenklinik.

Die Geburt von Anna Katharina

Am 23. September war es dann soweit. Morgens setzten die Wehen ein und um 16 Uhr war sie da: Prinzessin Katharina die Große, heiß ersehnt und im Gegensatz zu den beiden Brüdern bereits nach der Geburt bildschön mit feinen Gesichtszügen. Ich hatte gerade im Frau-Holle-Weg einen leeren LKW angehalten und den Fahrer gefragt, ob er gegen ein ordentliches Entgelt den Bauschutt vom Haus wegfahren könnte. Er konnte, wir luden den Dreck auf, da kam der Anruf aus dem Kreißsaal. Ich sei glücklicher Vater eines Kindes geworden und möge sofort kommen, ob Mädchen oder Junge, wurde nicht mitgeteilt am Telefon. Ich könne frühestens in ein, zwei Stunden da sein, ich müsse vorher Bauschutt beseitigen. Die Schwester blieb stumm und legte auf. Medi strahlte, als ich erschien, und hatte das neugeborene Mädchen im Arm. Am 29. September kamen beide in den Frau-Holle-Weg.

Nun hätte das Familienglück vollkommen sein können, wären da nicht beinahe täglich die Handwerker gewesen: Dachdecker, Heizungsmonteure, Maurer, Isolierer, Fußbodenleger ... Das Auftreiben all dieser Fachleute war ein logistisches Meisterwerk, die Resultate waren es oft eher nicht. Das Drama des Umbaus zog sich über fünf Jahre hin bis zu unserem Abschied aus Leipzig. Vom Keller bis zum Dach musste alles erneuert werden. Das größte Problem war die Heizung, wir wollten eine Schwerkraftheizung mit Kessel im Keller, aber wie sollte man eine bekommen? Zunächst marschierte ich zum Rat der Stadt mit einem Begleitschreiben meines berühmten Chefs, der auf die ärztlichen Nachtdienste hinwies und die damit verbundene absolute Notwendigkeit einer modernen Heizung. Nach mehrfachen Anläufen, Bitten und Drohungen wurden nach sechs Monaten aus dem Sonderkontingent des Bezirksarztes gusseiserne Radiatoren bewilligt. Doch wo sollte der Kohleheizkessel herkommen? Es half nur der Weg über die Kanig-Eltern und deren vermögende Verwandten im Westen. Über den Genex-Katalog ging es ganz schnell: Zwei Wochen später stand schon das Wunderwerk vor der Haustür und musste von acht kräftigen Männern in den Keller transportiert werden. Nun fehlten noch die Heizkörperventile, die es nicht einmal im

Sonderkontingent gab: Treue Klassenkameradinnen von Medi im Westen halfen sofort. Aber alles musste ja fachgerecht eingebaut werden, wie sollte das gehen? Die verstaatlichte Industrie einschließlich der sozialistischen Handwerksbetriebe waren dazu nicht in der Lage. Aber immer gab es in der DDR auch eine kleine, unsichtbare Tür, die gefunden werden musste. Das Zauberwort hieß „Vitamin B", damit waren Beziehungen gemeint, die man hatte oder herstellen musste. Es war ein Geben und Nehmen, eine Art steinzeitlicher Tauschhandel, DDR-Geld spielte dabei keine Rolle. Man brauchte hartes Westgeld oder schacherte Ware gegen Ware. Aber welche Ware hatte ich zu bieten? Mir stand nur meine kinderchirurgische Tätigkeit zur Verfügung. Wenn also der Ansprechpartner Kinder hatte, die krank werden konnten, standen meine Chancen gut. Ich musste versuchen, mit den wenigen kleinen, noch nicht oder nur teilweise verstaatlichten Handwerksbetrieben in Kontakt zu kommen. Sie hatten neunzig Prozent ihrer Leistung dem Staat anzubieten. So ging es immer um diese Zehn-Prozent-Hoffnung.

Wir fanden eine Heizungsfirma, die in der Klinik tätig war. Mit deren Chef war ich schnell einig, was die intensive Beschimpfung der sozialistischen Verhältnisse betraf. Die Zeichnung für die Heizungsanlage, die Dimension der Heizkörper und die Durchmesser der Leitungen lieferte uns unser treuer Freund Dietrich. Aber was nutzte eine solche Heizung, wenn sie zwar ordnungsgemäß eingebaut und berechnet ist, aber kein Koks genehmigt wird? Anfangs mussten wir uns mit schrecklich stinkenden und salzig zerfallenen Braunkohlebriketts behelfen, die jede Stunde nachgelegt werden mussten. Später fand ich die verborgene kleine Tür und dahinter geöffnete Handflächen, die im Dunkeln wenigstens einen kleinen Koksanteil in geheimnisvollen Säcken an der Kellertür abstellten.

Aber derart absurde Verhältnisse hatten auch ihre positive Seite: Es entstanden oft ehrliche und treue Verbindungen, die bis auf den heutigen Tag gehalten haben. So war das mit Jochen und Bärbel in Connewitz. Seit über hundert Jahren existierte ihr Familienbauunternehmen, das selbst unter sozialistischen Bedingungen weiterlebte, weil Qualitätsarbeit nur durch privates Engagement durchsetzbar war. Also zog ich eines Abends hoffnungsvoll und zutiefst demütig zur Privatwohnung des Firmenchefs, klingelte und stand einer hübschen und freundlichen Frau gegenüber, um deren Beine sich eines ihrer drei Kinder wickelte, während die beiden anderen neugierig danebenstanden. Mit diesen derzeit gesunden Kindern war schon die erste Erfolgsebene erreicht. Sie bat mich herein, ließ mich Platz nehmen und rief ihren Mann. Ihm stellte ich mich vor, bedankte mich dafür, dass er mich anhörte, und schilderte die drangvolle Enge und den desolaten Zustand im Frau-Holle-Weg, erzählte, wie die kinderreiche Familie darunter litt und wie wenig Chancen zur Besserung dieses Zustandes einer hätte, dem von partei- oder staatswegen keinerlei Hilfe zukäme. Er ließ mich ausreden, lächelte verschmitzt und bestätigte dann meine Kritik an den Verhältnissen, die einen solchen Umbau im privaten Bereich nicht vorsahen, weswegen es sicher besser wäre, wenn derartige Grundstücke im Besitz von Handwerkern wären, die sich selbst helfen könnten. Ich könne ja aus der Tatsache, dass er selbst mit seiner großen Familie nur eine Wohnung und kein Haus bewohnte, erkennen, wie schwierig ein solches Unterfangen selbst für einen Handwerker wäre. Ich schlug die Augen nieder und blickte ihn treuherzig an. Seine Frau Bärbel, die alles aus der Ferne gehört hatte und meine Sorgen teilte, kam zu uns und bat ihren Mann, doch zu prüfen, ob sich nicht in ferner Zukunft eine Lücke im Privatgeschäft ergebe. Er bot an, uns im Frau-Holle-Weg zu besuchen, um das Haus, das ich ihm als lohnenswerte Ruine geschildert hatte, in Augenschein zu nehmen und gemeinsam Aufbaupläne abzusprechen. So endete dieses für uns auf Jahre hinaus wegweisende Gespräch. Ich dankte übermütig und voller Rührung, obwohl ja eigentlich noch gar nichts passiert war.

Seit diesem Gespräch am 4. April 1975 sind wir nun schon befreundet. Es begann mit harmlosen Gegeneinladungen, bis sich der zweite Advent alljährlich als gemeinsamer ritueller Höhepunkt herausbildete. Wir brachten die Kinder, Instrumente und Weihnachtslieder mit, unsere Freunde sorgten für großartigen Chorgesang mit Posaunenbegleitung und unterm Ladentisch aufgetriebenen Kasslerbraten, der ab Mitte der 8oer-Jahre sogar flambiert hereingetragen wurde. Gelegentlich geriet das Adventskonzert mit Geige, Bratsche, Cello, Klavier, Flöte und Posaune zu einer Art eigenwilligem Oratorium, das mit dem Lied „Tochter Zion, freue dich" seinen überwältigenden Schlusschoral hatte. Wir blieben über alle Wirren der Zeit hinweg miteinander verbunden durch die Bautätigkeit, operative Veränderungen bei Forßbohms Kindern und herrliche Gewandhauskonzerte im Anrecht. 2011 und 2017 haben wir unsere Goldenen Hochzeiten gemeinsam gefeiert.

Im September 1975 kam dann tatsächlich die private Baufirma mit drei bis sechs Männern täglich zum Erstaunen der neugierigen Nachbarn in den Frau-Holle-Weg, um das Aufbauwerk zu beginnen. Die Rückwand des Hauses wurde, nachdem sie mit Eisenträgern stabilisiert worden war, beinahe komplett abgerissen und ein freistehender Anbau von circa 3 x 4 Metern zur Küchenerweiterung im Erdgeschoss und für eine darunterliegende Garage angesetzt. Die Nachbarn hatten diesem Anbau zugestimmt, wunderten sich aber, als er dann wirklich fertig war, weil sich nun der Lichteinfall für sie verminderte.

Unmittelbar nach Abschluss der umfassenden Bauarbeiten zogen wir nach Halle um, dort begann der Umbauhorror von Neuem. Dennoch waren wir vor allem glücklich, verliebt bis über beide Ohren, stolz auf unsere Kinder, eng befreundet mit großartigen Menschen. Das kleine Leben kann auch in der Diktatur oder besser: trotz der Diktatur ein glückliches sein. Vor allem, wenn man sich ganz klar darüber ist, wofür und wogegen man sich engagiert. Das Feindbild war klar und eindeutig. Nach dem Ende Ulbrichts und der Machtübernahme durch den freundlicheren Erich Honecker, dem man die Bösartigkeiten und brutalen Eingriffe Ulbrichts nicht zutraute, war sogar wieder ein Stück Hoffnung aufgekeimt, dass sich die erstarrten Positionen lösen könnten, die Mauer durchlässiger würde, gegensätzliche Meinungen toleriert würden und wir als Christen freimütiger und eindeutiger unsere Meinung öffentlich sagen könnten.

Es schien alles auf einem guten Wege zu sein, bis dieser 13. November 1976 kam, an dem Wolf Biermann in Köln jenes vierstündige Konzert gab: ein kleiner, unscheinbarer Mann, bewaffnet mit einer Gitarre und einem tadellos funktionierenden Mikrofon vor vielen tausend Menschen, aufgezeichnet und direkt übertragen vom Deutschen Fernsehen.

Mit Freunden saßen wir bis weit nach Mitternacht vor unserem kleinen Fernsehapparat. Das Wetter und die Windrichtung waren günstig, das Bild war weniger krisselig als sonst und wir trauten unseren Augen und Ohren nicht. Da saß einer allein auf der Bühne, die er seit zehn Jahren nicht mehr betreten durfte, sang fast vier Stunden lang seine Lieder auswendig, gab dazwischen bissige Kommentare, diskutierte mit dem Publikum, konnte den blauäugigen Linken von damals die passenden Antworten geben und sprach und sang und spielte alles, was wir fühlten und dachten und nicht auszusprechen wagten. Ein Abend, der als Markstein in die Geschichte der DDR eingegangen ist wie zuvor Reiner Kunzes Buch „Die wunderbaren Jahre" und später Erich Loest mit „Es geht seinen Gang", wie Franz Fühmann, in Ansätzen Christa Wolf und vor allem Mitte der 8oer-Jahre der Philosoph Rudolf Bahro. Diese Nacht war voller Hoffnung: Jetzt konnte nach der Erstarrung der letzten Jahre und dem Prager Frühling die Diskussion neu, mutiger und konsequenter beginnen. Aber am nächsten Morgen kam prompt der Hammerschlag mit der Ausbürgerung des Sängers. Die Partei hatte die Bedeutung jener Nacht erfasst, ihre Reaktion war typisch und für sie tödlich. Mit diesem Ereignis begann sich über Jahre hin der Widerstand zu organisieren, die Menschen wurden mutiger, die Ziele klarer, am Ende lag die Mauer in Trümmern. Das ahnten wir damals noch nicht, trotz aller Hoffnungen, die neu entflammten.

Die hysterische Reaktion der Partei auf das Biermann-Konzert schlug sich nach und nach auch in einer Verschärfung der ideologischen Situation an den Universitäten und Hochschulen nieder. Jetzt sollte aufgeräumt werden, man nannte das damals „Aufbau neuer sozialistischer Hochschulstrukturen". Es wurden sogenannte Kaderentwicklungsgespräche angeordnet, die Parteileitung und der Instituts- oder Klinikchef lud jeden einzelnen wissenschaftlichen Mitarbeiter vor und sprach über seine persönliche Perspektive. Von meinem Chef hatte ich nichts zu befürchten, im Gegenteil. Fragen waren, inwieweit er mich als Facharzt in der Klinik halten konnte, ob die Perspektive einer Ernennung zum Oberarzt realistisch war und wie stark der Einfluss der Partei sein würde. Bei diesem Kadergespräch saß mir als Vertreter der Partei Genosse A. gegenüber. Er war ein Kommunist der alten Schule und selbsternannter Kämpfer der Arbeiterklasse. Er hatte das Sagen und stellte unmissverständlich fest, ich hätte an der Karl-Marx-Universität in Zukunft nichts zu suchen, eine Perspektive gäbe es nicht, im Gegenteil: Ich solle froh sein, dass ich noch immer geduldet wäre.

Damit war alles gesagt. Mein Chef versuchte, die Situation zu entschärfen, aber er hatte wenig Argumente, denn wir waren damals in dieser Klinik mit Fachärzten überbesetzt. Nach und nach waren selbst meine Freunde unter den Kollegen eingeknickt, machten alles mit oder traten sogar in die Partei ein – auch Leute, von denen man das nie für möglich gehalten hätte. Sie wollten auf der Karriereleiter aufsteigen, die Promotion B machen (so hieß damals die Habilitation) und an eine andere Universität berufen werden. Die politischen Verhältnisse würden sich nicht ändern, solange sie beruflich tätig waren, also machten sie öffentlich alles mit. Was sich privat bei ihnen abspielte, war ihr Geheimnis und ging niemanden etwas an. Das war die gesteigerte Fortsetzung der alltäglichen Schizophrenie, die zwischen offizieller Haltung und privatem Bekenntnis streng unterschied. Das setzte sich in der doppelzüngigen Erziehung der eigenen Kinder fort und endete noch lange nicht bei der ängstlichen Zusage zur militärischen Ausbildung ohne jedes Protestverhalten.

Das Ende in Leipzig und der Neuanfang

Ende 1976 war für mich klar: Ich musste schnell von der Karl-Marx-Universität verschwinden und versuchen, einen eigenständigen Weg als Kinderchirurg zu gehen. Ich war zwar schon elf Jahre an dieser Klinik, davon sieben Jahre als Facharzt, aber meine chirurgische Ausbildung, besonders die operative, war höchst mangelhaft, weil sich die eigentliche spezialisierte Kinderchirurgie mit seltenen und komplizierten Fehlbildungen beschäftigte und diese das Tätigkeitsfeld unseres operationsfreudigen Chefs bildeten. Hier lebte er sich aus, ging neue, nicht immer nachvollziehbare Wege, operierte alles, was schwierig war, am liebsten selbst. Bestenfalls durfte sein Oberarzt, der inzwischen auch Parteimitglied geworden war, ihn vertreten und komplizierte Eingriffe ausführen. Ich selbst bekam wenig Gelegenheit, meine operativen Fähigkeiten zu testen. Mein Repertoire beschränkte sich auf die Routineeingriffe im Kindesalter (Leistenbruch, Hodenhochstand, Phimose, einfache Frakturen) und auf die umfangreiche konservative Behandlung von Unfällen. Bei einigen kinderurologischen Operationen hatte ich assistiert, vieles gesehen, fleißig notiert und mich theoretisch kundig gemacht. Aber vom Zuschauen, Lesen oder Assistieren lernt man kein Handwerk, das muss trainiert werden. Darum war die Übernahme oder der Aufbau einer eigenen Abteilung ein großes Risiko, aber mir blieb nichts anderes übrig. Die Aussage war unumstößlich: An einer sozialistischen Universität hatte ich nichts zu suchen, und die Kinderchirurgie als Spezialdisziplin gab es nur an großen zentralen Kliniken. Was tun?

Das erste Angebot kam von Dr. I., dem Bruder des bedeutenden Leipziger Dirigenten, der aus ähnlichen Gründen zwei Jahre zuvor die Universität verlassen und das große evangelische Kinderspital in Altenburg übernommen hatte. Die DDR war das einzige sozialistische Land, das wegen der Nähe zur Bundesrepublik und der festen Westbindung der Kirche noch konfessionelle Krankenhäuser hatte, die vom Staat toleriert und vom Westen unterstützt wurden. Das wäre natürlich ein Ausweg gewesen: einen Teil dieser Klinik übernehmen, kleine Kinderchirurgie betreiben, schwierige Fälle ins nahe Leipzig schicken. Auf Einladung von Dr. I. fuhren wir beide nach

Altenburg und waren beeindruckt von der großen Kinderklinik, in der Diakonissen das Sagen hatten. Das Haus verfügte über insgesamt 200 Säuglings- und Kinderbetten, aus heutiger Sicht eine unvorstellbare Zahl. Damals aber waren die Geburtenzahlen in der DDR hoch, kranke Kinder waren mindestens zwei bis drei Wochen im Krankenhaus, viele chronisch kranke und behinderte Kinder lagen Monate oder Jahre in der Klinik. Ich hätte auf Anhieb über 60 Betten verfügen können. Problematisch war allerdings aus finanziellen und politischen Gründen die Einstellung von Ärzten, denn Pflichtassistenten oder Assistenten für die Facharztausbildung durften nicht in kirchlichen Häusern arbeiten. Aber ich hätte bestimmt irgendwann einen oder zwei jüngere Fachärzte gefunden, die mitgearbeitet hätten. Also war meine Entscheidung klar: Ab Januar 1977 würde meine neue Tätigkeit beginnen, eine Wohnung würde durch die Klinik vermittelt, bis zum Umzug würde ich pendeln, eine Fahrstrecke von ungefähr 45 Minuten.

Doch vier Wochen vorher kam ein amtlicher Brief von der Bezirksparteileitung und dem Büro des Bezirksarztes: Es sei nicht geplant, in Altenburg im evangelischen Kinderhospital eine Kinderchirurgie einzurichten. Ich hatte es geahnt, es war geltende Politik, in konfessionellen Häusern die Therapie von geistig und körperlich Behinderten anzusiedeln, keinesfalls irgendeine Spezialdisziplin, gleich gar nicht im Zusammenhang mit Kindern. So saßen wir ratlos am Tisch, drei Kinder, demnächst keine Anstellung mehr und Medi zur Zeit nicht berufstätig.

Aber wir waren in solchen Notsituationen nie allein. Anfang Dezember rief mein Freund und kinderchirurgischer Kollege W. aus Schwerin an. Er hatte von meinen Schwierigkeiten gehört und bat mich, umgehend im St. Barbara-Krankenhaus in Halle bei einem Herrn Dr. Willms anzurufen. Man plane dort eine Kinderchirurgie, habe ihn um Übernahme gebeten, aber er selbst habe vor drei Monaten die Chefstelle im Bezirkskrankenhaus Schwerin übernommen. Er legte mir dieses katholische Krankenhaus sehr ans Herz, er habe dort auch schon meinen Namen ins Spiel gebracht. Ich lehnte gleich ab mit dem Hinweis, ich hätte das gerade hinter mir. Kinderchirurgie in einem kirchlichen Krankenhaus ist eine Illusion! Er bat mich, dort wenigstens anzurufen. Das tat ich nicht, mir erschien der Vorschlag völlig abwegig. Außerdem war Halle an der Saale die schlimmste Region, die man sich vorstellen konnte, selbst unter den desolaten Bedingungen der DDR, ringsherum Industrie in Wolfen, Bitterfeld, Leuna, Schkopau und Mansfeld, dazwischen die schwarzgefärbte, schaumbedeckte Saale, ein Albtraum. Andererseits hatte ich keine Wahl, es musste irgendwie weitergehen. Einige Tage später rief W. wieder an, war empört, dass ich mich dort nicht wenigstens gemeldet hatte, und las mir gehörig die Leviten. Kurz vor Weihnachten nahm ich Kontakt auf. Dr. Willms sprach keinen örtlichen Dialekt, es klang eher nach Köln oder Ruhrpott, aber wie sollte ein Rheinländer nach Halle gekommen sein? Er war ungemein freundlich und lud mich gleich für den 3. Januar in sein Büro im St. Elisabeth-Krankenhaus in Halle ein. So richtig ernst nahm ich das alles nicht, aber ich machte mich zum vereinbarten Zeitpunkt auf den Weg und betrat eine ganz andere Welt, die ich nicht erwartet und so auch noch nie erlebt hatte.

Inzwischen war mir berichtet worden, dass St. Elisabeth und St. Barbara in Halle hoch angesehene, sehr modern ausgestattete Kliniken waren, die alle Fachrichtungen anboten. Jeder angesehene Bürger in Halle ging, wenn er krank wurde, nicht in die Uniklinik, sondern zu St. Elisabeth. Ich wusste auch, dass es an der Uni eine bekannte kinderchirurgische Einrichtung gab. Was also sollte in dieser mittleren Großstadt eine zweite Kinderchirurgie? Voller Zweifel betrat ich durch den Haupteingang in der Mauerstraße im Zentrum der Stadt die Vorhalle, die von zwei alten Ordensschwestern in grauer Tracht mit weißen Hauben und gesteiften Kragen streng bewacht wurde. An ihnen kam keiner ohne Genehmigung vorbei. Als ich meinen Namen nannte, öffnete sich sofort die Eingangstür, eine Schwester begleitete mich, als wäre ich der Bischof persönlich, und brachte mich zur Klausur, die eigentlich nur für Ordensschwestern zugänglich war. Dort übergab sie mich an eine deutlich jüngere, gutaussehende und liebevoll lächelnde Nonne, die sich als Sr. Mechtild vorstellte. Ihr Name elektrisierte mich auf der Stelle, das war ein gutes Omen! Mit ihr stieg ich eine wertvolle Marmortreppe hinauf und gelangte in das Vorzimmer des Geschäftsführers der Kongregation der Grauen Schwestern von der Hl. Elisabeth Dr. jur. Peter Willms.

Ich konnte mir damals nicht vorstellen, dass eine derart große Klinik von einem Juristen geführt wurde, die Chefärzte nur eine untergeordnete Rolle spielten und keiner von ihnen anwesend war. Er musste eine hochgestellte, beinah priesterliche Figur sein, wenn er in der sonst unzugänglichen Klausur residieren durfte. Sr. M. Mechtild servierte mir ein vornehmes Kaffeegedeck, bat mich um etwas Geduld und schrieb auffällig versiert und nebenbei auf einer modernen elektrischen Schreibmaschine westlicher Herkunft. Dann öffnete sich die Verbindungstür und der Verwaltungsdirektor begrüßte mich jovial, beinah herzlich mit Kölner Dialekt und bat mich in sein Arbeitszimmer. Es war vom Fußboden bis zur Decke voller Bücher, alles in einem chaotischen Durcheinander, selbst auf dem Tisch, an dem wir saßen, lagen Akten, Broschüren, Textvorlagen, Formulare und geöffnete Briefe über- und nebeneinander, dazwischen ein Service mit benutzten Kaffeeresten, an der Wand ein Farbfoto des Kölner Doms, eine Barlach-Reproduktion und Regal an Regal, übervoll mit gestapelten Lexika und juristischen Handbüchern. Wie sich nach und nach herausstellte, war Dr. Willms vor einigen Jahren aus Neuß nach Halle übergesiedelt, weil er hier im Rahmen der Partnertreffen der Studentengemeinden seine spätere Frau kennengelernt hatte und der umgedrehte Weg nicht möglich war. Im Auftrag des Bischofs hatte er als Jurist die Verwaltung von insgesamt 17 stationären Einrichtungen „der Grauen Schwestern der Hl. Elisabeth" in der DDR übernommen, darunter große Kliniken in Dresden und Magdeburg.

Er machte sofort tiefen Eindruck auf mich. Zu ihm hatte ich volles Vertrauen, das hatte ich so nicht erwartet. Offensichtlich hatte er diesen Tag für mich reserviert, denn alle Minuten klingelte bei Sr. Mechthild nebenan das Telefon, hin und wieder wagte sie anzuklopfen und anzufragen, aber jedes Mal kam die barsche Antwort, er sei nicht zu sprechen. Er redete in diesem ungewohnten, aber für einen Sachsen köstlich anzuhörenden Dialekt, flocht herrliche Witze ein, insbesondere über die katholische Kirche und ihre Popen, erklärte mir ausführlich die Strukturen seiner Krankenhäuser, wie sie funktionierten, wie sie ausgestattet und finanziert wurden, wie er sich meine Abteilung vorstellte, wo sie sich befinden wird und was er von mir erwartete. Dann lud er mich in einen vornehmen Raum in der Klausur zum Mittagessen ein. Sr. M. Mechtild brachte auf einem silbernen Tablett Suppe, Vorspeise, Hauptspeise, Dessert, Getränke und abschließend Kaffee, leise und devot, als wolle sie keinesfalls stören. Ich musste mich immer wieder vergewissern, dass das kein Traum war, sondern ungeahnte Wirklichkeit. Ich wurde fürstlich bewirtet und achtungsvoll behandelt von hochstehenden Leuten, die mich als Chefarzt einstellen wollten!

Nach dem Essen bat er mich zu einer Fahrt ins St. Barbara-Krankenhaus. Jetzt erst verstand ich seine Konzeption: Es gab zwei Häuser, das größere St. Elisabeth-Krankenhaus in der Stadt mit damals um die 500 Betten für Erwachsene und mit den Fachgebieten Innere Medizin, Chirurgie und Intensivmedizin sowie circa drei Kilometer entfernt das kleinere St. Barbara-Krankenhaus direkt am Südfriedhof, am Anfang des Jahrhunderts für Kinder gebaut, abseits vom städtischen Lärm und mit viel Gartengelände.

Hier gab es drei Abteilungen: Gynäkologie/Geburtshilfe mit 80 Betten, eine Kinderstation mit 60 Betten und eine Zweigstelle der Erwachsenenchirurgie mit ebenfalls 60 Betten, die seit etwa zwanzig Jahren von Dr. J. geleitet wurde. Da wurden wie am Fließband Gallenblasen und Blinddärme entfernt, Leistenbrüche und Nabelbrüche korrigiert, viele kleine chirurgische Eingriffe vorgenommen, die damals anschließend stationär behandelt wurden, denn alle Betten mussten belegt sein. Das war ein Grundgesetz dieser Krankenhäuser: Bezahlt wurde nur das belegte Bett. Jedes leere Bett war eine stumme Anklage gegen Ärzte und Schwestern und musste unter allen Umständen vermieden werden. Dementsprechend lang war die stationäre Verweildauer: Eine „Gallenblase" blieb um die drei Wochen auf Station, ein „Blinddarm" mindestens zwei. Die Nachfrage war groß. Die gute Pflege und die ordentlichen hygienischen Verhältnisse waren weithin bekannt, die guten Behandlungsergebnisse ebenso. Allerdings hatte es im St. Barbara-Krankenhaus in den letzten Jahren mit dem chirurgischen Chefarzt Probleme gegeben. Nach Begutachtung der Vorwürfe wurde ihm anheimgestellt, freiwillig seinen Platz zu räumen. Inzwischen war sein Oberarzt provisorischer Chef der Abteilung geworden.

Als wir im St. Barbara-Krankenhaus angekommen waren, sah ich ein hübsches, gepflegtes Gebäude im Stil des Neobarock, der Außenanstrich war ebenso gelb wie die Flure im Inneren. Wir betraten das Haus durch die denkmalgeschützte Pforte. Im Bogen stand kunstvoll geschrieben: „Wer ein solches Kind aufnimmt in meinem Namen, der nimmt mich auf. Matthäus 18,5". Jetzt verstand ich: Dr. Willms hatte die großartige Idee, hier ein modernes Haus aufzubauen mit dem Kind im Mittelpunkt. Vom noch nicht Geborenen über die Geburt bis zum Jugendlichen sollten kranke Kinder möglichst umfassend behandelt werden können. Deswegen war geplant, neben der Pädiatrie gleichberechtigt die Kinderchirurgie anstelle der ohnehin im St. Elisabeth vorhandenen Erwachsenenchirurgie aufzubauen.

Als wir die strengen Pfortenschwestern passiert hatten, begrüßten uns die beiden inzwischen informierten Chefärzte sehr herzlich. Mir war, als würden wir uns längst kennen. Dr. F., der Chef der Pädiatrie, sagte wörtlich: „Ich freue mich auf die Zusammenarbeit mit Ihnen!" So etwas hatten die meisten Kinderchirurgen wohl nur sehr selten von einem Pädiater gehört. Weithin galten sie als Rivalen in der Gunst um die Kinder. Ältere Pädiater waren ohnehin der Meinung, dass nur ein Kinderarzt das Recht und die Fähigkeiten hat, ein Kind zu behandeln, niemals aber ein Chirurg. Dann kam Oberarzt B. hinzu, der amtierende Chef der Erwachsenenchirurgie. Er war mir gegenüber voller Respekt, obwohl wir annähernd gleichaltrig waren. Das machte mich eher verlegen, denn mir war sofort klar, dass er über weit mehr operatives Können als ich verfügte. Wir besichtigten kurz das alte, aber saubere, in allen Ecken nach Wofasept stinkende Haus mit seiner unglaublichen Enge, was die Patienten betraf. Wir setzten uns bei Kaffee und Kuchen zusammen, besprachen die nötigsten Dinge, Dr. Willms verabschiedete sich und ich redete allein mit meinem künftigen Oberarzt. Er war erstaunlich zuversichtlich und sicherte mir jede Unterstützung zu. Er und sein Kollege Dr. D. wollten auf alle Fälle von der Erwachsenenchirurgie umsatteln und mit mir gemeinsam die neue Kinderchirurgie aufbauen. Voraussetzung dafür aber sei, dass es eine spezialisierte Kinderchirurgie sein müsse einschließlich der Neugeborenenchirurgie und der Traumatologie, denn die kleine Kinderchirurgie machten sie ohnehin seit Jahren nebenbei: nachmittags immer die beliebten Herniotomien und Hodenoperationen bei kleinen Kindern als Zugabe zur richtigen Chirurgie mit Magenresektion, Schilddrüsenentfernung, Anus praeter ... Ich stimmte ihm kleinlaut zu.

Wir verabschiedeten uns herzlich, und ich fuhr sehr nachdenklich zurück nach Leipzig: Einerseits war das eine großartige Perspektive mit ganz neuen ungeahnten Möglichkeiten für mein Fachgebiet auf einer Insel der Seligen, die mit dem politischen System nicht den geringsten Konflikt zu haben schienen, andererseits gab es die Sorge, ob ich mit meiner Minimalausbildung und meiner Unerfahrenheit in Leitungsfragen diesem hohen Anspruch würde gerecht werden können. Bis in die Nacht hinein saßen wir im Frau-Holle-Weg und wogen Chancen und Risiken gegeneinander ab. So sehr wir auch alles hin und her wälzten, mir blieb angesichts des baldigen Endes an der Uni gar nichts anderes übrig, ich musste es versuchen.

Im Hinterkopf blieb natürlich die Frage, ob es Dr. Willms wirklich gelingen würde, beim Bezirksarzt die Zulassung seines Hauses für die Kinderchirurgie zu erreichen. Ich konnte es mir nach den Erfahrungen in Altenburg nicht vorstellen. Aber er war so überzeugend und optimistisch in seiner Argumentation, dass in Halle etwas möglich sein würde, das im roten Leipzig undenkbar war. Er sprach immer wieder von einem Genossen beim Bezirksarzt, den er persönlich gut kannte und mit dem er sich politische Witze erzählte. Man hatte fast den Eindruck, der sei heimlich ein guter Katholik gewesen.

Am folgenden Tag meldete ich mich bei meinem Chef und bat um einen dringlichen Termin. Abends saß ich schon in seinem Zimmer. Ich beschrieb ihm kurz mit blumigen Worten meinen Ausflug, er war sofort begeistert und schlug vor, mit mir gemeinsam sobald wie möglich nach Halle zu fahren. Er wolle sich selbst ein Bild machen, dann könne er mir bei meiner Entscheidung helfen. So machten wir beide uns 14 Tage später auf den Weg mit meinem Skoda, in dem der Chef Mühe hatte, seine langen Beine einzusortieren. Staunend blieb er vor der schönen Fassade des alten St. Barbara-Krankenhauses stehen. Dann gingen wir hinein, wurden von den Pfortenschwestern Verena und Anselma empfangen und im Treppenhaus von den dort aufgereihten Chefs und Dr. Willms herzlich begrüßt. Es begann ein höchst interessanter Rundgang: zunächst die beiden Kinderzimmer, dann die Kinderabteilung mit den Neugeborenen, Geburtshilfe und Gynäkologie, Chirurgie und Operationstrakt.

Prof. Meißner stiefelte stramm voran, öffnete die Tür zur Operationsschleuse und stand sofort mitten im OP-Saal. Wie vom Blitz getroffen sprang die kleine leitende OP-Schwester auf meinen Chef los, warf ihn wütend aus dem Saal und beruhigte sich erst, als der Rattenschwanz von Chefärzten und Direktor Dr. Willms vor ihr stand. Der Chef entschuldigte sich kleinlaut und verließ rückwärts auf Zehenspitzen den Trakt.

Dann ging es in den Kellerbereich. Wir öffneten die Tür zum Labor, da lagen zwei jüngere Nonnen nebeneinander auf dem Fußboden und bemalten Seidentücher mit Batikfarben. Sie erröteten, entschuldigten sich, die Laborbefunde seien alle fertig und sie wollten Geschenke herstellen. Zwei Räume weiter kam Bäckermeister Schmeil auf uns zu mit weißem Unterhemd, weißer Mütze, schwitzend, aber fröhlich. Dort hatte sich aus früheren Zeiten eine kleine Bäckerei mit Kohleofen erhalten, in dem täglich frische Brötchen, Brot und Kuchen für die Patienten und die Ordensschwestern hergestellt wurden. Der Rundgang endete in der Kapelle, einem stillen Raum, in dem mehrere Ordensschwestern beteten. Er war stilvoll eingerichtet mit einem kleinen gotischen Flügelaltar, der den katholischen Schwestern nach dem Krieg von einer der evangelischen Ortsgemeinden in der Nähe von Halle geschenkt worden war, weil ihre Kirche nach und nach zerfiel. Auf der Heimfahrt sagte der Chef nach einer geraumen Weile: „In diese Klinik müssen Sie gehen, und wenn Sie es nicht tun, dann mache ich es, die Uni kann mir gestohlen bleiben." Am eindrucksvollsten war für ihn das Erlebnis im OP-Saal gewesen: so eine leitende OP-Schwester habe er immer gesucht.

Dr. Willms teilte mir Anfang Februar telefonisch mit, die Erweiterung der Erwachsenenchirurgie um eine Kinderstation sei genehmigt, es würden schrittweise die Erwachsenenchirurgie im St. Barbara-Krankenhaus abgebaut und die Zahl der Kinderbetten erhöht. Nach einem Jahr sollten nur noch kinderchirurgische Patienten aufgenommen werden. Bis dahin sei Oberarzt C. kommissarischer Chef der Erwachsenenchirurgie und gleichzeitig mein Oberarzt, am Ende dieser Zeit nur noch mein Oberarzt, obwohl er noch kein Facharzt für Kinderchirurgie war. Das brauchte damals eine dreijährige zusätzliche Ausbildung und wurde von ihm aus voller Überzeugung akzeptiert. Nun mussten die tausend Kleinigkeiten vorbereitet werden. Es galt, Kinderkrankenschwestern zu gewinnen, die willens und geeignet waren, chirurgisch zu arbeiten. Das Schwierigste war die Vorbereitung des Operationsbereiches auf kinderchirurgische Anforderungen. Dr. Willms hatte mir zugesichert, das gesamte dafür notwendige Instrumentarium über ein Sonderkontingent aus dem Westen zu beschaffen. Ich saß also nun mit einer Leipziger OP-Schwester, die sich bereiterklärt hatte, mit nach Halle zu wechseln, über traumhaften Instrumenten- und Gerätekatalogen von Aesculap, Storck und Wolf und suchte die feinsten und besonders für Neugeborene und Säuglinge geeigneten Instrumente heraus, die wir in der Praxis noch nie gesehen hatten, denn sie waren im Osten unbezahlbar. Dazu kamen modernste Endoskope mit den zugehörigen Lichtquellen, Kabeln und Zusatzinstrumenten und sogar ein für Kinder speziell hergestellter Operationstisch. Alles war wie im Traum, und dieser Traum sollte in den nächsten sechs Monaten verwirklicht werden. Unvorstellbar! Das erregte natürlich den Neid der anderen Abteilungschefs, die oft schon jahrelang auf neue Geräte und Instrumente warteten.

Der Klinikalltag war am Anfang wenig befriedigend. Mein Oberarzt operierte beinah täglich viele Stunden, führte schwierige Schilddrüsen- und Magenoperationen durch und hatte über 50 erwachsene Patienten zu versorgen. Er war also von mir für den Aufbau der Kinderchirurgie zeitlich nicht zu beanspruchen. Ich führte kleine Routineoperationen an Kindern unter ungewohnten Bedingungen durch, verschaffte mir damit aber Respekt. Da beide Kollegen erst die kinderchirurgische Facharztausbildung beginnen konnten, musste ich schwierigere Operationen selbst ausführen, weil ich ja allein verantwortlich für deren Erfolg war. Es kam schon nach wenigen Wochen zum offenen Protest. Alle drei Chirurgen, inzwischen war noch der Kinderarzt Dr. T. hinzugekommen, stellten mich nach Dienstschluss zur Rede und warfen mir autoritären Leitungsstil vor. So hätten sie sich Kinderchirurgie nicht vorgestellt, dann könnte ja alles so weitergehen wie bisher. Ich war einigermaßen hilflos und nahm die Kritik an. Es kam zu einer stundenlangen Aussprache, in deren Verlauf ich ihnen meine Probleme offen schilderte. Wir trennten uns in der Hoffnung, es könne nur besser werden, wenn alle sich fair und kollegial verhielten. Ich wohnte über vierzig Kilometer entfernt in Leipzig und verantwortete von dort aus alle Nacht- und Wochenenddienste in Bereitschaft für mindestens drei Jahre, bis der Erste der drei seinen kinderchirurgischen Facharzt erworben hätte. Wenn es abends oder nachts klingelte, musste ich auf schnellstem Wege in die Klinik, das dauerte aber mindestens 35 Minuten. Bis dahin musste der jeweilige Dienstarzt die Notsituation überbrücken. Zwei Jahre lang bis zu unserem Umzug in den Amselweg nach Halle musste ich täglich pendeln, immer mit der begründeten Angst, etwas Schlimmes könne passieren. Da Dr. C. Facharzt für Chirurgie war, konnte er in besonders heiklen Fällen innerhalb weniger Minuten am Ort sein und die Notbehandlung beginnen. Das hat er immer ohne Murren und mit zunehmend bewundernswerter Kollegialität nach dieser ersten Aussprache getan.

In den zwei Jahren ist nie etwas Ernstes zum Nachteil eines Kindes passiert. Unter den heutigen juristischen Prämissen wäre eine solche Lösung völlig undenkbar, doch damals gab es keine andere Möglichkeit. Im Alltag parkte ich morgens um halb sieben meinen Skoda mit einer Ausnahmegenehmigung am Leipziger Hauptbahnhof, fuhr mit dem Zug circa 40 Minuten nach Halle, dann zehn Minuten Straßenbahn zur Barbarastraße und ging gegen drei viertel acht durch die Klinikpforte. Das war der Normalfall, der allerdings in diesen schwierigen Jahren des real existierenden Sozialismus immer wieder wegen häufiger Störungen im Bahnverkehr variiert werden musste.

Am schlimmsten war es im Winter. Mit den ersten Schneeflocken kam der Zugfahrplan durcheinander, der erste Frost legte regelmäßig die Weichen lahm, und beim Schneetreiben blieb der Zug irgendwo auf der Strecke stehen, mitunter für längere Zeit. Dann blieb nur der Fußmarsch: Ich verließ in solchen Fällen heimlich durch die Tür auf der Gegenseite den Zug, überquerte die Gleise, stolperte über Drähte und Balken, rutschte den Bahndamm hinunter und versuchte auf diese Weise, die parallel zur Bahnstrecke verlaufende Fernstraße 6 zu erreichen, die von Görlitz nach Wernigerode führte, und per Autostopp nach Halle zu gelangen. Glücklicherweise ging das meistens gut. Ich kam dann ein, zwei Stunden später in der Klinik an. Aber die Mitarbeiter waren auf solche Situationen eingestellt, warteten geduldig mit dem Beginn des Operationsprogramms. Eine telefonische Mitteilung war unmöglich, denn Handys gab es noch nicht einmal in den Träumen westlicher Kommunikationstechniker. Besonders abenteuerlich waren derartige Zugfahrten nachts.

Ein Lichtblick in dieser schwierigen Anfangszeit war Schwester Barbara, das bildhübsche, intelligente Patenkind meiner Schwiegermutter. Sie hatte die Ausbildung zur Kinderkrankenschwester und zur Intensivschwester in Jena abgeschlossen. Dort erhielt sie lukrative Angebote, aber als sie von meinen Problemen hörte, kam sie nach Halle, sah sich im St. Barbara-Krankenhaus um und sagte sofort zu. Damit war eines der größten Probleme gelöst. Infolge fehlender Fachschwestern sollten nämlich wie bisher alle Säuglinge und alle etwas komplizierteren Operationen bei Kindern in der Kinderabteilung weiterbehandelt werden. Das wäre das vorzeitige Ende meiner Vorstellung von Kinderchirurgie gewesen. Wir Kinderärzte mit chirurgischen Möglichkeiten verstanden uns ja als gleichberechtigt zu den Kinderärzten, die für die internistische Behandlung zuständig waren. Alle operierten Kinder sollten bei uns bis zu ihrer Entlassung weiterbetreut werden.

Schwester Barbara erlernte in kürzester Zeit die Besonderheiten einer postoperativen Therapie und baute mit den jungen Absolventen der eigenen Kinderkrankenpflegeschule die neue Station auf. Dabei hatten wir Hilfe direkt aus dem katholischen Himmel in Gestalt von Ordensschwester Katharina. Sie war in Halle legendär, Mitte 40, klein, liebevoll, immer fröhlich und begnadet im Umgang mit kranken Kindern. Man kannte sie in der Stadt. Wenn sie mit der Straßenbahn vom Barbara-Krankenhaus ins Mutterhaus am Franckeplatz fuhr, traf sie meistens eines der Kinder, das irgendwann im „Barbara" behandelt worden war. Katharina hatte etwas Engelhaftes an sich. Sie begleitete mich von Anfang an in allen schwierigen Situationen und wurde auch mein persönlicher Engel. Die Kinder liebten sie über alles, sie sang, spielte und betete mit ihnen, obwohl die meisten Kinder in Halle schon damals nicht wussten, was ein Gebet sein sollte und wer dieser traurige Kerl war, der in allen Zimmern an einem Holzkreuz hing und auf sie herunterschaute. Funktionäre, Parteigenossen und russische Offiziere der nahen Garnison brachten ihre Kinder besonders gern ins katholische Krankenhaus wegen der guten Pflege.

Katharina war eine von vielleicht noch 20 Ordensschwestern im Haus. Meistens waren sie an leitender Stelle eingesetzt, als Oberin, Stationsoberschwester oder Laborleiterin. Schwester Cassiana leitete dank ihres passenden Namens das Lohnbüro. Aber einige Bereiche waren schon verweltlicht: Kreißsaal, Operationssaal, Röntgen und nun auch die Kinderchirurgie. Die Ordensschwestern hatten über viele Jahre seit der Gründung 1904 ein strenges, fleißiges und vor allem sauberes Regime geführt.

Von früh bis spät wurde geputzt, alles war steril, überall stank es entsetzlich nach Wofasept, das dem Scheuerwasser reichlich zugesetzt wurde. Diese übertriebene Desinfektion war dem früheren pädiatrischen Chef zum Verhängnis geworden, denn so konnten sich die resistenten Hospital-Staphylokokken ungehemmt ausbreiten. Schwere abszedierende Pneumonien bei Säuglingen waren die Folge. Diesen heftigen Stallgeruch bekam man nicht so schnell aus seinen Kleidern.

Wenn ich mit der Straßenbahn zum Bahnhof fuhr, drehten sich die Passagiere zu mir um oder wanderten einen Wagen weiter. Selbst zu Hause kam noch eine ausreichende Brise St. Barbara an. Die peinliche Sauberkeit hatte also zwei Seiten. Das übertriebene Hygieneregime konnte sogar in personell unterbesetzten Zeiten durchgehalten werden, weil dafür rund um die Uhr die jüngsten Schülerinnen unserer Kinderkrankenpflegeschule eingesetzt wurden. Auf Station, am Krankenbett, in Labor, Röntgen oder OP-Saal wurden sie im ersten Jahr überhaupt nicht ausgebildet, sie mussten schrubben, was das Zeug hielt. Es waren auffallend viele hübsche, gut erzogene und intelligente Schülerinnen im Haus, weil St. Barbara die einzige katholische Ausbildungsstätte für Kinderkrankenschwestern in der DDR gewesen ist. Aus allen katholischen Teilen der Republik kamen junge Mädchen, die nicht in der FDJ waren, kein Abitur machen durften und auch sonst fortlaufend politische Schwierigkeiten in ihren Schulen hatten, zur Ausbildung nach Halle.

Jährlich gab es zwischen 120 und 150 Bewerbungen für die Ausbildungsplätze. Bei den Bewerbungsgesprächen flossen im Fall der Ablehnung reichlich Tränen bei Eltern und Kindern. Sie hatten trotz guter Zensuren in diesem Staat wenig Bildungschancen. Bei uns wurde ein Durchschnitt von 1,0 bis 1,4 für die Zulassung gefordert. Insgesamt gab es drei Studienjahre mit jeweils dreißig Schülerinnen. Diese Mädchen waren ein großartiges Reservoir für den Aufbau der Kinderstationen und meiner kinderchirurgischen Abteilung. Die meisten wollten nach dem Examen bei uns bleiben, aber wir durften nur wenige behalten, immerhin aber die Besten von ihnen. Der Unterricht im 3. Lehrjahr war mehr als zwei Jahrzehnte lang eine meiner Hauptaufgaben. Von Anfang an habe ich mich ihr mit größter Freude gewidmet. Das Interesse der Mädchen, ihre aktive Teilnahme und die praktische Ausbildung auf den Stationen waren mit den Leistungen nach 1989 gar nicht vergleichbar. Diese Mädchen wussten, welches große Los sie mit der Zulassung an unserer Klinik gezogen hatten. Die Zahl derer, die auf der Strecke blieben oder aus anderen Gründen ausstiegen, war sehr gering. Der Unterricht folgte damals althergebrachter Frontalbelehrung. Disziplin musste ich nur selten einfordern. Es gab keine fortlaufenden Diaprojektionen, alles wurde direkt erklärt und an die Tafel gezeichnet. Streng und regelmäßig waren die Leistungskontrollen. Zum Entsetzen der Schülerinnen ging es immer um den gesamten Lehrstoff, nicht nur um die letzte Stunde. Aber nach dem erfolgreichen Examen erntete ich stets großen Dank für das, was sie gelernt hatten, oft in rührender und unvergesslicher Form. Diese Erinnerungen gehören zu den schönsten aus jener Zeit, da sie den Aufbruch in ein neues Miteinander kollegialer Achtung betreffen. Damals war eine gut ausgebildete Kinderkrankenschwester die wichtigste Person bei der Behandlung und rund um die Uhr Ansprechpartner der Kinder. Niemals zuvor oder danach spielten Kinderkrankenschwestern eine derart wichtige Rolle.

Die Behandlungsmöglichkeiten gerade für komplizierte kinderchirurgische Krankheitsbilder wurden immer umfangreicher, anspruchsvoller und erfolgreicher. Die Eltern aber waren damals bei der stationären Behandlung noch völlig ausgeschlossen. Lediglich an zwei Nachmittagen (mittwochs und sonntags) durften sie für eine Stunde ihre Kinder besuchen, dann mussten sie sie meist schreiend zurücklassen. Ich schaffte in Abstimmung mit dem Kinderchef die reglementierten Besuchszeiten ab. Das war nicht ohne Risiko, weil geregelte Besuchszeiten zu den festen Grundsätzen der Krankenhäuser gehörten. Die Ordensschwestern waren entsetzt, weil Ruhe, Sauberkeit und Ordnung nicht mehr ausreichend beachtet wurden. Alles würde mit Straßendreck vollgeschmiert, und das Geschrei der Kinder war täglich zu erwarten.

Aber Dr. Willms und die Leitungsgremien stimmten zu. Von nun an durften Eltern und Geschwister täglich und über viele Stunden zu den kranken Kindern kommen. Die Reaktionen auf diese revolutionäre Veränderung waren ganz unterschiedlich. Die Eltern waren begeistert. Für die Krankenschwestern brachte sie ganz neue Probleme. Sie waren nicht mehr die wichtigsten Ansprechpartner der Kinder und nur noch für Pflege und Behandlung zuständig. Natürlich stellten die Eltern auch unentwegt Fragen, kritisierten vieles, waren oft schwierig und anmaßend. Es dauerte einige Zeit, bis die Schwestern die Vorteile dieser Öffnung anerkannten. Am schwierigsten war es, die Ordensschwestern zu überzeugen. Sie waren der Meinung, die vielen Menschen würden nur Unordnung bringen und die heilige Ruhe des ehrwürdigen Hauses zerstören. Manchmal bin ich abends unter der Pfortentheke durchgetaucht, um den empörten Diskussionen zu entgehen.

Eine Traumreise und ihre Folgen

Mitten in diese aufregende Umbruchszeit fiel ein Ereignis, das mein persönliches Leben für die folgenden 22 Jahre grundlegend veränderte. 1977 befanden wir uns in der DDR in einer frustrierenden und einigermaßen aussichtslosen Situation. Die Hoffnungen auf eine Öffnung zur Bundesrepublik, die mit der Machtübernahme Honeckers verbunden gewesen waren, hatten sich als Irrtum erwiesen. Nach der Ausbürgerung Biermanns und dem offenen Protest von Künstlern zog das Politbüro die Daumenschrauben noch fester. Damit waren auch die Versuche vergeblich, mit westlichen Kollegen auf Kongressen Kontakt aufzunehmen und gemeinsam schwierige Therapiemöglichkeiten, neue Operationsverfahren und moderne Techniken zu diskutieren. Manchmal durften nach besonders schwergewichtigen Anträgen zwei oder drei der bekanntesten Kollegen aus dem Westen einreisen, wenn sie genehm waren und sich devot den Forderungen der DDR unterwarfen.

Der umgekehrte Weg war für uns praktisch aussichtslos. Er wurde nur Delegationen mit Parteigenossen und Stasi-Verbündeten an der Spitze ermöglicht und manchmal einem Nichtgenossen als Feigenblatt. Der wurde dann genauestens überwacht und musste alles richtig machen, um mal wieder reisen zu dürfen. Mein Leipziger Chef Prof. Meißner zum Beispiel hatte keine Chance, an einem Westkongress teilzunehmen. Wegen des öffentlichen Protestes gegen die Einreiseverweigerung für den geladenen englischen Kinderchirurgen Eckstein und seinen Hinweis, dass ihn diese Methoden an das Dritte Reich erinnerten, bekam er sogar vorübergehend Vorlesungsverbot, durfte die DDR nicht mehr verlassen und nicht einmal mehr an Kongressen in sozialistischen Ländern teilnehmen. Da wir keinen Zugang zu westlichen Zeitschriften oder Lehrbüchern hatten – als einzige Möglichkeit war die Deutsche Bücherei schon aus Zeitgründen nicht praktikabel –, schmorten wir im eigenen Saft und waren von den internationalen Forschungen und den Fortschritten in unserem Fachgebiet ausgeschlossen.

In dieser Situation erhielt ich Anfang 1977 eine schriftliche Einladung von der Schweizerischen Gesellschaft für Kinderchirurgie zu deren Jahreskongress Ende September in St. Gallen mit der Bitte um einen Vortrag. Ich traute meinen Augen nicht. Dann stellte sich heraus, dass mein kinderchirurgischer Bruder in Mainz den Schweizer Kollegen Prof. Schärli gebeten hatte, mich offiziell einzuladen. Er würde alle anfallenden Kosten übernehmen. Das alles war völlig aussichtslos. Dann aber dachte ich an das Schwejk-Prinzip: offen und naiv anfragen, sich dumm stellen und die direkte Konfrontation suchen.

Die Geschichte beginnt am denkwürdigen 17. Juni 1977, denkwürdig auch wegen unseres Abiturjubiläums und dem ersten Wiedersehen nach zwanzig Jahren in Berlin, Treffpunkt Hotel Unter den Linden, 15.00 Uhr im Foyer. Ich nutzte die Stunden davor zu einem Spaziergang zum Alexanderplatz und stand plötzlich vor dem Ministerium für Gesundheitswesen der DDR. Überzeugt von der Sinnlosigkeit des Unterfangens, aber getreu meinen Schwejk'schen Prinzipien, nichts unversucht zu lassen, mogelte ich mich an der unüberwindlichen Pforte vorbei zur Abteilung für Internationale Beziehungen. An der Tür des Hauptabteilungsleiters stand ein optimistisch stimmender Name: Dr. Lebentrau. Ich klopfte an, trat aber ohne zu warten sofort ein. Am Schreibtisch saß ein gepflegter und freundlicher Mann meines Alters, er starrte mich wortlos an und schien einigermaßen überrascht. Ich stellte mich als Chefarzt einer Spezialklinik in Halle vor und schilderte mein Anliegen. Ich könne doch eine solche auch für die DDR ehrenvolle Einladung nicht in den Papierkorb werfen, müsse mich doch bedanken und hätte natürlich auch die Absicht, an diesem außerordentlich wertvollen Kongress in St. Gallen teilzunehmen.

Dr. Lebentrau sah mich stumm an, war sich wohl nicht ganz sicher, ob das wirklich ernst gemeint war, sammelte sich dann und erklärte mir ausschweifend, welche Hürden vor einer derartigen ungeplanten Teilnahme an einem Kongress in der Schweiz überwunden werden müssten: Antrag beim Ärztlichen Direktor, beim Verwaltungsleiter, bei der Parteileitung der Klinik ... An dieser Stelle unterbrach ich ihn freundlich mit dem Hinweis, an meiner Klinik gäbe es keine Parteileitung. Wieder reagierte er sehr verwirrt, bis ich ihn darüber aufklärte, dass ich an einem großen und für die Stadt Halle bedeutenden katholischen Krankenhaus arbeite. Nach kurzer Pause setzte er die Belehrung fort: Wenn also nicht zur Parteileitung, dann müsse ich die Genehmigung meines Bischofs und der Kirchenleitung haben. Dann solle ich mich an den Kreisarzt, schließlich mit einem begründeten Antrag an den Bezirksarzt wenden. Von dort aus würden die Unterlagen an das Generalsekretariat für medizinisch-wissenschaftliche Gesellschaften und an die Sektion Kinderchirurgie weitergeleitet und geprüft, ob eine Teilnahme an diesem Kongress überhaupt im Jahresplan vorgesehen sei. Im positiven Fall kämen die Unterlagen dann in seine Abteilung, würden dem Minister zur Bestätigung vorgelegt und gingen dann zurück an das Generalsekretariat am Nöldnerplatz, weil dort die Einzelheiten der Reise besprochen und die Flugtickets bereitgestellt werden müssten. Dieser Vorgang würde im Durchschnitt sechs bis acht Monate Zeit in Anspruch nehmen, sodass leider die verbleibenden Monate nicht ausreichen würden.

Ich wies, wiederum freundlich und sehr verbindlich, Herrn Dr. Lebentrau darauf hin, dass die Schweizer Kollegen sich sicher nicht vorstellen könnten, dass eine einfache Kongressteilnahme so lange Vorbereitungszeit braucht, wolle es ihnen aber mitteilen und alles absagen. An dieser Stelle stutzte Dr. Lebentrau, sprang auf und beschwor mich, das auf keinen Fall zu tun. Im Übrigen dürfte ich gar keinen derart persönlichen Kontakt aufnehmen und auf lange Bearbeitungszeiten verweisen. Dann, so entgegnete ich, wolle ich den langen Weg gehen, den er mir freundlicherweise vorgezeichnet hat, und schnell beginnen, noch sei ja Zeit. Ich verabschiedete mich dankbar, Dr. Lebentrau erhob sich, stand mir ratlos, aber nicht unfreundlich gegenüber und brachte mich zur Tür.

Im Lindenhotel fand ich zunächst keinen einzigen meiner einstigen Mitschüler. Ich lief durch alle Säle, durch Café und Bar, nirgendwo ein bekanntes Gesicht. Nur im Foyer saßen an einem abgelegenen runden Tisch einige ältere Herren und lachten übermütig. Plötzlich rief einer von ihnen: „Hoffi, du altes Rübenschwein!" Es war der rotzfreche Aule. Da saßen die alten Kerle: Flade, der Lehrersohn, Ebs, der Kantor, Eule, der Pastor, Tilli, Gefängnispfarrer in Bautzen, Rabbi, Pfarrer in einem Dorf in Thüringen, Jenny und Colon aus Hamburg, Kaestus, Gynäkologe aus Hessen, Teddy, der Physiker, und Klaus, Primus der Klasse und Internist in Dresden. Die meisten kamen aus dem Westen. Weil es der 17. Juni war, hatten sie frei, wurden aber wie erwartet stundenlang am Grenzübergang festgehalten und gefilzt. Kaestus beschwerte sich näselnd darüber. Das hätte er nicht nötig, sich von den Kommunistenschweinen so behandeln zu lassen, er käme nie wieder. Ich sagte ihm, ich könne das gut verstehen, aber das müsste es ihm doch wert sein, um uns alle wiederzusehen. Im Übrigen: Ich würde sonst was drum geben, ein einziges Mal die Grenze überschreiten zu dürfen. So weit lagen schon die Jahre und unterschiedliche Empfindlichkeiten zwischen uns. Es wurde dennoch ein zunehmend ausgelassenes Wiedersehen. Am Ende umarmten wir uns und waren fest entschlossen, die Begegnung in Dresden zu wiederholen.

Nach meiner Rückkehr ging ich sofort ans Werk: Anträge über Anträge, selbst getippt, alle mehrfach mit Kohlepapierdurchschlägen. Dr. F., der Pädiater, fungierte als Ärztlicher Direktor, lachte sich eins und befürwortete ausdrücklich die Teilnahme, ebenso Dr. Willms, der aber mehrfach nachfragte, ob ich mir diese unsinnige Arbeit ohne jede Aussicht auf Erfolg wirklich zumuten wolle. Den Bischof ließ ich aus, das hätte den Zeitplan ruiniert. Stattdessen zog ich nach einer Anmeldung zum Kreisarzt Genosse Dr. N., dem ich berichtete, Genosse Dr. Lebentrau vom Ministerium habe mich gebeten, ihm den Antrag zur Kenntnisnahme und zur Befürwortung vorzulegen und möglichst unmittelbar an den Bezirksarzt weiterzuleiten. Als er von der Weisung des Ministeriums hörte und die offizielle Schweizer Einladung vor sich liegen sah, ließ er eine kurze positive Bestätigung eintragen. Ich trug freudestrahlend das immer dicker werdende Antragspaket zum Bezirksarzt. Der galt als ein umgänglicher Mensch, empfing mich sehr freundlich, bedankte sich für meine wichtige Tätigkeit als Kinderchirurg, zollte dem katholischen Krankenhaus höchste Anerkennung und ließ Kaffee und Milch servieren.

Als wir allein waren, vertraute er mir an, sein Großvater sei Kantor gewesen. Er habe oft mit auf der Orgelbank gesessen voller Bewunderung für die Arbeit seines Großvaters. Er sei immer gern mit in die Kirche gegangen ... Als er dann von meinem Anliegen hörte, wurde er zusehends blass und verstummte. Auch der Hinweis auf Dr. Lebentrau und das mir gewogene Ministerium überzeugte ihn zunächst nicht. Die Angst vor einem folgenschweren Fehler veranlasste ihn zu der Entscheidung: Ich müsse mich gedulden. Schweren Herzens ließ ich sämtliche Unterlagen bei ihm und hoffte auf eine positive Wende. Von nun an rief ich täglich im Sekretariat an und erkundigte mich nach dem Verbleib der außerordentlich wichtigen Unterlagen. Ich wurde immer wieder vertröstet und fuhr erst einmal mit der Familie für zwei Wochen an die Ostsee. Als wir Ende Juli zurückkehrten, wollte ich meinen Augen nicht trauen: In der Klinik lag ein Schreiben vom Generalsekretariat der medizinisch-wissenschaftlichen Gesellschaften mit der Bestätigung einer Studienreise Mitte September mit Abflugzeiten ab Berlin über Zürich und zurück. Erste Hoffnung keimte auf. Medi allerdings blieb skeptisch. Sie hatte nur allzu sehr recht damit, denn der Kampf sollte erst beginnen.

Vier Wochen vor dem Termin ging es los. Ich erhielt auf Rückfrage beim Generalsekretariat die Nachricht, im Zusammenhang mit einem Umzug der betreffenden Abteilung seien alle meine Unterlagen samt den 20 Passbildern und unzähligen Formularen „abhandengekommen". Leider könne man da nichts mehr machen, die Zeit sei nun zu knapp geworden. Ich widersprach, holte mir von der Uni in Halle erneut die erforderlichen Formulare, füllte alle zwanzig sorgfältig aus und schickte sie am nächsten Tag per Einschreiben nach Berlin. Dann herrschte wieder absolute Stille. Von nun an rief ich täglich im Generalsekretariat an und fragte, ob meine Unterlagen noch vorhanden seien, immer freundlich, nie polemisch, eher besorgt. Nach sehr energischen Telefongesprächen erhielt ich den wichtigen Besprechungstermin im Ministerium für den 27. September, am 28. sollte der Abflug sein. Man nannte diesen Termin unter erfahrenen Reisekadern Vergatterung wegen der damit verbundenen politischen Auftragserteilung. Das wusste ich von den wenigen Künstlern, die damals reisen durften, z. B. von meinem früheren Klassenkameraden, dem Organisten Volker Bräutigam.

Am 26. September vergewisserte ich mich noch einmal bei der Reisestelle: „Jawohl, die Unterlagen sind da." Mittags verließ ich die Klinik in Halle und stellte mich tot. Gegen 18 Uhr kam in Leipzig ein Telegramm an: „Morgen nicht nach Berlin kommen. Ausreise leider nicht möglich. Mit Rat des Bezirkes Halle, Abt. Gesundheitswesen in Verbindung setzen." Aber es gab ja nichts zu verlieren, der Entschluss war schnell gefasst. Ich habe das Telegramm nicht mehr erhalten, werde nach Berlin fahren und kämpfen. So machte ich mich dann mit gemischten Gefühlen und der Überzeugung, dass aus der Traumreise nichts werden würde, nur mit der Aktentasche als Gepäck auf den Weg nach Berlin und ging dort stracks zum Ministerium. Während der langen Zugfahrt hatte ich in Gedanken meinen Auftritt durchgespielt und betrat bestens vorbereitet das Foyer des Ministeriums. Diesmal kam ich nicht an der Pförtnerin vorbei.

„Wo wollnse denn hin", fragte mich eine kleine, beleibte Berlinerin.

„Ich bin mit Dr. Lebentrau verabredet."

„Det kannich sein, der is inne Sitzung."

„Ich bin aber zu 14 Uhr zum Gespräch bestellt."

„Worum jehts denn?"

„Das wollte ich gern mit ihm besprechen."

„Der is aber inne Sitzung."

„Da gehe ich schon mal hinauf und warte auf ihn."

„Neh, det jeht nun jar nich – wie isn der Name?"

„Chefarzt Dr. Volker Hofmann aus Halle."

„Ich werd mal telefoniern, nehmse mal Platz."

Ich setzte mich in einen der Ledersessel und wartete, was passieren würde. An der Pforte jedenfalls war ich nicht vorbeigekommen. Also musste sich alles Weitere hier unten ganz öffentlich abspielen. Die Pförtnerin telefonierte unentwegt, nickte immer mal zu mir herüber und rief dann: „Er kommt jleich."

Zehn Minuten später kam Dr. Lebentrau langsam die Treppe herunter. Nun begann mein vorbereiteter Auftritt. Ich sprang aus dem Sessel, lief fröhlich und direkt auf ihn zu, gab ihm die Hand, was ihm unangenehm war, stellte mich vor, erinnerte ihn an meinen Besuch vor drei Monaten, dankte ihm überschwänglich für seine Hilfe, für die empfohlenen und von mir so eingehaltenen Wege, für das Vertrauen, das man in meine Delegierung nach St. Gallen setzte. Ich sprach laut, klar und für alle hörbar.

Ihm wurde mein Redeschwall zunehmend lästig, während ich ihn anstrahlte. Dann unterbrach er mich: „Haben Sie unser Telegramm nicht erhalten?"

„Welches Telegramm und weswegen, ich bin seit gestern in Berlin und heute zum verabredeten Gespräch hier!"

Da sagte er: „Sie können leider nicht ausreisen."

Das war mein Stichwort. Ich erstarrte von einer Sekunde zur anderen, warf mich in einen Sessel, riss mir die Brille herunter und rief so laut, dass es das ganze Foyer vernehmen konnte: „Das können Sie mit mir nicht machen! Ich habe mich von der Klinik verabschiedet, mein Koffer und alle meine Unterlagen sind bereits auf dem Flughafen Schönefeld, das geht nicht! Wie kommen Sie dazu, es war alles geregelt, warum darf ich an diesem internationalen Kongress nicht teilnehmen, was haben Sie gegen mich?" Einige Leute blieben stehen und hörten gespannt zu.

Dr. Lebentrau machte jetzt einen hilflosen Eindruck, versuchte mich zu beruhigen – natürlich vergeblich. Selbstverständlich hätten sie nichts gegen mich, es seien unvorhergesehene Schwierigkeiten aufgetreten, meine Unterlagen seien nicht komplett usw.

Ich gestikulierte wild: 20 Anträge geschrieben, 26 Passfotos angefertigt, das Ganze sogar zweimal, weil alles zwischenzeitlich auf mysteriöse Weise verlorengegangen sei.

Da bat mich Dr. Lebentrau um Geduld und ging zum Telefon hinter der Pforte. Ich konnte nichts verstehen, aber er gestikulierte lebhaft und rief mir dann zu, er müsse etwas klären und sei gleich zurück. Ich warf mich wieder in den Sessel, schüttelte mehrfach den Kopf, riss die Arme hoch, sprach laut mit mir selbst und machte einen ziemlich zerrütteten Eindruck. Ich ging davon aus, dass ich durch die zahlreichen Kameras beobachtet würde, und versprach mir von diesem auffälligen Verhalten einiges, denn man würde ganz sicher jeden Eklat vermeiden wollen.

Dr. Lebentrau kam nach 40 Minuten langsam und unsicher die Treppe herunter und erklärte mir, alles sei leider ein Versehen. Die für die Ausreise vorliegenden Unterlagen beträfen einen Chemiker meines Namens aus Leipzig. Bei ihm sei alles in Ordnung, die Genossen vom Generalsekretariat hätten das leider verwechselt.

Darauf setzte ich meinen Auftritt fort: „Wie können Sie mit mir so umgehen, was soll das für ein Unsinn sein? Als würde rein zufällig ein Dr. Hofmann zum gleichen Zeitpunkt in die Schweiz reisen dürfen, weil ja solche Kongressteilnahmen bei uns so häufig sind. Sagen Sie mir die Wahrheit, was steckt dahinter?"

Er war ratlos, bat mich um Geduld, ging wieder nach oben und kam 30 Minuten später zurück. „Also", sagte er, „es hat sich geklärt:

Leider reichte die Zeit für die Schweizer Botschaft nicht aus, sie benötigt mindestens vier Wochen für die Bearbeitung."

Ich aber hatte vor einiger Zeit bei der Schweizer Botschaft angerufen, hatte auch wirklich nach vielen vergeblichen Versuchen in Westberlin jemanden erreicht und erfahren, dass sie bei besonderen Anlässen weniger als 24 Stunden für die Bearbeitung benötigten. Und eine solche Kongressteilnahme sei so ein besonderer Anlass. Dr. Lebentrau war konsterniert. Da klingelte das Telefon der Genossin Pförtnerin. Sie rief ihn zu sich und flüsterte ihm etwas ins Ohr. Es ginge noch um mich, rief er mir zu, ich möge warten. Das tat ich nur zu gern. Was sich da in den oberen Etagen abspielte, habe ich nie erfahren. Jedenfalls kam Dr. Lebentrau nach geraumer Zeit die Treppe herunter. Meine Ausreise sei genehmigt, ich müsse jedoch bis spätestens 16 Uhr am Nöldnerplatz sein, um dort die Papiere entgegenzunehmen. Inzwischen war es 15.40 Uhr. Er müsse mich aber noch aufklären über mein Verhalten im nichtsozialistischen Währungssystem. Ich sagte ihm, ich sei vergattert genug, und rannte los.

In diesen Minuten stand ich unter Schock wegen der Zusage, die ich nicht im Entferntesten erwartet hatte, und weil ich nur die Aktentasche bei mir trug, nicht einmal Zahnbürste, Rasierapparat oder Unterwäsche mitgenommen hatte. Ich brauchte 15 Minuten bis zum Generalsekretariat, betrat das berüchtigte Haus und wurde bereits an der Pforte empfangen von einem undurchsichtigen Mitarbeiter, der offensichtlich Bescheid wusste. Ich entschuldigte mich für mein spätes Kommen. Da sagte er ganz langsam zu mir: „Wissen Sie, es gibt Dinge zwischen Himmel und Erde, von denen Sie nichts verstehen ..."

Ich folgte ihm in sein Zimmer und erhielt alle nötigen Unterlagen, vor allem den blauen Reisepass der DDR mit dem eingedruckten Visum der Schweizer Botschaft, alles war schon vor 14 Tagen abgestempelt worden. Dann wies er mich noch darauf hin, dass die Ausreise nur möglich sei, weil sämtliche Kosten durch die Schweiz übernommen würden und ich schon nach zwei Tagen wieder in die DDR zurückkäme. Daraufhin schob ich alle Papiere einschließlich des blauen Reisepasses quer über den Schreibtisch zu ihm zurück mit der Bemerkung, das sei sinnlos, ein derartiger Aufwand und die teuren Flugtickets wegen nur zwei Tagen Aufenthalt, der Kongress liefe bis zum 1. Oktober, mein Vortrag stünde erst am letzten Tag auf dem Programm und ich wäre dann gar nicht mehr vor Ort ... Vielleicht hat ihm das imponiert. Leise sagte er, ich müsse das nicht so wörtlich nehmen und bei meiner Ankunft in Zürich gleich den Rückflug umbuchen. Ich solle aber in der Klinik Bescheid geben, damit niemand eine falsche Vermutung hätte und diese dann weitermeldete. Ich war diesem Mitarbeiter, der ein direkter Verbindungsmann zur Staatssicherheit war, wie sich später herausstellte, für diesen unerwarteten Hinweis dankbar. Es hatte nur eine halbe Stunde gedauert, dann stand ich wieder draußen mitten in Berlin. Ich war der glücklichste Mensch der Welt. Wie in Trance lief ich zu einem kleinen Park, setzte mich auf eine Bank, zog immer wieder den blauen Pass aus der Tasche und vergewisserte mich, dass alles kein Traum war. Aber viel Zeit zum Träumen blieb mir nicht, denn ich musste auf schnellstem Weg und unerkannt nach Leipzig, dort meine Sachen packen und in der Dunkelheit der Nacht zurück zum Flughafen Schönefeld. Wir hatten vereinbart, abends nach meiner Rückkehr aus Berlin zum Trost für die abgesagte Reise eine Flasche Sekt zu trinken. Entgegen dieser Absprache brachte ich die Flasche Sekt mit, setzte eine müde und traurige Mine auf und legte heimlich den blauen Pass unter die Flasche. Medi war außer sich vor Freude. Es folgte eine lange, fröhliche und schlaflose Nacht, ehe ich zeitig im Dunkeln zum Bahnhof und dann zum Flughafen fuhr. Wir wussten, dass eine solche Reise bis zum Betreten des Flugzeugs noch gestoppt werden konnte. So wartete ich gespannt im streng bewachten Transitbereich auf den Abflug.

Endlich stiegen wir die Flugleiter hinauf. Keiner hinderte mich daran. Dann saß ich aufgeregt, bleich und völlig übermüdet neben einer attraktiven, nach Westparfüm duftenden Wienerin, die mich fragte, ob es mir nicht gutginge. Ich antwortete kurz und leise, das könne ich ihr erst beim Anflug auf Wien sagen. Das erschreckte sie derart, dass sie mich unentwegt von der Seite beobachtete und jede meiner Bewegungen verfolgte. Als unter uns Schloss Schönbrunn auftauchte, erzählte ich ihr in wenigen Sätzen meine Erlebnisse. Sie war fassungslos, aber gleichzeitig erleichtert, dass ihre Sorgen unbegründet waren, und wünschte mir alles Gute bei meinen ersten Schritten in einem freiheitlichen Land.

Diese Wünsche waren mehr als berechtigt, denn schon auf dem kurzen Weg in den Transitbereich zitterten meine Knie, mir war hundeübel und meine größte Sorge war die Vorstellung, die Toiletten könnten kostenpflichtig sein. Später bekam ich bei einer Westreise einen sogenannten Sicherheitsbetrag von 10 DM, der dazu dienen sollte, bei Beleidigung der DDR sofort die DDR-Botschaft zu informieren und die Reise abzubrechen. Der Sicherheitsbetrag musste nach der Rückkehr wieder abgegeben werden. Die Toiletten waren kostenfrei und überdies in einem unvorstellbar luxuriösen Zustand: dezent farbige Fliesen mit Blumengebinden, ein angenehmer Duft, der den eigentlichen Ort völlig vergessen ließ, und eine automatische Spülung, die mich erschreckte. Hier hörte ich, wie immer wieder der Lautsprecher tönte: „Mister Hofmann, bitte sofort bei Swiss Air melden." Aber ich kam nicht weg. Im Gegenteil, ich erleichterte mich und war erleichtert, dass ich in dieser schwierigen Situation so bequem und angenehm sitzen konnte. Sollten sie doch rufen, so oft sie wollten. Jetzt war ich frei, nichts konnte mir passieren, alles würde sich regeln lassen. Grund der Durchsage war der inzwischen erfolgte Abflug der Anschlussmaschine nach Zürich. Als ich wieder fester auf den Beinen stand, trottete ich zu Swiss Air. Dort war man sehr besorgt wegen meiner Abwesenheit. Aber sie hatten bereits umgebucht, den Koffer umladen lassen in das nächste Flugzeug, das eine Stunde später abflog, und wünschten mir sehr herzlich einen reibungslosen Weiterflug.

So kam ich einigermaßen stabil in Zürich an, wo mich Beat, der Mann von Medis Cousine, seit Stunden erwartete. Er nahm mich freundlich in die Arme und konnte sich meinen Zustand nicht erklären. Da begriff ich zum ersten Mal, wie unterschiedlich unsere Erlebniswelten waren und wie wenig sich die Menschen dieser freien Länder unsere Lebenssituation vorstellen konnten. So ist es mir in den folgenden Jahren oft gegangen: Die einen hörten interessiert zu und hatten es bereits am nächsten Tag wieder vergessen, den anderen war es eher lästig und einigermaßen gleichgültig. Sie hatten eigene berufliche oder familiäre Probleme, die ihnen zu schaffen machten. Aber es gab eine dritte Gruppe. Das waren diejenigen, die nicht nur interessiert oder erschrocken zuhörten, sondern immer wieder Fragen stellten und nach Antworten suchten. Unter den kinderchirurgischen

Kollegen waren das zuerst Beat und Elsbeth Kehrer: er Kinderchirurg am Mekka der Kinderchirurgie in Bern bei Marcel Bettex, dann Alois und Leni Schärli, er Chef in Luzern, einer Stadt, von der wir nur träumten, schließlich Michael Gauderer, 1945 aus Thüringen geflohen, jetzt Chef in Cleveland (USA), und nicht zuletzt Fritz Rehbein, der Großmeister der Kinderchirurgie aus Bremen.

Am nächsten Tag fuhr Siegfried, der große kinderchirurgische Bruder, fröhlich im neuen VW-Passat vor und wir beide machten uns dann unendlich schwätzend auf den Weg zum Kongress nach St. Gallen. Die Tagung war im Gegensatz zu meinen Behauptungen den Berliner Genossen gegenüber ziemlich bedeutungslos. Und das war gut so, denn wir hatten viel Zeit füreinander und für die Stadt, die gepflegt und geputzt war bis in die äußersten Winkel und trotz ihres Alters duftete wie eine wohlhabende Dame aus besten Kreisen. Dabei wirkte sie unerwartet ruhig ohne jede Hektik. Gelassen und selbstbewusst bewegten sich perfekt gekleidete Menschen mit freundlich mir zugewandter Miene, als kennten sie mich schon lange und wunderten sich gar nicht darüber, was dieser aufgeregt hin und her rennende Mensch, der nichts verpassen wollte und sich in allen Läden, Gassen und Winkeln herumtrieb, bei ihnen zu suchen hatte. Größer konnten die Gegensätze nicht sein, die innerhalb von 24 Stunden auf mich einschlugen und mir den Atem nahmen. Bei meinen schnellen Bewegungen im Zickzack rempelte ich eine ältere Dame an, doch ehe ich mich entschuldigen konnte, bat sie mich um Verzeihung. Unvorstellbar! Es war eine neue Welt, doch wie sollte ich das zu Hause erklären? Wir bezogen in einem kleinen, verwinkelten Hotel in der Altstadt ein angeblich bescheidenes Zimmer – für mich war es der höchst denkbare Komfort.

Eigentlich dauerte der Kongress bis zum Samstag, aber wir verabschiedeten uns heimlich bereits am Freitagabend. Ich hatte entsprechend dem Vorschlag des Stasi-Genossen während der Tagung meinen Rückflug umgebucht und den genehmigten Aufenthalt in der Schweiz um drei Tage verlängert. Das war gar nicht so einfach, denn dazu musste ein gebürtiger Schweizer als Bürge gefunden werden, der mögliche Kosten übernehmen würde. Die lieben Schweizer, so einfach konnte man nicht in ihrem traumhaften Land bleiben. Aber Alois Schärli bürgte sofort und begleitete mich zur Kantonspolizei.

Was wollen wir in diesen unendlichen drei Tagen machen? „Wir könnten nach Mainz fahren mit einem bundesdeutschen Pass, den wir uns in Zürich auf der Deutschen Botschaft besorgen müssten. Dann könnte ich Dir zeigen, wo und wie wir leben. Du könntest Elisabeth und die Kinder sehen und wir fahren den Rhein rauf und runter, so oft wir wollen. Oder ich zeige Dir ein Stück Schweiz, Berge, Gletscher und Alpenwiesen, vielleicht auch Luzern und den Vierwaldstädter See."

Meine Entscheidung war klar: Ein bundesdeutscher Pass bedeutete für einen Dienstreisenden zwei Jahre DDR-Knast, das wusste ich aus Gesprächen. Die Alpenwelt hatte ich zuletzt 1954 gesehen. So fuhren wir am Freitagabend im Dunkel der Nacht los über Chur nach Flims bis auf 1000 Meter Höhe und fanden auf Anhieb gegen 21 Uhr einen Gasthof, in dem wir bleiben konnten, ohne uns vorher angemeldet zu haben.

Wir waren die einzigen Gäste. Ich war hungrig und suchte essbare Reste zusammen, denn um diese Zeit war nach sozialistischem Ermessen kein Abendbrot mehr denkbar. Aber schon nach kurzer Zeit standen Butterbrot, herrlicher Schinken, Käse, reichlich Bier und später Rotwein auf dem Tisch. Es war wie im Schlaraffenland. Und als wir morgens gegen sieben Uhr die Vorhänge zurückzogen, wollte ich meinen Augen nicht trauen: um uns herum sattgrüne Wiesen, darüber tiefblauer Himmel und schneebedeckte Gipfel, aufgereiht wie in einem Westfilm der 50er-Jahre.

Die Fahrt ging über den Oberalppass nach Andermatt über den wilden Furkapass ins Rhone-Tal hinunter nach Visp und endete in Täsch, wo wir das Auto stehenlassen mussten und mit der Eisenbahn ins autofreie Zermatt weiterfuhren. Mein Bruder hatte es schwer mit mir, denn beinahe in jeder zweiten Kurve mussten wir anhalten, damit ich fotografieren konnte. Das war das Einzige, was ich für die Daheimgebliebenen tun konnte. An den unmöglichsten Stellen sprang ich wie ein Besessener heraus, überquerte die Straße und zwang nachfolgende Autofahrer immer wieder zur Notbremsung in den Serpentinenkurven, bis der arme Bruder die Nerven verlor, die Tür von innen verriegelte und mich erst im Visp-Tal wieder freiließ.

Bei strahlendem Herbstwetter stiegen wir in Zermatt aus dem Bähnle und wechselten mit unseren Koffern in eine der bunt geschmückten Pferdekutschen, die uns an einem bezaubernden Hotel mit blumenbehängten Balkons absetzte. Sofort ging es mit ausgeliehenen Abfahrtsskiern hinauf in 3800 Meter Höhe zum Theodulgletscher und Monterosa-Massiv mit Blick auf Cervinia in Italien und zurück mit reichlich Schneekontakt auf dem Gletscher bis hinunter nach Zermatt. Für mich war alles wie im Traum und weit entfernt von jeder mit dem Verstand zu erfassenden Realität. Die Zeit lief uns davon, es war ja schon Sonntag und am Montagnachmittag sollte ich zurückfliegen. Also schnell durch den Kandersteg-Tunnel huckepack auf Schienen nach Luzern zu Alois Schärli. Von dieser einzigartigen alten Stadt habe ich damals wenig zu sehen bekommen, denn in der Frühe mussten wir nach Zürich. Der Abflug durfte unter keinen Umständen verpasst werden. Wir sind dann noch durch die alte Innenstadt am Zürich-See gelaufen, die bunten Herbstblätter fielen von den Bäumen und wurden von uniformierten Stadtdienern an langen spitzen Stöcken einzeln aufgespießt und abgestreift. So etwas hatte ich bei uns noch nie gesehen.

Dann der Rückflug, diesmal ohne längeren Aufenthalt in den Toiletten des Wiener Transitbereiches. Ich fühlte mich wie einer, der schon länger im Westen lebte, hatte die Hände in den Hosentaschen, viele Geschenke für Medi und die Kinder im Koffer und bewegte mich gelassen mit einer inneren Freude, die mir keiner mehr nehmen konnte. Diese Gelassenheit aber hielt nicht lange an: Bei der Landung in Schönefeld konnte ich von oben die Zweiteilung des Flughafens erkennen: den fast leeren Landebereich für Westflüge, umstellt von unzähligen mit MGs bewaffneten Sicherheitskräften, und den kaum bewachten sozialistischen Landebereich. Die Ankunft war ein Schock, als hätte ich schon alles aus meinem 38-jährigen Leben vergessen: den unfreundlichen Kommandoton, die stumpfen, machtbetonten Visagen der Kontrollorgane, die fehlenden Klodeckel im Toilettenbereich außerhalb des Transitraumes. Immerhin hatte ich Glück als sogenannte VIP-Person, die aus dem Westen zurückkam: Mein Koffer blieb unkontrolliert, ich konnte alle Geschenke ohne Diskussionen mit nach Halle nehmen.

Die Freude war unbeschreiblich, die Kinder lauschten gebannt, als käme da einer aus dem Weltall auf die Erde. Freunde kamen und hörten neidvoll und betroffen zu. Ich musste sehr sensibel erzählen, vieles weglassen, abmildern, herunterspielen, Probleme benennen, über Dinge reden, die bei uns besser waren, auch wenn die Suche danach schwerfiel.

In der Klinik hielt ich mich verständlicherweise sehr zurück. Ich war ja gerade erst ein halbes Jahr da. Etwa 14 Tage später sprach mich unser Verwaltungsleiter C. auf dem Flur an. Es wären zwei Herren von der Staatssicherheit dagewesen, „die Auskünfte einholen wollten über Sie". Er habe ihnen gesagt, ich sei schon seit einer Woche zurück aus der Schweiz, es ginge mir gut. Da wären beide blass geworden, hätten sich ratlos angeschaut und seien wortlos verschwunden. Was ich damals nicht ahnte: Herr C. war zur Mitarbeit bei der Stasi gepresst worden und hatte eigentlich Berichtspflicht. Jedenfalls klärte sich das Mysterium auf: Die Reise sollte wegen fehlender Zustimmung der örtlichen Staatssicherheitsorgane abgesagt werden. Irgendjemand im Ministerium in hoher Funktion (möglicherweise Minister Mecklinger persönlich, dessen Kinder oder Enkel im St. Barbara-Krankenhaus zur Welt gekommen waren) hatte die Bürgschaft für mich übernommen. Die lokale Stasi hatte von meiner Ausreise keine Information erhalten.

Diese Reise war ein tiefer Einschnitt in meinem Leben. Von nun an konnte ich alle zwei Jahre, später sogar öfter, zu Kongressen, Seminaren oder Gastvorlesungen ins kapitalistische Ausland bis in die Vereinigten Staaten reisen. Ein unglaubliches, sicher sehr beneidetes, aber für unsere kinderchirurgische Klinik wichtiges Privileg. Auf diese Weise konnte ich die moderne Entwicklung in unserem Fachgebiet in Diagnostik und Therapie hautnah miterleben und unzählige kollegiale Verbindungen knüpfen.

Eine wichtige Rolle spielte dabei unsere eigene Vorreiterrolle: die Ultraschalldiagnostik im Kindesalter. Seit etwa sechs bis acht Jahren hatte in der klinischen Praxis, insbesondere in der Geburtshilfe, eine neue bildgebende Methode Einzug gehalten, die revolutionär war. Man konnte mittels bestimmter Frequenzen den Ultraschall nutzen, um ohne Strahlenbelastung Organe, Gewebe und ganze Körperareale, später sogar Gefäße und Nerven, abzubilden. So erlebte die Geburtshilfe den größten Fortschritt in ihrer Entwicklung. Das noch nicht Geborene wurde bereits ab der 12. Woche, später noch viel früher, in der Gebärmutter dargestellt: die Lage des Kindes, die Größe des Kopfes usw. – alles Befunde, die für die Geburt von außerordentlicher Bedeutung waren. Die ersten brauchbaren Geräte wurden von Siemens in Erlangen durch den genialen Techniker Richard Soldner entwickelt, der viel später mein guter Freund wurde. Er stellte in Handarbeit ein monströses Vehikel mit einem riesigen Schallkopf her, mit dem erstmals auch die Bewegungen des Ungeborenen beobachtet werden konnten. Ein solches Gerät namens Vidoson war auf besonderes Drängen unseres Geburtshilfe-Chefs Dr. K. aus dem Westen ins St. Barbara-Krankenhaus gekommen. Es war weit und breit das einzige seiner Art. Selbst die Unikliniken konnten davon nur träumen. Mein damaliger Oberarzt Dr. B. erkannte bereits vor meinem Beginn die Bedeutung dieser Diagnostik für die Erwachsenenmedizin, insbesondere für die sofortige Erkennung von Gallensteinen, Nierensteinen und Tumoren.

Ich war begeistert. Wenn man damit das noch nicht Geborene beurteilen konnte, dann doch noch viel besser das Neugeborene, den Säugling, das Kind. Einmal in der Woche durften wir das Vidoson benutzen. Es ist heute kaum noch vorstellbar, mit welcher Begeisterung wir ans Werk gingen: Dr. B., mit seinen Erfahrungen bei Erwachsenen, Dr. D. mit immer neuen Ideen und Dr. S., den besonders die Abbildung der Hirnventrikel faszinierte. Jetzt konnte man erstmals innere Organe direkt darstellen: die Bauchspeicheldrüse, ein bis dahin völlig unsichtbares Organ, denn CT und MRT gab es noch nicht, dann die Nieren mit ihren häufigen Fehlbildungen im Kindesalter. Nach und nach gab es in allen Körperbereichen immer neue Entdeckungen – bis auf die Knochen, die lufthaltige Lunge und den Darm. Wir fotografierten damals mithilfe eines Stativs die Standbilder direkt von dem kleinen Monitor ab, entwickelten die Filme selbst und kopierten die Bilder solange, bis etwas zu sehen war. Es müssen in jener Zeit etwa 40 000 Fotos entstanden sein, die wir meistens nachts aus dem Wasserbad ins Trockene gezogen haben, denn wir konnten nur abends und nachts die Röntgenräume für unsere schwarze Kunst nutzen.

Diese ganz neue und aufregende Diagnostik war ein Glücksfall im doppelten Sinne: erstens für die Kinder, die ohne Angst, beinahe fröhlich zum „Fernsehen" kamen, zum anderen für uns selbst. Es sprach sich schnell herum, unsere Sprechstunden waren in kürzester Zeit oft auf längere Sicht ausgebucht. Notfälle kamen immer sofort dran und blieben dann gleich bei uns. Das Kinderkrankenhaus St. Barbara wurde immer bekannter, die Wartezeiten für operative Eingriffe wurden immer länger. Bereits im dritten Jahr lag die Wartezeit für nicht dringliche Operationen bei Kindern bei etwa zwei Jahren, heute unvorstellbar, aber damals gab es noch viele Kinder und wenige Spezialkliniken. Selbst universitäre Kinderkliniken schickten ihre Patienten zu uns, da ihnen diese nicht strahlenbelastende Methode nicht zur Verfügung stand. Schwierige Fragestellungen konnten oft auf Anhieb gelöst werden, das war auch für die begleitenden Kollegen eindrucksvoll. Besonders die schnelle Klarheit bei akuten Erkrankungen, z. B. der Invagination, dem Tumor-Verdacht, dem Nierenstein, der akuten Harnstauung usw. war oft wie ein Wunder, vor allem wenn wir bei der Invagination den Darmverschluss schon nach wenigen Minuten durch einen Kontrasteinlauf beseitigen konnten.

Natürlich haben wir auch versucht, über diese erstaunliche Methode auf Tagungen oder Kongressen zu berichten, aber das war gar nicht so einfach. Mein erster Versuch an meiner Ausbildungsklinik in Leipzig anlässlich eines Symposiums über pränatale Diagnostik, die damals beinahe ausschließlich mittels Laborwerten oder über Röntgenuntersuchungen bzw. mittels der nicht ungefährlichen Fruchtwasserpunktion erfolgte, ging völlig daneben. Zunächst musste ich darum bitten, den alten, ruhmreichen Hörsaal der Leipziger Universitätsklinik völlig zu verdunkeln. Das war ziemlich schwierig. Immer wieder blieben die Jalousien auf halber Strecke hängen. Als dann die Ultraschallbilder an der Wand erschienen und wegen der fehlenden Aufnahmetechnik nur schwarze und graue Umrisse erkennbar waren, die wir selbst kaum deuten konnten, verließ den leitenden Professor die sonst durchaus vorhandene Geduld. Er ließ die Jalousien wieder hochziehen mit der Bemerkung: „Man sieht ja auch im Dunkeln nichts – der nächste Vortrag bitte." Ich setzte mich mit tiefroten Ohren in die letzte Reihe und verschwand in der folgenden Pause.

Der zweite Versuch scheiterte schon bei der Anmeldung des Vortrags für die Jahrestagung der Gesellschaft für Pädiatrie in Rostock 1979. Man teilte mir mit, das Thema sei nicht von allgemeinem Interesse und würde deshalb nicht ins Programm aufgenommen. Dafür war der dritte Versuch hoffnungsvoller. In Halle fand ein vom kinder-chirurgischen Chef der Uni-Klinik organisiertes Symposium über den „Reflux", den krankhaften Rückfluss des Harns aus der Blase in die Nieren, statt, zu dem ich einen Beitrag angemeldet hatte. Wieder ging ein Murren durch die Reihen, aber ich durfte bis zum Ende reden. Der Tagungsleiter aber verabschiedete mich mit den Worten: „Nun wollen wir aber wieder zum wissenschaftlichen Teil übergehen." Da schaltete sich ausgerechnet einer der führenden Kinderurologen Österreichs ein, der Stargast der Veranstaltung war. Er drückte seine Freude über die erfolgreichen Untersuchungen aus, die ihm selbst noch nicht gelungen seien, die aber ganz sicher die Zukunft in der Nierendiagnostik im Kindesalter darstellen würden. Das Auditorium war verblüfft: Wenn einer aus dem Westen sich nicht über die Schat-tenbilder lustig machte, war vielleicht doch was dran an diesen Wet-terkarten.

Den Durchbruch brachte 1981 die erste öffentliche Präsentation bei einem großen Kinderärzte-Kongress in Dresden, wenn auch nur in einer Pause in einem kleinen Nebensaal. Aber der war in wenigen Minuten brechend voll. Wir führten die ersten Filmaufnahmen von den Hirnkammern gesunder Neugeborener und bei Hydrocephalus vor. Der Film war unter schwierigen Bedingungen im St. Barbara von Hagen Lettow gedreht worden, einem genialen Filmemacher, der bei der DEFA entlassen worden war und sich nun privat über Wasser hielt. Die große Schwierigkeit bestand darin, den Monitor abzufilmen. Es mussten identisch 15 Bilder pro Sekunde aufgenommen werden, sonst lief ein breiter schwarzer Balken über das Bild. Die kurze Vor-stellung von vielleicht zehn Minuten war ein großer Erfolg, nun musste die Methode ernstgenommen werden.

Uns war klargeworden, dass mit dieser kinderfreundlichen Diag-nostik ohne jegliche Strahlenbelastung ein großer Schritt in die Zukunft möglich ist. Von Anfang an hatte ich alle Untersuchungen minutiös mit Zeichnungen, Fotos und Beurteilungen dokumentiert und geordnet. Damit zog ich im Sommer 1979 zum Thieme-Verlag nach Leipzig, der in der DDR führend bei der Herausgabe medizini-scher Bücher war, und trug meine Bitte vor. Ich hatte wenig Hoffnung, dass man diese schwarz-weißen, schwer verständlichen Bilder drucken würde, die auch noch von einem weithin unbekannten

Kinderchirurgen aus einem kleinen konfessionellen Krankenhaus stammten.

Aber das Glück war auf meiner Seite. Man verwies mich an den für Pädiatrie zuständigen Lektor Dr. Hemmerling. Er war ein kluger und sympathischer Mann, Mitte 40 und ohne Parteiabzeichen. Er staunte über meine Vorstellung, diese Methode für das Kindesalter in vollständiger Übersicht mit Text und Bildern zusammenzustellen. Er hatte von der Sonografie gehört, war neugierig und schon nach wenigen Minuten außerordentlich interessiert. Er betreute eine Fortsetzungsreihe über „Moderne Pädiatrie", es gab inzwischen drei oder vier Hefte. Ich solle es unbedingt versuchen, er wolle mir in jeder Beziehung helfen, versuchte gleich eine Themenübersicht zu machen, gab mir Tipps und machte wichtige Vorschläge. Als ich jedoch erklärte, das alles könne nur auf westlichem Glanzpapier gedruckt werden, damit man überhaupt etwas erkennt, legte er sein Gesicht in Falten, versprach aber alles dafür zu tun. Ihm sei kein medizinisches Buch über diese Diagnostik im Kindesalter bekannt und deswegen könne es auch im Westen für Devisen verkauft werden. Darum sähe er gewisse Chancen auf den Bezug von Qualitätspapier für den Druck. Ich möge bitte rasch an die Arbeit gehen, er brauche das Manuskript spätestens im kommenden Herbst, dann wäre das nächste Heft in dieser Reihe fällig.

Also ging ich an die Arbeit. Meine Erfahrungen mit wissenschaftlichen Arbeiten waren nur gering, eigentlich war das Vorhaben vermessen in jeder Beziehung. Doch je länger ich daran arbeitete, desto spannender wurde es. Es gab Zeiten, in denen kein Tag ohne neue Texte oder Bilder verging. Langsam, aber Schritt für Schritt stieg ich den anfangs unüberschaubar hohen Berg hinauf, bis alles geschafft war. Mit Dr. B. wurde jede Zeile und jedes Bild besprochen. Es wurde sortiert, eingefügt, herausgeworfen, neu formuliert und das alles abends, nachts und an den Wochenenden, denn tagsüber waren wir mit dem Aufbau unserer Klinik, mit immer neuen, immer schwierigeren Operationen und einer überquellenden Ambulanz beschäftigt. Wir wussten damals nicht, dass es weder im deutsch- noch im englischsprachigen Raum eine zusammenfassende Darstellung sonografischer Untersuchungen im Kindesalter gab. Das schmale, gelb eingeschlagene Büchlein mit 170 Seiten und 380 Abbildungen erschien 1981 mit einem Vorwort meines Lehrers Prof. Fritz Meißner, viele Jahre vor dem ersten pädiatrischen Ultraschallbuch von Dr. Weitzel aus Mainz im Springer-Verlag.

Unsere Hoffnung scheiterte, das Buch auch im westlichen Thieme-Verlag herauszubringen. Die Begutachtung durch den führenden Kinderradiologen im Westen dauerte merkwürdigerweise länger als ein Jahr, fiel zwar sehr positiv aus, doch der Nachdruck wurde wegen eines bevorstehenden eigenen Buchprojekts abgelehnt. In der DDR war es schnell vergriffen, es kostete 30 Mark und ist inzwischen eine Rarität geworden, die selbst in Antiquariaten nicht mehr zu haben ist. Das Buch hat uns und unserem St. Barbara-Krankenhaus viel Ehre eingebracht. Wir waren jetzt ständige Gäste auf Tagungen und großen Kongressen. Damit einher ging die schrittweise Erweiterung unserer Klinik bis auf 55 Betten, das war damals die drittgrößte Kinderchirurgie der DDR. Für mich war dieses Buch auch deswegen wichtig, weil Prof. Meißner mir vorschlug, diese umfangreiche wissenschaftliche Arbeit als Externer zur Promotion B an der Karl-Marx-Universität einzureichen. Er unterstützte mich dabei.

Aber zurück ins Jahr 1977. Aus den anfangs acht kinderchirurgischen Betten waren zum Ende des Jahres sechzehn Betten geworden, verteilt in den ehemaligen Klassenzimmern der Schwesternschule, die inzwischen ausgezogen war. Noch fuhr ich täglich und häufig nachts zwischen Leipzig und Halle hin und her. Noch hielt sich der Schwierigkeitsgrad der Operationen sehr in Grenzen, aber erste größere Eingriffe kamen hinzu: Ventilimplantationen bei Hydrocephalus, Nierenbeckenplastiken bei Säuglingen und Darmanastomosen beim Ileus. Allmählich wuchs die Begeisterung der anfangs skeptischen Kollegen und vor allem der vielen jungen Schwestern, die im eigenen Haus ausgebildet worden waren.

Wir wohnten damals in Leipzig recht komfortabel dank des Umbaus im Frau-Holle-Weg und waren endlich einigermaßen zur Ruhe gekommen. Es war ein friedliches und glückliches Familienleben, wäre nicht der drohende erneute Umzug gewesen. Ich war tagsüber und häufig auch am Wochenende nicht da. Wenn ich abends kam, war ich oft voller Sorgen, wie es den operierten Kindern geht, wie der nächste Tag aussehen würde und ob das alles zu schaffen wäre. Was Medi in dieser Zeit geleistet hat, war phänomenal. Hilfe von meiner

Mutter aus Dresden war gar nicht und von ihrer Mutter nur sehr eingeschränkt zu erwarten. Sobald ein Gast im Haus war, nutzten das die beiden Jungs aus. Dann sprangen sie vom Kleiderschrank in die Betten, ärgerten Besucher, die nichts Brauchbares mitgebracht hatten, störten unentwegt und voller Freude die „blöden Erwachsenengespräche". Sie nutzten es aus, dass bei diesen Gelegenheiten Erziehungsversuche der Mutter mit Rücksicht auf die Gäste ausblieben. Schön waren die Sonntagvormittage. Dann lagen alle Kinder still und friedlich in Vaters Bett und lauschten seinen endlosen Maulwurf-Geschichten.

Am schönsten waren die gemeinsamen Ferien: im Winter eine Woche Carlsfeld, im Sommer unser gelbes Gartenhaus in Wehrsdorf. Die für die DDR typischen und so heiß begehrten Sommerferien an der Ostsee einschließlich kilometerlanger Trabant-Kolonnen auf den Straßen gen Norden hatten wir zweimal erlebt. 1975 waren wir mit Hans und Albrecht in ein Zeltlager der Leipziger Universität nach Dranske gefahren, ganz in den Norden der Insel Rügen nahe dem Kap Arkona. Professoren, Dozenten und wissenschaftliche Mitarbeiter wohnten neben Küchenhilfen, Krankenschwestern und Röntgenassistentinnen mit ihren Familien eng beieinander in ausrangierten Zirkuswagen und großen Zelten und waren glücklich, diese Urlaubsreise ergattert zu haben.

Die zweite Ostsee-Reise hatte mir eine Patientenmutter zugeschanzt, die im Reisebüro arbeitete. Wir fuhren voller Vorfreude und mit großen Erwartungen auf die Insel Usedom und landeten in Krummin, einem kleinen, völlig abgelegenen Fischerdorf am Bodden, im teilweise ausgebauten Dachstuhl einer in jeder Beziehung eingeschränkten Familie, die mit der Vermietung dieser schmutzigen und heißen Dachkammer ihren Lebensunterhalt verdiente. Eine eigene Toilette gab es nicht, geschweige denn Dusche oder Kleiderschränke, dafür einen freundlichen Sohn, der unsere beiden Jungs in die Kunst des Angelns mit selbstgebauten Ruten einführte. Für uns Eltern waren diese Urlaubswochen oft anstrengend, und wir waren froh, gesund und einigermaßen erholt in unser Häuschen zurückzukommen. Die meisten nahmen diese Unannehmlichkeiten gleichgültig hin, sie kannten es nicht anders. Urlaub war eben so. Aber ich hatte die andere Welt kennengelernt und wusste, wie man eigentlich hätte

.

leben können. Das war für mich zunehmend ein großes Problem, über das ich aber nicht sprechen konnte.

Im August 1978 fand ein kinderchirurgischer Kongress mit internationaler Beteiligung – so hieß das damals – in Erfurt statt. Die internationale Beteiligung waren Kollegen aus der CSSR, der Volksrepublik Polen und Bulgarien. Aber es war auch ein Schweizer Kollege aus der berühmten Berner Kinderchirurgie von Professor Bettex angekündigt, der über Versuche mit pränatalen chirurgischen Eingriffen referieren würde. Er hieß Beat Kehrer. Nach meiner wunderbaren Schweiz-Reise wollte ich unbedingt versuchen, Kontakt aufzunehmen und mit ihm über unsere pränatalen Ultraschallbefunde bei Fehlbildungen diskutieren, die damals noch außergewöhnlich selten und wenig bekannt waren. Gastreferenten aus den westlichen Ländern waren bei jedem Kongress eine Besonderheit, nur wenige wurden zugelassen, eher noch aus Österreich oder der Schweiz, selten aus der Bundesrepublik, nie aus Westberlin. Sie brachten uns die neuesten Erkenntnisse und einen Hauch der großen Welt. Oft waren sie isoliert, weil viele karrierebewusste DDR-Kollegen ängstlich vor einem zu engen Kontakt zurückschreckten, denn die Staatssicherheit war bei internationalen Tagungen immer mittendrin.

So war es auch in Erfurt. Beat stand mit seiner Frau Elsbeth in der Pause etwas abseits, als ich sie ansprach, mich vorstellte und begeistert von dem Land berichtete, das sie besser als ich kannten. Wir kamen ins Gespräch. Das war der Anfang einer alle Zeiten überdauernden engen Freundschaft mit unglaublichen gemeinsamen Erlebnissen. Sie waren in Berlin-Schönefeld am Flughafen mit einem Wolga – einer sozialistischen Luxuskarosse sowjetischer Herstellung – abgeholt worden, damit eine Zugfahrt durch die blühende sozialistische DDR vermieden wurde. Der Wolga hatte unterwegs seinen Geist aufgegeben, so mussten sie von einem anderen Wolga ins Schlepptau genommen werden und rasten mit über 120 km/h über die zerrüttete Autobahn, dass ihnen Hören und Sehen verging. So etwas hatten sie in ihrem behüteten Ländle nie erlebt und schon gar nicht im großen Amerika, wo sie zuletzt über längere Zeit gelebt hatten. Sie waren schockiert vom Zustand der Städte, wohnten im Weimarer Elefant, dem einzigen Hotel, das man Westmenschen zumuten konnte, und hatten sich fest vorgenommen, nichts Kritisches, über das, was sie erlebt hatten, zu sagen. Ihre Logik war: Diese Menschen hier sind glücklich in ihrem Sozialismus, sie wählen ihre Regierung mit 99 Prozent der Stimmen, so viel Zustimmung war ihnen unerklärlich, also sollte man ihnen ihre Freude nicht kleinreden. Merkwürdig sei ihnen nur der Taxifahrer vorgekommen, der sie von Weimar nach Erfurt gebracht und unentwegt auf das Land, die Kommunisten im Allgemeinen und die Bezirksgenossen im Besonderen geschimpft hatte, nachdem er herausgefunden hatte, woher seine Gäste kamen. Das alles passte nicht zusammen. Mir blieb gar nichts anderes übrig, als ihnen die Wahrheit über dieses zerfallende und armselige Land zu erzählen, in dem nur die Sportler Weltniveau erreichten. Sie hörten aufmerksam zu, waren erleichtert und wir nutzten jede freie Minute zu weiteren Gesprächen, die argwöhnisch beobachtet wurden. Von da an gab es regen Briefverkehr zwischen Bern und Halle.

Im Herbst 1978 erschien ein gelb eingeschlagenes Buch mit dem Titel „Es geht seinen Gang oder Mühen in unserer Ebene" von einem gewissen Erich Loest, von dem wir bisher nie gehört hatten. Das Buch war in kleiner Auflage beim Mitteldeutschen Verlag in Halle erschienen, nur unter dem Ladentisch zu haben und sofort vergriffen. Aber mein Schwager Michel, Pfarrer in Dresden, hatte enge Beziehungen zu einer christlichen Buchhandlung und ein Exemplar erworben, das nun von Hand zu Hand durch die Familie und den Freundeskreis ging. Jeder durfte es für 14 Tage ausleihen und wir lasen voller Freude und Erstaunen darüber, dass es gedruckt worden war. Es beschrieb unser Leben in einer Sprache, die wir verstanden, jener typischen DDR-Sprache, bei der hinter den Worten ein doppelter Sinn stand – Zusammenhänge, die nicht beschrieben wurden, die aber dennoch jeder erkannte. Über die Kunst der Doppeldeutigkeit, der weggelassenen Worte in der Literatur von totalitären Staaten, ist sicher noch zu wenig gearbeitet worden. Wir jedenfalls und viele andere verstanden auf Anhieb, was gemeint war. Diesen Schriftsteller, der noch dazu in derselben Stadt lebte und arbeitete, wollte ich unbedingt kennenlernen.

Erich Loest, so fand ich heraus, war 52 Jahre alt, lebte mitten in Leipzig, hatte sieben Jahre in Bautzen hinter Gittern gesessen, weil

er angeblich Ulbricht stürzen wollte, und hatte es irgendwie fertig-
gebracht, dieses Buch auf den Markt zu bringen. Eine unerhörte Biografie, ein unglaublicher Mut, nachdem er die Folterwerkzeuge
seines Staates kennengelernt hatte. Ich hatte seine Adresse herausgefunden: Er wohnte in einem heruntergekommenen Mietshaus in der
Oststraße, von dessen Dach das Regenwasser mangels Dachrinne
gebündelt auf die Passanten prasselte, übrigens ganz nahe bei meiner Kinderklinik in der Oststraße.

Im Rückblick erscheint es mir kaum glaubhaft, aber ich stieg eines
Dienstags am Nachmittag nach oben und klingelte kurz und ängstlich.
Wenn man sich heute mit der Kenntnis der unzähligen Stasi-Aktenord-
ner über Erich Loest an diese Situation erinnert, kann man sich denken,
was in seiner Frau vorging, als sie die Tür einen Spalt öffnete. Spätestens
als sie lächelte und freundlich fragte, kam mir mein plumpes Vorgehen
zu Bewusstsein. Mit entschuldigenden Worten und leise im Treppen-
flur flüsternd versuchte ich, mit zunehmender Redseligkeit meine gute
Absicht zu erklären. Ich bat um ein Gespräch mit dem Autor eines
Buches, das wir ... Sie schwieg erst verlegen, konnte sich aber offenbar
einen derail naiven Stasi-Mitarbeiter nicht vorstellen und erklärte
freundlich, ihr Mann sei gerade nicht zu Hause, aber ich könne mich
vielleicht am Donnerstagnachmittag zur selben Zeit wieder melden.
Glücklich zog ich davon und berichtete Medi, von meiner Aktion.

Am Donnerstagnachmittag stieg ich also wieder die dunkle
Treppe hinauf. Es öffnete ein einfach gekleideter, freundlicher
Mensch mit Strickjacke und Hausschuhen, dem mein Besuch das
Selbstverständlichste von der Welt zu sein schien. Er lud mich zu
einem Bier ein, dann haben wir unentwegt geredet. Ich weiß nicht
mehr, wie viel dummes Zeug ich in der Aufregung gesagt habe, nur
noch, dass er dieselbe Sprache sprach, die ich aus seinem Buch
kannte, sehr direkt, immer ohne Umschweife, alles auf den Punkt
bringend, sehr glaubwürdig und ehrlich. Nach einigen Flaschen Bier,
so meinte ich bisher, bin ich dann tief beeindruckt nach Hause gezogen. Erich Loest allerdings hat, wie er mir später sagte, in Erinnerung,
ich hätte sogar mit Abendbrot gegessen und sei keinesfalls am späten
Nachmittag abgezogen.

Von da an sahen wir uns gelegentlich privat. Ich hatte das Glück,
ihn auf den anfangs noch möglichen Lesungen zu begleiten. Sie wur-

den von mutigen Kulturfunktionären im Rahmen von Brigadefeiern oder zu ähnlichen Gelegenheiten organisiert. Loest erklärte auf entsprechende Anfragen, sein Begleiter sei sein Leibarzt, er müsse immer mitkommen. Dann wurden die Einladungen zu Lesungen immer seltener und schließlich ganz verboten, er konnte nur noch in geschützten Kirchenräumen auftreten. Stets mussten wir damit rechnen, dass seine Lesung abgebrochen wurde und die Zuhörer registriert wurden. Wunderbar waren unsere seltenen gemeinsamen Abende, von denen uns einer mit selbst zubereiteten Weinbergschnecken, die Loest tags zuvor in der Nähe von Jena gesammelt hatte, in besonderer Erinnerung geblieben ist.

Als wir nach Halle umgezogen waren, lud ich ihn ein zu einer Lesung in den Amselweg vor meinen ärztlichen Kollegen und interessierten Freunden. Das war sozusagen die Uraufführung seines Romans „Völkerschlachtdenkmal". Es war die letzte Gelegenheit zu einem Treffen mit ihm und seiner Frau Anneliese, denn dann kam der plötzliche Abschied. Seine Bücher wurden nicht mehr gedruckt, es gab heftige Auseinandersetzungen mit dem aalglatten und hinterhältigen Vorsitzenden des Schriftstellerverbandes Hermann Kant und mit dem Leipziger Ortsverband, bis Loest 1981 zunächst allein in den Westen wechselte. Ein solches Weggehen war für uns Bleibende zu jener Zeit schwer, denn diese unerhörte Furchtlosigkeit war für unseren Weg von großer Bedeutung. Endlich hatte es da einen gegeben, der, obwohl er über so lange Zeit gelitten hatte und gedemütigt worden war, nicht zerbrochen war. Er hatte das, was wir selbst wollten: eine klare und unmissverständliche Haltung. Wir haben gerade in den 8oer-Jahren oft an seine Haltung gedacht und sie umgesetzt, so gut wir konnten. Natürlich war uns klar, dass Loest damals nicht bleiben konnte, doch wenn wieder einer ging, der für die eigene Orientierung wichtig war, dann schmerzte das. Jeder, der ging, stellte die Bleibenden infrage. Das Gute aber war, dass mein Bruder und Elisabeth in Mainz-Klein-Winternheim den Kontakt weiterführten und der ganzen Familie Loest beim schwierigen Übergang in den Westen hilfreich verbunden waren.

Bevor er die DDR verließ, hatte er seinen großen und erschütternden Roman „Durch die Erde ein Riss" fertiggestellt. Damals stand über dem Manuskript „Spurensicherung". Wir hatten ein getipptes Exemplar von ihm erhalten, durften es natürlich nicht weitergeben. Dieses autobiografische Werk war eine kaum zu überbietende Abrechnung mit den DDR-Stalinisten und das erste Buch, das im Westen bei Hoffmann und Campe erschien. Es ging ihm gut in der Bundesrepublik, er schrieb ein Buch nach dem anderen, vor allem über seine geliebte Stadt Leipzig, und kam nach dem Herbst 1989 schnell wieder zurück. Eine besondere Tragik in seinem Leben war es, dass er die 89er Ereignisse in Leipzig nur aus der Ferne erleiden und erleben konnte. Wie stark wäre sein öffentliches Auftreten gewesen, mit welch donnernden Ansprachen hätte er die Menschen in der Nikolaikirche oder auf dem Karl-Marx-Platz begeistern können! So musste er das Geschehen aus der Ferne ansehen und die Ereignisse für sich neu zusammensetzen. Mit dem Roman „Nikolaikirche" hat er ein bleibendes Werk geschaffen, das die Zeiten überdauern wird. Im Alter von 87 Jahren hat er sich während eines Klinikaufenthaltes aus dem Fenster gestürzt und verzweifelt, aber in freier Entscheidung seinem Leben selbst ein Ende gesetzt. Er war für mich eine Vaterfigur, was Mut und Klarheit der Rede in schlimmen Zeiten betrifft, ich werde mich immer vor ihm verneigen.

Zwei Jahre lang war ich schon zwischen Leipzig und Halle gependelt. Alle Versuche, eine ansprechende Wohnung in dieser zerfallenen, dreckigen und stinkenden Stadt zu finden, waren bis ins Jahr 1979 fehlgeschlagen. Es sollte nach Möglichkeit wieder ein kleines Häuschen sein mit einem Stück Garten und möglichst unweit der Klinik. Die schönsten Wohngegenden damals waren der Ortsteil Kröllwitz und das an der Heide gelegene Dölau, aber dort wohnten verdiente Genossen, Professoren und Dozenten. Immerhin hatten wir zum Tausch ein Reihenhaus in Leipzigs bester Lage in Marienbrunn anzubieten. Alle suchten mit nach einer Lösung, vor allem das katholische Krankenhaus. Von dort kam auch die Lösung. Unsere Oberin Schwester M. Magdalena hatte den Tipp bekommen, dass eine Frau aus der katholischen Gemeinde ihr Haus verlassen und in eine kleine Wohnung wechseln wollte. Die Schwester Oberin lief in vollem Ornat mit mir zu Fuß in den nahegelegenen Amselweg. Dort trafen wir in einem ansehnlichen kleinen Einfamilienhaus zwei ältere Damen, die das Haus und den großen Garten nicht mehr bewältigen konnten.

Ihre Bedingung aber war eine Zwei-Zimmer-Neubauwohnung im ersten Stock mit Fernheizung und Telefon in einem bevorzugten Wohnviertel am Rande der Stadt. Wie aber sollte diese Traumwohnung gefunden werden? Dafür gab es im Zeitalter des Tauschhandels nur eine Chance: Wir mussten einen Tauschpartner aus dem ersten Stock mit zwei Zimmern in diesem Stadtviertel suchen, der den dringenden Wunsch hatte, gerade jetzt von Halle nach Leipzig zu ziehen, aus welchen Gründen auch immer. Es kam einem höheren Wunder gleich: Wir fanden einen Agrarflieger, der genau diese Forderungen erfüllen konnte und gern in unser Leipziger Häuschen wechseln würde. Wir konnten es kaum glauben, aber der Handel kam juristisch gesichert zustande.

Das Haus im Amselweg war schöner, als wir es erträumt hatten, nur leider in seinem Zustand kaum mit Kindern bewohnbar: zwei kleine, eiserne Kanonenöfen, ein Kachelofen, die Dielen durchgehend mit dreckigem, tiefbraunem Linoleum überzogen, uralte Klosetts, eine freistehende alte Badewanne, der Keller voller Gerümpel, das Mauerwerk an vielen Stellen ausgebrochen, das Dach undicht, die Dachrinnen durchlässig, dafür aber ein riesiger Garten mit 36 Apfelbäumen, alten Sträuchern und überall Vogelmiere und Efeu, zusammengenommen fast 1400 m².

Der Schätzpreis lag bei 38 000 Mark, für heutige Verhältnisse unvorstellbar, damals jedoch ein Vermögen, das erst aufgebracht werden musste. Aber wir hatten mit Dr. Willms einen katholischen Engel, der die Zuzugserlaubnis von der Städtischen Wohnungsverwaltung erstritt und das fehlende Kapital vom Krankenhaus als zinslosen Kredit zur Verfügung stellte.

Der Umzug musste exakt geplant werden, weil alle drei Parteien am selben Tag zur selben Stunde umzuziehen hatten, denn eine Zwischenlagerung war nicht möglich. Die Kinder mussten verteilt werden. Für die Betreuung von Hans hatten sich Anneliese und Erich Loest angeboten. Unser Sohn hat oft von diesen Tagen erzählt, wie er mit Erich zu Fuß durch die Felder zu einer der nahegelegenen Kiesgruben zum Baden gewandert war, während der Schriftsteller von Karl May erzählte. Katharina war bei Dr. Schrammek, dem Leipziger Musikwissenschaftler, untergekommen und Albrecht bei seinem geliebten Patenonkel Volker Bergmann in Berlin. Von dort kam er mit einer durchlöcherten Pappkiste mit zwei grauen Tanzmäusen zurück, die uns gerade noch gefehlt hatten. Wir fuhren dem Umzugswagen voraus und räumten provisorisch alles ein. Dann kamen die Kinder, die von Anfang an gegen diesen Umzug gemault hatten. Der Garten versöhnte sie einigermaßen. Die Kinderzimmer waren winzig und Katharina musste zunächst in einer nur 3 m² großen schrägen Abstellkammer unterkommen. Ich hatte die wenigsten Schwierigkeiten, konnte mich morgens verabschieden und ging zu Fuß über den Südfriedhof zehn Minuten in die Klinik. Von nun an war das 24 Jahre lang bis zum Dienstende 2003 mein Weg. Aber wie konnte ich der Familie den Übergang erleichtern?

Gleich am ersten Tag schlug ich ihnen vor: Lauft durch die Gartenvorstadt hinunter zum Saaleufer, setzt mit einem Kahn über auf die Rabeninsel, esst und trinkt dort im Gartenlokal und erfreut euch an der herrlichen Saale-Landschaft. Als ich abends aus der Klinik zurückkam, gespannt auf ihre Naturerlebnisse, wurde ich wortlos empfangen. Die sonst so agilen Kinder lagen bleichgesichtig flach, Medi schilderte kurz und emotionslos ihre Erlebnisse. Bis zur Saale hinunter sei es sehr weit gewesen. Den Fährmann hätten sie gefunden. Die Saale sei eine braunschwarze, nach Phenol stinkende Kloake, auf der quadratmetergroße Schaumkissen trieben. Die Überfahrt sei zwar kurz, aber schrecklich gewesen. Hans habe sich noch vom Boot aus in die nicht sichtbare Saale erbrochen. Die beiden anderen hätten sich erst nach dem Genuss einer signalroten Fassbrause im Gartenrestaurant der Rabeninsel, wo es außer Bockwurst mit Senf nichts zu essen gab, auf die gleiche Weise erleichtert. Sie wären nach der ebenso stinkenden Rückfahrt nur mit Mühe wieder im Amselweg gelandet. Von einer Saale-Auenlandschaft hätten sie nichts erkennen können.

Im Laufe der folgenden Jahre stellte sich heraus, dass nicht nur die stinkende Saale eine große Herausforderung für menschliches Überleben war, sondern auch die zum Atmen gedachte Luft. Besonders bei Wind aus dem Süden breiteten sich von Leuna und Schkopau her eigenartig ätzende, karbidgetränkte, aber unsichtbare Wolken aus, dass man sich am besten bei geschlossenen Fenstern im Innern des Hauses aufhielt. Was nutzte da der großzügige Garten, man musste auf eine Änderung der Windrichtung warten. Noch schlimmer waren die Wintertage bei Inversionswetterlagen: Die Stadt lag unter dichtem Braunkohlenebel, der nicht abziehen konnte. Man lief dann am besten mit feuchten Taschentüchern vor den Atemöffnungen, um wenigstens den Ruß abzuhalten. Diese atmosphärischen Störungen verschlimmerten sich in den 80er-Jahren mit zunehmenden Energiesorgen und immer weniger geeigneter Salzkohle. Umso erstaunlicher war es, wie wenig die Eingeborenen darunter litten, wie sehr sie sich daran gewöhnt hatten. Diese Zustände haben sogar die Graureiherkolonien in den Saale-Auen von Schkopau rings um die Schlote herum überlebt. Sie blieben dort, obwohl sie nach Westen hätten wegfliegen können.

Dazu kam die zerfallende Stadt selbst. Hier und da konnte man die früheren Schönheiten dieser im Mittelalter und der frühen Neuzeit so bedeutenden Stadt ahnen. Die Bürgerhäuser waren weithin heruntergekommen, obwohl sie den Zweiten Weltkrieg fast vollständig überstanden hatten. Statt die Altstadt zu erhalten und die einzigartigen Zeugen aus der Zeit von Kardinal Albrecht – Dom, Moritzburg, Residenz, Stadtgottesacker – zu restaurieren, wurden die ohnehin knappen Finanzen und Baumaterialien vollständig gebraucht, um die Schlafstädte Halle-Neustadt, Silberhöhe und Südstadt für die Chemiearbeiter aus Schkopau, Merseburg und Leuna zu errichten. So verfiel die Altstadt Jahr um Jahr und machte zusammen mit der phenol-geschwängerten Luft einen jämmerlichen Eindruck. Renaissance-Gräber auf dem einmaligen Stadtgottesacker waren weitgehend zusammengestürzt, nach Unwettern lagen Schädelkalotten frei, Kinder spielten damit Fußball – ein unglaublicher Umgang mit der eigenen Geschichte, der aber typisch war für diesen morbiden Sozialismus, den das ganze Land vierzig Jahre lang ertragen musste.

Ein großer Lichtblick in jenen Jahren war die Leopoldina – die älteste naturwissenschaftliche Akademie der Welt, die ohne Unterbrechung seit 1652 existierte und wie eine Insel im roten Meer Treffpunkt berühmter Wissenschaftler war, vor allem aus der westlichen Welt. Alle zwei Jahre veranstalteten sie ihre Jahrestagungen unter bestimmten Themenschwerpunkten mit großartigen Vorträgen, die öffentlich waren und von uns besucht wurden. So konnte man Koryphäen der Wissenschaft kennenlernen: Konrad Lorenz, Carl Friedrich von Weizsäcker, Bernhard Hassenstein und viele andere, die dann auch noch Vorträge mit brisanten Themen in den Kirchgemeinden der Stadt hielten. Alle Versuche der DDR-Regierung, sich in die Belange dieser Akademie einzumischen, waren abgewehrt worden. Es war für alle Wissenschaftler in Ost und West eine hohe Ehre, Mitglied dieser Akademie zu sein.

Die künstlerischen Potenziale der Stadt waren damals erstaunlich groß: die jährlich stattfindenden Händel-Festspiele, ein schönes altes Opernhaus, das Neue Theater, das Moritzburg-Museum und die Marktkirche mit vielen bedeutenden Chorkonzerten. Überhaupt die Marktkirche: eine gut erhaltene gotische Hallenkirche, wie sie schöner selbst in Sachsen nicht zu finden war. Zehn Jahre zuvor war bei einem Dampfaustritt durch defekte Heizungsrohre das gesamte Interieur in Mitleidenschaft gezogen worden, alles musste restauriert werden. Zuständig war aber die Stadt, die für die Heizung verantwortlich war, und so mussten die Genossen eine Million für die Kirche lockermachen. Wenn man so will, war das die Rache eines gerechten Gottes für den Abriss der Unikirche in Leipzig.

Es dauerte ziemlich lange, ehe wir uns an diese merkwürdige Stadt des Zerfalls gewöhnten, interessante Menschen trafen und lernten, mit diesen eigenartigen Typen umzugehen, die irgendwie von der Braunkohle, der Chemie und der Maloche geprägt waren. Umso wichtiger war es für mich, immer wieder einmal dieser Stadt zu entkommen. Meine Vorträge zur Ultraschalldiagnostik hatten sich herumgesprochen. So kamen nun häufiger Einladungen zu Kongressen im Westen. Bundesrepublik und Westberlin kamen nicht in Betracht, für das neutrale Österreich konnte ich mir eher Chancen ausrechnen. Die bekannteste Kinderchirurgie in Österreich war zu jener Zeit die in Graz unter Leitung von Professor Sauer. Er hatte durch seinen Radiologen von der neuen Ultraschalldiagnostik gehört und lud mich zu einem mehrtägigen Seminar ein, denn an seiner Klinik war diese Diagnostik nur ungenügend etabliert. Mit seiner Einladung meldete ich mich beim mir bereits bekannten Generalsekretariat der medizinisch-wissenschaftlichen Gesellschaften in Berlin, erhielt vom Genossen B., dem gefürchteten Chef der Kongressabteilung, einen Gesprächstermin, fuhr hin, wurde freundlich empfangen und erhielt ohne längere Diskussionen die Genehmigung zur Ausreise. Das Eis war offenbar gebrochen, mir wurde sogar die politische

Vergatterung erspart: „Bei Ihnen nützen ja unsere politischen Aufklä rungen eh' nichts …"

Die Flugtickets nach Wien und zurück wurden von der DDR bezahlt, zusätzlich erhielt ich den obligatorischen Sicherheitsbetrag von 10 DM. Es war Mitte April, als ich nach Graz kam. Das Seminar mit den praktischen Übungen war eine große Ehre für mich, den Ostler aus der Provinz ohne universitäre Karriere. Natürlich gab es dort rund um die Uhr politische Diskussionen. Die Österreicher waren sehr interessiert an den Lebensverhältnissen im Osten Deutschlands. Viele von ihnen hatten die russische Besatzung in Wien und dem östlichen Österreich noch in lebhafter Erinnerung. Sie luden mich privat zu Rundfahrten durch die Steiermark ein, besonders durch die Weinregionen im Süden an der jugoslawischen Grenze. Stets endeten die Touren mit reichlich Schilcher, einem rosafarbenen, würzigen, anfangs etwas kratzigen Wein, der nur dort reifen kann und der immer besser wird, je mehr man davon trinkt. Es war dann nicht so einfach, die Contenance zu bewahren und einigermaßen aufrecht das Hotelbett zu erreichen.

Am 28. Juli 1980 gab es ein großes Familienfest: Die geliebte Großmutter Meta Kanig aus Kittlitz in der Lausitz wurde hundert Jahre alt. Sie war eine bemerkenswerte Persönlichkeit. Nach und nach erfuhren wir von den Kanig-Eltern einige biografische Daten. Vor achtzig Jahren hatte sie um die Jahrhundertwende in Leipzig Musik, insbesondere Klavier studiert als eine der ersten Frauen am Konservatorium und dort auch Gerhard, ihren späteren Mann kennengelernt, der zu jener Zeit an der Theologischen Fakultät war. Sie verliebten sich, kamen aber nicht zusammen, weil Gerhard aus Überdruss an dieser gottlosen deutschen Gesellschaft das Land verließ und als Missionar nach Afrika in die Gegend um den Kilimandscharo ging. Das wiederum führte zum Verbot jeden Kontaktes durch die Eltern in Köln, die ihre junge und hübsche Tochter keinesfalls so früh einem Pfarrer und gleich gar nicht einem Missionar in Afrika übergeben wollten. Die beiden durften sich jahrelang nicht einmal schreiben. Meta nahm sich das alles zu Herzen, aß nichts mehr und erkrankte an Magersucht, sodass die Eltern aus Angst um ihr Leben den Briefkontakt wieder zuließen. Meta hatte sich ihren Mann erhungert. Beide heirateten schließlich, da Gerhard am Schwarzwasser-Fieber erkrankt war und nach seiner Gesundung nicht wieder zurück nach Afrika durfte. Stattdessen wechselten sie vom fröhlichen Rheinland ins östliche Sachsen, aus dem Erzgebirge schließlich in die Oberlausitz in die Nähe von Löbau. Dort war er wohl dreißig Jahre lang Pfarrer. Sie lebten in einem idyllischen Pfarrhaus neben der Barockkirche. Medi hat als Kind oft ihre Sommerferien im Pfarrhaus in Kittlitz verbracht. Der Großvater hörte schwer und hatte ein langes, metallenes Hörrohr. In das hinein sang die Enkeltochter mit ihrer zarten Sopranstimme zur großen Freude des alten Herrn Bach-Choräle und Arien aus Mozartopern. Er starb in den 50er-Jahren nach einem Schlaganfall und las bis zum letzten Atemzug im hebräischen Urtext und in der Luther-Bibel. Dieses Leben im Pfarrhaus war äußerst bescheiden, vor allem nach dem Krieg. Großmutter Meta blieb nach dem Tod ihres Mannes allein im Pfarrhaus und musste sich unters Dach zurückziehen, als ein neuer Pfarrer kam. Sie war eine tapfere Frau, nie habe ich sie jammern gehört, obwohl sie allen Grund dazu gehabt hätte.

Nun sollte das große Fest im Barockschloss Großsedlitz in der Nähe von Dresden gefeiert werden. Die Großfamilie hatte sich zahlreich aus Ost und West angemeldet, und ich hatte die verwegene Idee, zu diesem besonderen Ereignis auch das DDR-Fernsehen einzuladen. Damals gab es die beliebte Sendung „Außenseiter-Spitzenreiter". Ich schrieb den Moderatoren Wolfram und Wolle: „Wenn Sie einen wirklichen Spitzenreiter filmen wollen, eine feine alte Dame, die an ihrem 100. Geburtstag Chopin spielt, dann müssen Sie am 28. Juli nach Großsedlitz kommen ..." Man antwortete umgehend und bekundete Interesse. Allerdings hatte ich die Rechnung ohne den Wirt gemacht. Ich hatte Vater Kanig und die Dresdner Großfamilie nicht gefragt, es sollte ja eine Überraschung sein. Am Vortag verließ mich mein Übermut, ich beichtete die Geschichte und erntete wortreiches Entsetzen. Aber es konnte nicht mehr gestoppt werden. Wir bereiteten Oma Meta vorsichtig vor mit der Bitte, ein kleines Stück Chopin zu spielen. Es wurde ein herrlicher weißer Flügel beschafft und Großmutter spielte mit, im wahrsten Sinne des Wortes. Während des festlichen Kaffeetrinkens erschienen Wolfram und Wolle mit einem Prachtstrauß: hundert tiefrote Rosen. Großmutter spielte bravourös und alles wurde gefilmt: die riesige Tafel mit

150 Gästen, unzähligen Kindern und Enkelkindern und alle strahlten. Der Coup war gelungen. Einige Wochen später wurde die Sendung ausgestrahlt, es gab unendlich viele Anrufe und Kommentare. In der Klinik konnten allmählich die Früchte unserer gemeinsamen Aufbauarbeit geerntet werden. Die Bettenzahl wuchs von Jahr zu Jahr, alles platzte aus den Nähten. Die Vormerkkalender wurden immer mehr gefüllt, dringende Operationen mussten ständig eingeschoben werden, unsere Klinik genoss inzwischen in der Bevölkerung hohes Ansehen, nicht zuletzt wegen der liebevollen Pflege der Kinder durch Ordensschwestern und Kinderfachschwestern, die in unserer eigenen Schwesternschule gelernt hatten. Bei derart überbelegten Zimmern und schrecklicher Enge in allen Bereichen musste ein Ausweg gefunden werden. Und er wurde gefunden: Die Ordensschwestern, die unter ähnlich beengten Verhältnissen den zweiten Stock des Krankenhauses als Klausur bewohnt hatten, oft zu zweit oder zu dritt in einem Zimmer, zogen in das benachbarte Ordenshaus, und der gesamte zweite Stock sollte zur kinderchirurgischen Abteilung umgewandelt werden. Baumaterialien, sanitäre Ausrüstungen und neue Kinderbetten konnten nur mit Gottes Hilfe und der Caritas-West beschafft werden. Aber die Vorstellung von einer eigenen Klinik, die zusammen mit der Pädiatrie, der Neonatologie, der Kinderanästhesie und der Geburtshilfe ein modernes Kinderzentrum werden könnte, wie es so bisher nur an wenigen Stellen existierte, beflügelte alle. Es gab unzählige Zeichnungen, Entwürfe, Sitzungen und Entscheidungen, bis die Lösung immer näher rückte. Vor allem wollten wir den Krankenhauscharakter einer Kinderklinik verändern. Oberste Gebote waren Sauberkeit und Ruhe. Sparsamer Gebrauch von Pflegemitteln und Verbrauchsmaterialien war ungeschriebenes Gesetz, aber die Pflege sollte nicht darunter leiden. Gemessen wurde die Pflegequalität am Zustand des jeweiligen Kinderpopos während der sogenannten Po-Visite. Auf der Kinderstation wachten eine Vollschwester und eine Schülerin über ca. vierzig Kinder, hauptsächlich Säuglinge, über noch mehr auf der kinderchirurgischen Station.

Wie lief damals eine stationäre Aufnahme ab? Das Kind wurde zunächst registriert, dann meist schreiend der Mutter abgenommen, ausgekleidet, gemessen und gewogen, dann gebadet und mit einem weißen Krankenhaushemd ins Bett gesteckt. Das alles passierte vormittags um 10 Uhr. Als Erstes erschien die „Labortante" mit spitzem Messerchen, piekte an verschiedenen Stellen, um dicke Blutstropfen zu gewinnen, die teilweise am Hemd und im Bett ihre Spuren hinterließen. Die Mutter war verschwunden, die Umgebung fremd, die „frisch Operierten" lagen in Trance, manche erbrachen, viele weinten. Das Essen schmeckte natürlich nicht im Nachthemd, wovon die viel beschäftigte Kinderkrankenschwester nicht begeistert war. Der geliebte Plüschteddy durfte aus hygienischen Gründen nicht dableiben. Das Zimmer war kahl, aber gut desinfizierbar, die Metallbetten waren mit hochgezogenen Gittern versehen, sodass man nicht aussteigen konnte. Das Abendessen wurde wegen knapp besetzter Spätschicht bereits am späten Nachmittag gebracht. Am nächsten Morgen gab es kein Frühstück, ein schwarzes Schild mit der Aufschrift „Nüchtern bleiben" hing über dem Bett. Das Kind erhielt eine Beruhigungsspritze und wurde auf einer harten Trage in einen Raum mit riesigen Lampen und vermummten Gestalten gefahren, bekam einen schlecht riechenden Trichter übergestülpt und verlor nach erstickungsähnlichen Reaktionen das Bewusstsein. Sicher ist das ein überspitztes Bild, aber man muss bedenken, dass auch heute viele chirurgisch kranke Kinder noch nicht auf Kinderabteilungen, sondern auf Erwachsenenstationen untergebracht sind und ähnliche Situationen erleben.

Das alles musste schrittweise geändert werden. Zuerst ging es dabei um die äußeren Bedingungen. Wir wollten die Zimmer kindgerecht ausgestalten lassen. Bis dahin war alles weiß gewesen. Wände, Hemden, Bettbezüge, Schwestern und Ärzte – alles weiß wie ein Leichenhemd. Farben sollten in diese sterile Welt einziehen. Aber es sollten keine Papageienfarben werden, ein künstlerisches Konzept sollte dahinter stehen. Es war klar, wer dafür infrage kam: Dietrich Fröhner, Medis langjähriger Freund, der in Dresden an der Kunstakademie Malerei studiert hatte und sich in Magdeburg mit sozialistischen Auftragswerken durchs Leben schlug.

Er war sofort begeistert, und wir saßen viele Stunden über den Zeichnungen, den Applikationen, Holzspielsachen und Entwürfen für die Textilien. Er gab jedem Zimmer einen Namen und ein Thema: Bauernhof, Bahnhof, Ostsee für die größeren Kinder und vier Jahreszeiten für die Säuglinge und Krabbler, dazu immer passende Farben und Textilien, Mobiles und Kruzifixe aus Holz – gesägt und gedrechselt – und selbst gebastelte Spielsachen. Es war ein einzigartiges, für damalige Verhältnisse wegweisendes Projekt, dessen Finanzierung durch die katholische Krankenhausleitung großzügig ermöglicht wurde. So war etwas ganz Neues entstanden.

Wir zogen am 29. Oktober 1981 in unser neues Kinderreich mit 55 Betten, Spielzimmern, eigener Kindergärtnerin und einem 80-jährigen pensionierten Lehrer als Märchenerzähler. Es war ein großes Ereignis. Nur als unsere Ideen auch im Operationssaal verwirklicht werden sollten, gab es aus Kostengründen erheblichen Widerstand, obwohl gerade die Umgestaltung des OP-Bereichs zum Abbau der Angst notwendig gewesen wäre. Mit diesen baulichen Veränderungen im Sinne der Kinder, den motivierten Kinderkrankenschwestern, der modernsten Röntgen- und Ultraschalldiagnostik konnten nun auch die therapeutischen Eingriffe kindgerecht verändert werden: operative Eingriffe, die sich grundsätzlich unterscheiden sollten von denen an Erwachsenen.

Es war eine große Zeit der Veränderungen in allen Bereichen der Kindermedizin, und es war eine Zeit, die geprägt war durch eine hohe Zahl von Neugeborenen und kranken Säuglingen und Kindern, von operativen Eingriffen bei seltenen Krankheitsbildern und ständigen diagnostischen Neuentdeckungen. Groß war der Zulauf der Patienten, die Wartezeiten wurden immer länger. Dabei operierten wir in zwei, oft auch in drei Sälen gleichzeitig wie am Fließband, zwölf bis vierzehn Operationen täglich. Es war in den Krankenzimmern trotz ihres häuslichen Charakters noch nicht die Zeit der Fernsehunterhaltung am Krankenbett, aus Kostengründen besaßen wir bis in die späten 80er-Jahre keinen Fernsehapparat in der Klinik. Glücklicherweise ist das von den Kindern damals nicht vermisst worden. Stattdessen spielten die Schülerinnen mit ihnen, es wurde viel gesungen, Märchen wurden erzählt und Schwester M. Katharina sprach jeden Abend vor der Nachtruhe in jedem Zimmer den Abendsegen. Die Wenigsten kannten das, und auch die Genossen-Kinder falteten brav die Hände.

Kongressreisen nach Österreich, in die Schweiz, nach Schweden und Norwegen

In diesem aufregenden Jahr 1981 durfte ich gleich zweimal in den Westen reisen: zuerst Ende Juni nach Linz zum großen Chirurgen-Kongress mit einer DDR-Delegation, die fast ausschließlich aus Genossen bestand, die vorher zur Vergatterung antanzen mussten. Die zweite Reise schon acht Wochen später führte zum schweizerischen Chirurgen-Kongress nach Zürich und brachte ein Wiedersehen mit Elsbeth und Beat Kehrer. Sie nahmen mich gleich anschließend mit in ihr Haus nach Bern. Das war meine erste Begegnung mit dieser wunderschönen, über Jahrhunderte hinweg unzerstörten Stadt an der Aare. Die beiden, selbst kinderlos, hatten drei vietnamesische Schiffskinder in ihr Haus aufgenommen, die im Indischen Ozean aus dem Meer gefischt worden waren und über Flüchtlingslager in die Schweiz kamen. Alle drei, besonders Hang, sind über lange Zeit bei ihnen aufgewachsen, haben die deutsche bzw. schwyzerdeutsche Sprache erlernt, ihre Schulbildung abgeschlossen und sind in wichtigen Berufen ausgebildet worden.

Das war eine ganz neue Erfahrung für mich. Wir hörten von schrecklichen Kriegsberichten aus Vietnam, von Flüchtlingsbooten, die auch noch von Piraten überfallen und ausgeraubt wurden, vom großen Elend in diesem gespaltenen Land. Aber das war alles weit weg. Wir lebten ja abgeschlossen in einem einigermaßen sicheren Gefängnis mit Vollverpflegung, waren mit unseren eigenen Problemen völlig ausgelastet. Ausländer in der DDR waren trotz offiziell propagierter Freundschaft eher Fremdkörper, sie lebten meist abgeschlossen von der übrigen Gesellschaft. Schwarzafrikanische Studenten aus kommunistischen Bruderländern wurden eher misstrauisch beobachtet und beneidet wegen ihrer unbegrenzten Möglichkeiten, die DDR jederzeit wieder verlassen zu können, sich in regelmäßigen Abständen in Westberlin mit westlichen Klamotten einzukleiden oder mit gebrauchten, oft ziemlich desolaten Westautos herumzufahren. Dass eine gut situierte Schweizer Familie freiwillig gleich drei dieser armen Kinder aufnahm und großzog, hatte es in meiner Vorstellungswelt nicht gegeben.

1982 wurde ich von der Klinik für Kinderchirurgie Göteborg dazu eingeladen, im Mai ein Ultraschallseminar zu leiten, und bekam damit die Chance, eines dieser bewunderten skandinavischen Länder kennenzulernen. Elling Enger, eigentlich ein Norweger aus Oslo, aber derzeit Oberarzt in Göteborg hatte mich eingeladen. Er holte mich vom Flughafen ab. Es war Sonntag und wir fuhren gleich zum deutschen Gottesdienst in die Christianen-Kirche mitten in Göteborg. Dort wartete Traudel auf uns, seine deutsche Ehefrau aus der Pfalz, Mutter von vier Kindern. Ich fühlte mich sofort zu Hause. Abends saßen wir in einem Cello-Konzert im Opernhaus und in den folgenden Tagen hatte ich Gelegenheit, diese schöne Stadt, ihre Umgebung, die Uferlandschaft mit den bewaldeten Schären und Ellings Freunde kennenzulernen: Schweden im Schnelldurchlauf.

Dann folgte ein aufregendes Zwischenspiel: Bruder Siegfried wollte mich in Göteborg treffen und anschließend mit Elling und mir nach Oslo zum Kongress weiterreisen. Aber ich sollte ihm per Schiff bis Kiel entgegenkommen, doch wie konnte das mit meinem DDR-Reisepass ohne Visum für die Bundesrepublik funktionieren? Eingestempelt war nur die einmalige Ausreise nach Schweden. Kein Problem, meinten Elling und Siegfried, Visa seien nicht erforderlich. Ich wusste aber, dass bei Aufdeckung dieser Straftat zwei Jahre Zuchthaus drohten, das wollte ich nicht riskieren. Dann schon besser einen Westpass beantragen und meinen Pass in der Deutschen Botschaft in Schweden hinterlegen.

Also marschierte ich ins Deutsche Konsulat in Göteborg und trug meinen Wunsch dem Herrn Konsul persönlich vor. Der war etwas genervt von meinen Ängsten: Es gäbe keinen Ausreisestempel der schwedischen Polizei auf dem Schiff, ich könne ganz beruhigt mit meinem DDR-Pass reisen, wir seien hier nicht in einer Diktatur. Ich traute den Versprechungen nicht und bestand auf einem BRD-Pass. Das war mein Glück, denn tatsächlich wurde auf dem Schiff mit ernster Beamtenmine in den Pass gestempelt, ich hätte keine Chance gehabt, das zu verhindern und wäre nach meiner Rückkehr verhaftet worden. Groß war die Freude des Wiedersehens in Kiel und lustig die Rückfahrt auf dem Schiff. Voller Übermut und Neugierde spielte ich mit Siegfrieds Geld am Einarmigen Banditen und holte zu seinem Erstaunen 45 DM aus dem Automaten. Das Geld war knapp:

Ich hatte ja nur die 10 DM Sicherheitsbetrag, den ich wieder abliefern musste. Bei Elling lebte ich kostenlos, aber der Kongressbesuch in Norwegen und später auch anderswo war nur mit Siegfrieds Hilfe möglich.

Von Göteborg aus sind wir gemeinsam durch endlose Wälder, an malerischen Seen und an der Küste entlang gen Norden bis nach Oslo gereist. Dort war gerade Nationalfeiertag: Fröhliche Menschen zogen singend und in Nationaltrachten gekleidet ohne Marschordnung oder Transparente durch die Straßen zum Schloss und jubelten herzerfrischend dem König und seiner Familie zu – alles unvorstellbar für eine von der Diktatur gedemütigte Seele. Was für eine schöne Stadt! Abends saßen wir bei Ellings Eltern, der Vater war Superintendent der Stadt Oslo, ein überzeugter Lutheraner mit klarer deutscher Aussprache.

Ihn interessierte sehr, was ich vom anderen Deutschland erzählte, das sie nicht kannten und dessen politische Vorstellungen sie nicht verstehen konnten. Aber ich war ja dienstlich unterwegs und das bedeutete: Besuch der Kinderchirurgie in Oslo, die unter Leitung von Professor Knutrud stand, der uns mit offenen Armen empfing und stolz seine Klinik zeigte. Das war für den von den Genossen geforderten politischen und wissenschaftlichen Bericht sehr wichtig. Wir hatten nur wenige Stunden dafür eingeplant, denn Elling fuhr mit uns nach Engerodden, ein großes Waldgebiet mit eigenem See nördlich von Oslo. Der glasklare See, der bis an das Holzhaus reichte und dessen Wasser als Trinkwasser ins Haus geleitet wurde, war nur in Umrissen erkennbar. Es wurde sehr kalt, und am nächsten Morgen wachten wir inmitten einer Winterlandschaft auf. Für mich war alles wie ein Märchen.

Der Kongress fand in Sandefjord statt, ganz im Süden Norwegens an der Küste. Dort hatte ich einen Vortrag zu halten und lernte viele der skandinavischen Koryphäen der Kinderchirurgie kennen. Abends und nachts ging es auf einem gemieteten Segelschiff gewaltig zur Sache mit Whisky, Kümmelschnaps und Krabben, die in großer Menge in Schüsseln auf den Holztischen standen und von den Chirurgenhänden geschickt aufgeknackt wurden. Da saßen die feinen und gebildeten Herren, hemdsärmelig mit fettigen Händen auf Holzstühlen und stritten heftig über die neuesten Operationsmethoden.

Die Familie saß derweil in Halle und wartete sehnlich auf den Vater, denn Hans sollte am Sonntag konfirmiert werden. Alle Paten waren bereits angereist. Mein Flugzeug sollte mittags in Schönefeld landen. Es wurde sehr knapp: Start um 7.40 Uhr in Oslo, aber Elling war ein echter Norweger mit beneidenswerter innerer Ruhe. Wir fuhren viel zu spät los, mein Herz raste vor Angst. Das Auto kam kaum voran, denn in Norwegen bestehen die Straßen ausschließlich aus ineinander übergehenden Kurven. Als wir ankamen, war der Flug längst aufgerufen. Ich wurde mit einem kleinen Spezialfahrzeug direkt zur Treppe gebracht, dann flog die Maschine ab. Elling war ganz ruhig geblieben, umarmte mich noch, als hätten wir alle Zeit der Welt. In seinem Leben kam Stress nicht vor, alles war letztlich lösbar, er winkte fröhlich und ich grüßte verwirrt und innerlich zerrissen zurück. Es ging ja wieder zurück in unsere eingezäunte, stickige und spießige Welt.

Von Schönefeld nach Halle brauchte ich länger als von Oslo bis Berlin, aber ich hatte Zeit, mich wieder zurechtzufinden und Erinnerungen zu sortieren. Am Bahnhof in Halle stand mein großes Glück beieinander: Medi und die Kinder, fröhlich mit unendlich vielen neugierigen Fragen und der Hoffnung auf viele kleine Geschenke, die die große weite Welt in den kleinen Amselweg brachten. Am Sonntagvormittag marschierten wir alle, Familie, Paten und Freunde, an den Fenstern unserer neugierigen Nachbarn vorbei zur Lutherkirche.

Auf Vorschlag meines chirurgischen Lehrers Fritz Meißner reichte ich bei der Karl-Marx-Universität in Leipzig als Externer meine in der Reihe „Moderne Pädiatrie" erschienene Schrift „Ultraschalldiagnostik (B-Scan) im Kindesalter" ein. Mit seinem Gutachten und dem von Kurt Gdanietz aus Berlin-Buch ging der Antrag problemlos durch, denn der damit verbundene Dr. sc. med., der im Westen der Habilitation entsprach, war lediglich ein kleiner Zusatz. Mit der Möglichkeit, Vorlesungen zu halten, hatte er nichts zu tun. Das wäre nur über eine Dozentur erlaubt worden, die wiederum an die Parteizugehörigkeit gebunden gewesen wäre oder an einen von der Partei gesteuerten Einsatz in Äthiopien, Kuba oder einem anderen sozialistischen Land. Trotzdem war dieser Titel sehr wichtig für mich und meine Hoffnung, weiterhin Kongresse und Seminare im westlichen Ausland besuchen zu dürfen. Am 16. Dezember 1982 fand der feierliche Akt im alten und heruntergekommenen Hörsaal der Kinderklinik in der Oststraße statt, in dem ich noch Vorlesungen von Peiper, Dieckhoff und Liebe gehört hatte. Der Saal war brechend voll, denn vor mir verteidigte ein Kollege der Kinderklinik seine Arbeit über „seltene Mikroben". Der Beifall am Schluss war groß und anhaltend. Ich dachte, dies sei ein gutes Forum für etwas wirklich Neues in der Kinderheilkunde. Doch in der Pause leerte sich der Saal. Es blieb kaum einer übrig und nur wenige kamen hinzu, die mich kannten, dazu Fritz Meißner und Rudolf Millner. Der war damals ein führender Experte für Ultraschalltechnik, ein weitgereister und angesehener Biophysiker, der aber wenig mit mir anfangen konnte, sich gelegentlich eher kritisch äußerte. In der Wendezeit habe ich ihn bei der Evaluierung der Martin-Luther-Universität näher kennen- und schätzen gelernt. Gemeinsam haben wir 1994 das Deutsche Ultraschall-Museum in Halle gegründet (es befindet sich jetzt im Röntgenmuseum in Remscheid). Wir haben viel Zeit miteinander verbracht. Er hatte die ersten Ultraschalldiagnostik-Geräte in der DDR entwickelt, war längere Zeit in Dresden bei Manfred von Ardenne gewesen und versuchte, mit den beschränkten Mitteln einer sozialistischen Planwirtschaft ein modernes, für die Klinik brauchbares Gerät zu entwickeln. Der Wunsch konnte natürlich nicht in Erfüllung gehen.

Das Drama von Obergurgl in Österreich

Ende Januar 1983 sollte ich das erste Mal an einem sehr bekannten und hochkarätigen kinderchirurgischen Symposium in Obergurgl/Österreich teilnehmen dürfen. Dort wollte ich neue Erkenntnisse in der pädiatrischen Ultraschalldiagnostik vorstellen, und natürlich wollte ich dort Siegfried treffen, der seit Jahren zu dieser Tagung fuhr. Eine besondere Attraktion bestand hier in über 2000 Meter Höhe darin, zwischen 11 und 16 Uhr die einzigartigen Skipisten zu nutzen, die bis auf eine Höhe von 3000 Meter führten und unglaubliche Abfahrten zuließen. Siegfried hatte für mich bereits ein Zimmer in einer Pension reserviert. Wir waren voller Vorfreude, als kurz vor meiner Abreise unsere Schwester Inge in Dresden die Nachricht vom histologischen Befund eines Zervix-Karzinoms erhielt. Sie hatte umgehend operiert werden müssen.

Die Operation sei gut verlaufen, teilte uns ihr Mann mit, aber der Tumor sei schon weit fortgeschritten. Man habe umfangreicher resezieren müssen als geplant. Eine anschließende Bestrahlung sei unumgänglich. Alles schien postoperativ ohne Komplikationen abzulaufen, als sich am dritten Tag Ileussymptome ankündigten, die sich verschlimmerten und bereits einen Tag später zu einer Revisionsoperation führten. Der verklebte Darm musste gelöst und geschient werden. Es ging ihr sehr schlecht, sodass ich nach Dresden in das St. Joseph-Stift fuhr. Ich blieb bei ihr und wollte schweren Herzens auf den Abflug verzichten, als mich die Kollegen dringend baten, doch zu fahren. Ich könne jetzt nicht helfen, alles würde wieder in Gang kommen, ich könne ganz beruhigt sein, ich solle mich täglich melden.

Es war eine schwierige Entscheidung, aber ich trat mit schlechtem Gewissen die Reise an. Diesmal konnte ich aus Zeitgründen nicht bei Hermine in Wien übernachten, sondern musste mit dem Zug über Innsbruck bis zum Ötztal weiterfahren. Es war die dritte Nacht ohne ausreichend Schlaf. Auch im Bus, der morgens um 7 Uhr in Ötz abfuhr und fast zwei Stunden lang hinaufkurvte nach Obergurgl, konnte ich nicht schlafen. Dann begann gleich das Kongressprogramm. Das Hallo war groß beim fröhlichen Wiedersehen der kinderchirurgischen Familie, es gab interessante Vorträge, ab 11 Uhr war Pause. „Du fährst gleich mit dem Skilift mit uns hinauf, Skier habe ich Dir mitgebracht, oben essen wir was, dann geht es über eine ganz leichte Familienabfahrt wieder hinunter", redete Siegfried auf mich ein.

Mir ging das viel zu schnell. Ich hatte bisher nur Langläufe durch den erzgebirgischen Wald gemacht, aber keine Abfahrten. Am Fichtelberg war die einzige subalpine Abfahrtsstrecke der DDR, dort bin ich aber nie runtergefahren. Und nun mitten in den Hochalpen nach drei durchwachten Nächten eine Abfahrt? Aber es blieb keine Wahl. Alle machten das, auch die Flachländer aus dem Ruhrgebiet oder von der Nordsee. Also setzte ich mich in einen Sessellift und fuhr die halbe Strecke nach oben. Auf der Mittelstation musste ich umsteigen in einen Schlepplift. Da begann die Katastrophe.

Ich wollte mich nicht blamieren und stürzte mich auf den Knüppel, der eigentlich hinter das Gesäß gehörte. Dort blieb er aber nicht, sondern rutschte nach vorn. Weil ich ihn mit beiden Händen umklammerte, schleppte er mich seinem Auftrag entsprechend wie einen nassen Sack den Berg hinauf. Von den Spuren, in denen man die Skier bewegen sollte, blieb nichts übrig. Mit zunehmender Zeit wurden meine Arme immer länger und ihre Kräfte schwanden. Mit letzter Energie zog ich den Bügel unters Kinn und versuchte, den Zug nach oben mit dem Kopf abzufangen. Dabei drückte der Knüppel auf die Halsgefäße. Ich lief blau an, rang nach Luft und ließ schließlich los, der Knüppel flippte nach oben weg. Ich blieb in der Spur liegen. Die entsetzten Aufschreie mehrerer korrekt auffahrender Skiprofis veranlassten mich zu einer schnellen Rollbewegung, um die Spur freizumachen. Dann schleppte ich mich mit den festgeschnallten Skiern die letzten Meter bergan und erreichte schwer geschockt, aber unverletzt die Berghütte. Dort lagen die Kollegen fröhlich in der Sonne, tranken Bier und Whisky und tauschten sich über sogenannte schwarze Pisten aus. Ich wurde zum Spaghetti-Essen eingeladen und ließ mir nichts anmerken. Aber mir war schon ganz schlecht bei dem Gedanken, die Strecke wieder in umgekehrter Richtung bewältigen zu müssen.

Anstatt mich aber in einem unbeobachteten Moment heimlich in einen bequemen Doppelsitzer zur Talfahrt zu schleichen, nahm ich all meinen Mut zusammen und nahm die sogenannte Familien-abfahrt in Angriff. Die sei so einfach und langsam, dass man sich zwischendurch abschieben müsse, um überhaupt auf Geschwindigkeit zu kommen. Aber das Gegenteil war der Fall: Da mir die Kunst des Schwingens nicht geläufig war, musste ich die jeweilige Schussfahrt durch seitliche Stürze in den weißen Schnee unterbrechen. Das ging über eine halbe Stunde so, bis ich völlig erschöpft unten im Dorf in einer Schneewehe landete. Nachts konnte ich wieder nicht schlafen, schwitzte trotz offenem Fenster und kalter Schneeluft, hatte subfebrile Temperaturen und war am Morgen wie zerschlagen.

Dann folgte der anstrengende Kongress mit fortwährendem Erzählen, meinem Vortrag und dazwischen aufregenden Nachrichten aus Dresden. Ich fühlte mich schlecht, auch die kommende Nacht verlief nicht besser, es kamen schmerzhafte Atembewegungen und unerklärlicher Druck im Brustbereich hinzu. Glücklicherweise war das Ende der Tagung erreicht, und wir fuhren nachmittags zu sechst mit allen drei Kindern meines Bruders und der gesamten Skiausrüstung das Ötztal hinunter. Je tiefer wir kamen, desto schmerzhafter wurde meine Atmung und desto beängstigender der Druck hinter dem Brustbein. Schließlich bat ich anzuhalten, aber mein Bruder beruhigte mich: Das kenne er, das sei in der Höhe ganz normal, so ein bisschen Lungenödem, nichts Schlimmes, in wenigen Stunden sei alles wieder normal.

Wir verabschiedeten uns im Inntal, er fuhr nach Mainz zurück, ich wollte nach Wien zum Flugzeug. Aber im Zug wurde es von Station zu Station schlimmer, in Innsbruck war die Fahrt dann vorbei. Ich schleppte mich zu einem Telefon, denn unsere einzige Verwandte in Österreich lebte in Vill oberhalb von Innsbruck. Ich rief Tante Gudrun an und schilderte ihr meinen Zustand. Ich wollte versuchen, in die Innere Klinik zu gelangen, denn so schaffte ich es nicht bis nach Wien. Ich hätte Atembeschwerden, wahrscheinlich eine Lungenentzündung. Dann schleppte ich mich zu einem Taxi, das mich sofort in die Notaufnahme brachte. Pfleger und Schwestern standen an der Tür und brachten mich in den Notfallraum. Dort erschien ein älterer, vornehmer Kollege, der mich ruhig ansprach: „Ihre Tante hat mich angerufen, wir sind gut miteinander bekannt, was machen's denn für Sachen?"

„Ich kann schlecht atmen, alles tut mir weh."

„Dann schauen wir mal, zuerst ein EKG."

„Warum EKG, das ist doch eine kleine beginnende Pneumonie, nichts Ernstes, vielleicht ein kleines Lungenödem."

„Ja, schauen wir mal." Dabei lächelte er liebevoll, denn er hatte längst im EKG den akuten Herzinfarkt erkannt, sagte davon aber kein Wort. „Wissen's, es wär gut, wenn sie mal nachts hier blieben ..." Er sprach's, und schon waren zwei kräftige Pfleger dabei, die Liege samt mir und meinem Koffer in den Aufzug zu fahren. Dann ging es hinauf, Intensivtherapiestation stand an der Tür.

Ich wollte protestieren. Das ginge doch nicht, die DDR erwartete mich zurück im sozialistischen Paradies, was sollte ich Medi und den Kindern sagen ... Aber jeder Protest wäre zu anstrengend gewesen. Ich ließ alles geschehen, und wenige Minuten später waren in allen erreichbaren Körperöffnungen Plasteschläuche von verschiedener Dimension eingeführt, neben mir piepste eine kardiale Überwachung und ich konnte die beängstigenden Kurven die ganze Nacht hindurch aus nächster Nähe beobachten. An Schlaf war nicht zu denken. Gegen Mitternacht tauchte der Herr von der Notaufnahme – es war Professor Dienstl, der leitende Kardiologe – an meinem Bett auf und sprach langsam und beruhigend auf mich ein: „Wissen's, es ist ein kleiner Herzinfarkt, das kommt öfter vor beim Skifahren, wenn man's nicht gewohnt ist. Jetzt bleiben's aber hier bei uns, es wird schon alles gut werden."

Das Wort Herzinfarkt schlug trotz der liebevollen Aussprache ein wie ein Blitz im Sommergewitter. Eben noch war alles strahlend schön, die Alpenlandschaft, die Begegnungen ... Und jetzt dieser unerwartete Schock! Was sollte werden? Wie lange muss ich hierbleiben, wer kann mich besuchen? Auf eine Frage aber war ich noch nicht gekommen: Wer sollte das bezahlen? Am nächsten Morgen stellte sich gegen 7 Uhr eine freundliche Dame als Angestellte der Verwaltung vor und erkundigte sich höflich nach meiner Krankenversicherung. „SVK", röchelte ich, „Sozialversicherungskasse". Die Dame schaute verstört und entfernte sich schweigend. Kurz darauf kehrte sie nach Rückfrage beim Verwaltungsdirektor zurück und fragte: „Ja, kommen's denn aus der DeeDeeErr". Ich nickte. Dann fragte sie sehr direkt: „Ja sagen's, wer wird denn die Kosten tragen?"

Ich antwortete nicht, denn ich hatte keine Ahnung. Bei uns fragte niemand im Krankenhaus nach dem Kostenträger. Nach einer Weile verließ sie wortlos den Intensivbereich. Ich hatte noch die Worte meines Bruders im Ohr: „Also auf Deinen Reisen darfst Du nie krank werden, in der Bundesrepublik ist das kein Problem, aber in der Schweiz oder Österreich wird knallhart entschieden."

Da erschien der gütige Professor, nahm meine Hand und tröstete mich: „Ich hab davon gehört, ich werd das regeln, keine Sorge, ich hab Studienbetten, das wird ganz sicher finanziert." Mir ging es etwas besser, die heftigen und angstmachenden Druckschmerzen waren zurückgegangen. Gegen Mittag erschienen unangemeldet zwei Pfleger, koppelten die Sonden und die Überwachung ab, meinten, das sei nicht mehr nötig, es ginge mir ja besser, ich müsse nicht mehr auf „Intensiv" liegen, könne auf eine Normalstation verlegt werden, und schon war ich zum zweiten Mal im Fahrstuhl, diesmal unterwegs nach unten.

Die innere Station für chronisch Kranke lag etwas abseits. Ich wurde in die Lücke eines Achtbettzimmers geschoben und befand mich offenbar inmitten von chronischen Atemwegserkrankungen. Nachdem sich die Neugier der übrigen sieben aus meiner Sicht uralten Männer gelegt hatte, begann wieder das Husten- und Rotzkonzert, das mich über die folgenden Tages- und Nachtstunden um jeden Gedanken an Ruhe und Schlaf brachte. Auch mein freundlicher Professor ließ sich nicht mehr sehen, Überwachung war offenbar nicht mehr nötig. Das Schlimmste war die ab Nachmittag einsetzende Besucherflut. An jedem Bett standen, saßen, knieten, lachten, schwätzten, aßen und tranken Familienmitglieder und hatten keine Ahnung davon, dass ein schlecht aussehender „Herzinfarkt" unter seiner Bettdecke lag, weil er seine körperliche Notdurft nicht erledigen konnte. Er durfte ja das Bett nicht verlassen. Er hätte es auch gar nicht gekonnt.

Für mich stand am nächsten Morgen fest: Wenn ich überleben will, muss ich hier raus! Irgendwie muss ich versuchen, zu Tante Gudrun zu gelangen und dann um Hilfe bitten. In einem günstigen Moment schlich ich heimlich zu einem allgemein zugänglichen Telefon und rief sie an. Ich spürte sofort ihre Angst, als ich ihr meinen Plan darlegte, aber sie willigte ein. Wieder im Bett, wartete ich die

Visite ab und trug den ärztlichen Kollegen meinen festen Entschluss vor, noch an diesem Vormittag das Krankenhaus zu verlassen und zu meiner Verwandten nach Vill umzusiedeln. Ärzte und Schwestern waren sprachlos und wiesen mich auf die großen Gefahren hin. Ich müsse das alles schriftlich niederlegen, es geschehe gegen den ärztlichen Rat und sei verantwortungslos. Ich ließ mich nicht beirren. Kaum waren sie weg, packte ich in Schweiß gebadet meine sieben Sachen, rief ein Taxi und verließ den grässlichen Ort.

Meine kinderchirurgischen Kollegen aus Innsbruck hatten zwar davon gehört, fanden aber keine Zeit für einen Besuch geschweige denn einer Intervention, auch nicht in den kommenden drei Wochen. Es war der erste Tiefschlag im Gemüt eines durch die äußeren Erscheinungen des Westens verführten Ostlers, dem weitere folgen sollten. Dem Taxifahrer erklärte ich kurz mein gesundheitliches Risiko. Er möge bitte langsam hinauf nach Vill fahren. Wortlos setzte er sich ans Steuer und fuhr, als hätte er Meißner Porzellan an Bord, fast im Schritt die Serpentinen hinauf auf den Zauberberg zu Tante Gudrun. So erlebte ich diese wundervolle Villa in Vill mit dem Blick vom Bett auf die Nordkette, den tiefblauen Himmel und die besorgten Menschen um mich herum. Nur die endlosen philosophischen Gespräche, wie sie Thomas Mann mit seinen Gestalten führt, fehlten in dieser Einsamkeit. Tante Gudrun versorgte mich zunehmend hoffnungsvoll und stellte den Kontakt zum Amselweg her.

Medis Erschrecken war groß. Bereits am Tag nach der Klinikaufnahme ging sie zum Volkspolizeikreisamt, Abteilung Reiseangelegenheiten, schilderte die schwierige Notsituation und bat um schnelle Ausreise. Die Kinder blieben ja zurück, man müsse nichts befürchten, aber alles müsse schnell gehen. Man ließ sie warten, dann kam die Antwort: Ausreise auf gar keinen Fall, den Trick kenne man, angeblich krank werden, dann hinfahren, dort bleiben und Antrag auf Familienzusammenführung, das käme gar nicht in Frage, die Urne könne sie auch an der Grenze in Empfang nehmen. Stattdessen erkundigte sich unser Verwaltungsleiter C. (später als IM „Rechner" entlarvt) scheinbar mitfühlend beinahe täglich nach meinem Befinden.

In meinen Stasi-Unterlagen befindet sich zu diesen Tagen Folgendes: „Kreisdienststelle Halle/S – Halle, den 31. 01. 1983 – Aktenvermerk: nicht termingemäße Rückkehr von einer Reise nach Österreich anlässlich eines internationalen kinderchirurgischen Symposiums. Der Chefarzt der Pädiatrie (!) des St. Barbara-Krankenhauses Halle, Dr. med. Hofmann, Volker [...] weilte vom 22. 01.–27. 01. 1983 zu o. g. Symposium in Österreich und kehrte bis zurzeit noch nicht in die DDR zurück. Nach Angaben des IM ‚Rechner‘ hat Hofmann darüber informieren lassen, dass er wegen eines Seiteninnenwand-Herzinfarkt die Rückreise bisher nicht antreten kann und für ca. drei Wochen in einem Innsbrucker Krankenhaus behandelt werden muss. Der IM informierte neben Unterzeichner den Kreis- und Bezirksarzt, die Abteilung XX hat ebenfalls Kenntnis. Maßnahmen: Instruierung des IM ‚Rechner‘ hinsichtlich der Sofortinformation beim Erhalt neuer Erkenntnisse. Unterschrift: Zippel, Hauptmann". Darunter handschriftlich: „HA XX informierte die BV Halle, Abteilung XX, dass der Hofmann die IFO in Berlin-Buch, Barbara-Krankenhaus und Ehefrau weitergegeben hat. Die Delegation setzte sich aus 9 Mitgliedern zusammen. Unterschrift: Zippel, Hauptmann". Die HA XX war mit der Überwachung der Kirchen und der Bearbeitung des sogenannten Untergrunds beauftragt. Sie war die wichtigste und größte Diensteinheit der Stasi und führte viele IM in den Gruppierungen der Opposition.

Ich blieb allein auf meinem Zauberberg. Telefonischer Kontakt war schwierig und teuer. Siegfried machte sich über die Diagnose lustig. Die österreichischen Kollegen müsse man nicht ernstnehmen, an einen Besuch in Innsbruck sei gar nicht zu denken, er könne das zeitlich nicht ermöglichen, es sei auch nicht nötig, wir hätten uns ja gerade erst gesehen. Stattdessen kamen Sabine (Medis Schulfreundin) und ihr Mann Ludwig (höherer Offizier bei der Bundeswehr, der uns deswegen nie in der DDR hat besuchen dürfen) völlig überraschend aus Bad Reichenhall. Sie konnten Medi dann telefonisch beruhigen. Die Kanig-Eltern in Dresden waren sehr besorgt. Ansonsten waren die Reaktionen unterschiedlich. Einige dachten im Stillen: „Das hat er von seinen Eskapaden, nun soll er sehen, wie er damit zurechtkommt." Tante Gudruns Angst verringerte sich in dem Maße, wie sich mein Zustand besserte. Nach einer Woche stand ich auf und stellte fest, dass ich wieder ohne Atemnot Treppen steigen konnte. Prof. Dienstl besuchte mich und brachte Medikamente mit. Er hatte die Verlegung von der Intensivstation nicht beeinflussen können. Nach zwei Wochen konnte ich ums Haus spazieren und genoss nun täglich die einzigartige Alpenlandschaft. Eines Tages meldete sich die Botschaft der DDR aus Wien. Der Genosse Botschafter war überaus freundlich und wünschte mir alles Gute zur baldigen Genesung. Wenig später folgte der direkte Hinweis auf die nun fällige Rückkehr ins sozialistische Paradies. Die Botschaft organisierte die Rückfahrt von Innsbruck nach Wien. Ich landete knapp drei Wochen nach Krankheitsbeginn in der Botschaft zwecks Übernahme zum Rücktransport. Der Botschafter, ein älterer Herr, begrüßte mich kurz und war froh, dass man dieses Kapitel ohne Probleme abschließen konnte. Aber das war nicht meine Absicht. Ich forderte ihn sehr direkt heraus: „Was für einem Land dienen Sie, das seinen Bürgern in der größten Not die selbstverständlichste Hilfe verweigert? Wie konnten Sie es zulassen, dass meiner Frau die Ausreise verweigert wurde? Sieht so das Vertrauen in Ihre Bürger aus?" Ich sprach immer heftiger, zuletzt fast atemlos, voller Wut und Zorn. Er versuchte, mich zu beruhigen, er habe keinen Einfluss auf die Ausreise meiner Frau gehabt, es täte ihm natürlich leid, aber sie hätten damit schlechte Erfahrungen gemacht. Ich möge mich doch angesichts meiner bedrohlichen Erkrankung nicht derart erregen usw. Dann begleitete er mich in eines der eher bescheidenen Gastzimmer, verabschiedete sich gekränkt von so wenig Dankbarkeit meinerseits und ließ sich nicht mehr sehen. Am nächsten Morgen wurde ich, von Sicherheitsleuten bewacht, zum Flughafen gebracht und bis zum Flieger begleitet, zufrieden zogen sie wieder ab. Als das Flugzeug in Berlin-Schönefeld über dem Flughafen kreiste, erkannte ich auf dem Dach des Flughafengebäudes winkende Menschen, darunter eine junge Frau mit hochrotem Kopf. Es war unverkennbar Medi, und bei aller Wut über die Gefängnissicherung erfasste mich nun Freude über die Rückkehr zu ihr und den Kindern.

Nach der Passkontrolle begrüßte mich nicht nur die überglückliche Medi, direkt neben ihr stand IM „Rechner". Er hatte den Auftrag, mich abzuholen, um die wichtigsten Details aus erster Hand zu erfahren. Medi war dankbar für sein großzügiges Angebot, mich mit dem Klinikauto abzuholen. Wir ahnten ja noch nichts von seinem Doppelleben. Auf der langen Rückfahrt musste ich alles loswerden, was ich erlebt hatte, und er hörte aufmerksam zu. An eine schnelle Wiederaufnahme der operativen Tätigkeit war nicht zu denken. Damals gab es weder eine thrombolytische Therapie noch eine Stent-Operation, das kam alles später. Man wurde über sechs Monate in einer Reha-Klinik langsam wieder belastet. Mein oberster Chef Dr. Willms, der selbst einige Jahre zuvor einen Herzinfarkt erlitten hatte, kümmerte sich trotz seiner extremen Belastung rührend um meine Wiederherstellung. Er war auch für die geschundene Seele ein treuer Helfer, denn das Schlimmste beim Infarkt ist die Angst vor seiner Wiederkehr. Man traut seinem Herz nichts mehr zu und beobachtet sich insgeheim fortwährend und immer in Sorge, alles könne plötzlich zu Ende sein. Ich lebte in einer ständigen Unsicherheit, die ich bis dahin nicht kannte, und glaubte nicht, je wieder länger dauernde, schwierige operative Eingriffe machen zu können.

Infarktrehabilitation in Aken

Dr. Willms hatte alles organisiert: Ich war bereits in jener Einrichtung in Aken an der Elbe nahe Dessau angemeldet, in der er selbst viele Monate zugebracht hatte. Am 7. April musste ich in Aken einrücken. Man kann sich heute im Wellness-Zeitalter eine solche Reha kaum noch vorstellen. Vor mir liegt das Tagebuch, das ich damals geführt habe: „Unumgänglich, voraussichtlich acht Wochen, Test der Gruppenfähigkeit, Ende der Verunsicherung: Watt bringen (Tretleistung am Fahrradtrainer) ohne Tachykardie [...] Aken, eine Kleinstadt westlich von Dessau, viel Industrie, angedeutete Kiefernwaldstreifen, schlechte Luft, aber nicht schlechter als in Halle. Die Häuser vorwiegend einstöckig, ein Provinznest, alles, wie von einem preußischen Kommissstiefel breitgetreten. Aus der Ferne schon eine doppeltürmige Kirche erkennbar. Der Empfang freundlich, als Kollege angemeldet. Ich werde in einem Dreibettzimmer wohnen: ein Tisch, drei kleine durchgesessene Sessel, ein Waschbecken, mehrere Grünpflanzen, zwei Fächer, drei Kleiderbügel, ein Haken für den Waschlappen, ein Haken für Handtücher, nichts darf wegen der Raumpflege herumstehen. An der Wand ein riesiger Gummibaum, wie kann er in dieser Luft gedeihen, die großen Blätter vor der weißen Wand fast unwirklich, die Pflanze wirkt wie ein Reptil. Der Chef weiß von meinem Buch über Ultraschall, ist sehr liebenswert, ein belesener und kluger Mann, der das Haus fest in seiner Hand hat. Das Essen ist gut, aber knapp, nachmittags Milch und ein Zwieback, abends zwei Scheiben Brot mit Käse. Es fehlt das frische Grün, aber woher soll's kommen? Schicksale gibt es hier, jedes einzelne wäre es wert, festgehalten zu werden. Jeder bringt nach kurzer Zeit seine Geschichte, alle haben sie ihre eigenen ganz unterschiedlichen Ausgangspunkte und alle treffen sie sich am gleichen Schnitt [...] Bauer Griebsch liegt am Fenster, schon länger, erzählt jeden Tag, dass ihm keiner mehr eine Chance gegeben hatte, sein ‚Motor galoppiert‘, er darf nur auf den Gang und zurück. 115 kg hat er gewogen, Landwirt und viel eigenes Vieh, nie krank gewesen, dann die Brustschmerzen und immer weitergearbeitet, gegessen und vor allem viel getrunken, bis er bewusstlos auf der Intensivstation lag. ‚Es war eigentlich schön, das Hinüberdämmern, ganz ruhig und ohne Schmerzen, ich hab keine Angst mehr vor dem Tod'. Jetzt will er wieder leben, 20 kg abgenommen und arbeitet von früh bis spät mit Leder an Taschen oder Gürteln. 6.15 Uhr Wecken, ungewohnt, am Waschbecken waschen, Frühstück: wenig Brot, Kaffeeersatz (schrecklich), stinkender Magerkäse. Dann Chefvisite (alle liegen mit nacktem Oberkörper im Bett, mit Trainingshose und Jacke, verkehrt herum angezogen, vorher gewischt und geputzt). Guter Belastungstest, EKG bleibt unverändert. Mir fällt ein Stein von meinem ‚gesprungenen' Herzen, wie Katharina sagt. Spaziergänge sind jetzt erlaubt, rund ums Haus, das Gelände wenig gepflegt, alles kahl, abends stifte ich eine Skatrunde an, Bauer Griebsch ist nicht zu schlagen, aber wir können uns kaum halten vor Lachen. Das ist sicher gut für's Herz. Bald darf ich das Gelände verlassen: 50 Watt über 30 Minuten, das heißt: Ausgang! Aken ist eine sehr alte Stadt, 11. Jahrhundert, längst vergangene Schönheit. Die Elbe fließt in gehörigem Abstand von der Stadt, träge und schmutzig zwischen Mischwäldern und Grasauen immer wieder seitlich ausufernd dahin. Der Abstand lässt auf wiederkehrendes Hochwasser schließen. Durch ein denkmalgeschütztes Stadttor, blau-weiß gekennzeichnet wie die Kirche, darf im Kriegsfall nicht angegriffen werden. Es braucht aber keinen Krieg, um zu verfallen, Tauben nisten im zerstörten Turm und scheißen einem die Sachen voll, wenn man stehen bleibt. Mittelalterliche Straßen mit unverbrauchtem Kopfsteinpflaster, auf dem die Trabis stöhnen und ächzen, fehlende Kanalisation, eine alte Frau, die den Nachttopf in der Abflussrinne leert. Die Zeit scheint hier stehengeblieben zu sein an diesen alten Schifferhäusern, die Höfe sind nicht zu sehen, nach außen hin ist alles abgeschlossen. Der alte Marktplatz, dazwischen immer der Gestank aus Häuseröffnungen und Klärgruben. Die Kirche von eindrucksvoller Schönheit, romanischer Grundriss, achteckiger Doppelturm und Zeltdach aus dem 12. Jahrhundert, aber alles zerfällt, das Dach schiebt sich in der Mitte hoch, Biberschwänze sind herausgebrochen, alles ist längst undicht, das Innere dem Zerfall preisgegeben. Die Türöffnungen alle geschlossen, verwildert, bunte alte Glasscheiben – eingeschlagen im Apsis-Bereich. Dennoch nicht verloren, noch rettbar, aber wie? Rund herum waschen und polieren sonnabends Männer ihre Trabis. Kinder pissen an die romanischen Turmsäulen, ohne abzusetzen.

Eine Frau mit dem Kopf voller Lockenwickler liegt am Fenster auf ihren dicken Brüsten und schaut hinüber zu mir, was ich wohl an diesem abgestorbenen Mauerwerk finde [...] Nach dem Abendessen das erste Mal gemeinsames Fernsehen im Kulturraum: Fußball. Wir sind uns einig: Umschalten zur Bundesliga. Als es soweit ist, traut sich keiner. Ich frage, ob jemand was dagegen hat, Schweigen, freudiges Kopfnicken. Nach fünf Minuten meldet sich, von mir erwartet, der Genosse von der Samenzucht aus Quedlinburg (Auslandskader), typisches Parteiprofil, trägt das Abzeichen noch am Trainingsanzug, er ist nur ein Jahr älter als ich, sieht aus wie Mitte fünfzig, fühlt sich immer als Parteisekretär mit permanentem Belehrungstrieb. ,Müssen wir uns hier Westfernsehen bieten lassen?' Und ein anderer ,Das werden wir melden!' Keiner sagt etwas. Ich verlasse wortlos den Fernsehraum, alle schauen weiter den genehmigten Ostkanal. Vor dem Beginn der Nachtruhe gemeinsames Wiegen: erwachsene Männer, die meisten in leitender Funktion, stehen im Schlafanzug herum und erwarten ängstlich das Ergebnis: Gewichtszunahme bedeutet zusätzliche salzlose Reis-Tage, das Schlimmste, was einen treffen kann. Bauer Griebsch wiegt nur noch 87,8 kg und küsst vor Freude zahnlos die kreischende Nachtschwester.

Am Sonntag kommt Medi mit den Kindern, wir suchen vergeblich ein Café, wo wir uns hinsetzen könnten, die Kinder klettern auf den verrosteten Elbkähnen herum, schließlich landen wir in der Klinik: Bauer Griebsch hat Besuch, mindestens zehn kräftige, einfache, dickbäuchige Bäuerlein sitzen im Kreis und schweigen betreten, als wir hereinkommen. Täglich die Steigerung der Watt-Zahl und nun auch psychologische Betreuung bei einer rothaarigen Dame mittleren Alters mit Brille. Sie will mit mir meine ,Krankheit aufarbeiten', aber der Zugang zu meiner Seele ist schwierig. Dann versucht sie es über ,autogenes Training', aber meine Arme wollen nicht einschlafen und aus ihrem weißen Kittel wird keine grüne Wiese. Ich befürchte, dass sie eher in ihrem Sessel einnickt, als dass ich auf der Wiese einschlafe, dann bricht sie die Therapie ab. Besser gelingt mir die Ergo-Therapie: Es wird mit zugeteiltem derben Schweinsleder und feinem Nappaleder an Taschen gearbeitet. Das erinnert ein wenig an operative Eingriffe und macht mir Freude. So entstehen drei Notentaschen für die Kinder und eine unverwüstliche Einkaufstasche für

Medi. Alles selbst gemacht: aufgemalt, zugeschnitten, mit Ahle und Lederbändern geschnürt, Boxbeutelstiche, abschließend mit Griffen versehen. Belastend sind die einzelnen Schicksale, alle sehen grau, irgendwie blutleer und unsicher aus. Man erkennt uns draußen sofort, der Fährmann an der Elbe ruft uns zu: ‚Ach, dem Doktor seine Truppe‘, aber alle sind freundlich. Unter den Patienten gibt es die verschiedensten Typen: diejenigen, die nach außen hin den ‚strammen Max‘ spielen, alles ganz cool nehmen, aber schon bei der nächsten Blutentnahme blass werden, und diejenigen, die ständig jammern, warum es gerade sie erwischt hat und denen es, wenn sie beobachtet werden, ganz schlecht geht, die aber klinisch ziemlich gesund sind. Viele von Ihnen machen auf ‚invalide‘, aber der Doktor kennt seine Pappenheimer und durchschaut sie alle. Sonnabends lädt er mich immer in seine Wohnung ein und wir reden ohne Pause über Gott und die Welt. Zuletzt waren die Nächte kurz und voller schlimmer Träume. Morgens gegen 5 Uhr wache ich dann von unzweideutigen Geräuschen auf: Bauer Griebsch furzt mit großer Freude, steht dann auf mit den Worten ‚Zeit, um die Schweine zu füttern! Das steckt drin Doc, das liecht mich im Blut ...‘ Heute Abschied von Bauer Griebsch mit guten Wünschen, er begreift allmählich sein Schicksal, muss jetzt leben wie ein Greis ohne jede Belastung, ‚das wird schwer‘, sagt er. ‚Das Klächen liecht drin im Blut, aber de Mudder wird mich uffpassen, wird mich ausem Stalle jagen, die Alte, is aber en gutes Luder, das kann ich Sie aber saachen.‘ Nach einer Woche geht es mir schon viel besser, ich darf in ein anderes Haus umziehen, erhalte ein ‚Einzelzimmer‘, das aber in Wirklichkeit ein fensterloser Durchgang zu einem Patientenzimmer ist. Immerhin, ich kann beide Türen schließen und habe viel mehr Ruhe, kann Musik hören und Briefe schreiben. Haupterkenntnis für mich: Diese Zäsur war dringend notwendig, ich muss wieder lernen, vernünftig zu leben. Das Signal kam rechtzeitig, vieles ist noch möglich, jeder Tag hier bringt mich näher an meine alte Leistungsfähigkeit. Schlimm sind nur die Verunsicherung, die Angst vor einem zweiten Infarkt, die unaufhörliche Selbstbeobachtung, wann geht es wieder los?“

Mehrfach kommt in diesen drei Wochen Besuch aus meiner Klinik: Alle Oberärzte, Schwestern und einmal unsere Oberin Sr. M. Magdalena und die geliebte kleine Schwester Katharina. Sie haben mich nicht insgeheim abgehakt und wollen unbedingt, dass ich gesund zurückkehre, ganz gleich, wie lange es noch dauert. Mit den Ordensschwestern gehe ich ins Fährhaus, wir trinken Kaffee und essen Bockwurst, das Einzige, was verfügbar ist.

Die Besuche von Medi und den Kindern sind jetzt gelöster, fröhlicher. Hans-Georg lieb, beobachtend, immer noch ein bisschen unsicher. Albrecht freut sich ohne Umschweife und strahlt von Anfang bis Ende. Vieles wird er wahrscheinlich viel tiefer empfinden und in sich aufnehmen, als man ahnen kann. Katharina, leichtfüßig, interessiert sich sehr für alles. Langsam weicht die Angst, die Rückkehr steht ja bevor. In der vierten Woche entscheidet der Doktor über meine Entlassung, ich fühle mich wie neugeboren. Der Sauerstoff-Verbrauch unter starker Belastung jetzt völlig normal. Am 4. Mai vormittags das Abschlussgespräch: Die Zeit war gut, Besinnung, Ruhe, andere Dimensionen, das Leben als Patient, die vielen Schicksale, Männer in der Gruppe, die Nähe des Todes und die Blicke auf das eigene Leben. Hoffnung auf einen neuen Anfang.

Medi holt mich mit dem Skoda ab, wir nehmen Patient K. aus Leuna mit, er darf auf Besuch nach Hause. Am Ortsausgang halten wir an einem Fischladen in der Hoffnung, einen lebenden Fisch zu erwerben. Die dicke Verkäuferin mit Gummistiefeln und Lederschürze holt aus dem Bassin nach mehrfachem Zupacken einen strampelnden Fisch heraus, haut ihn mehrfach brutal auf die Marmorplatte, packt das noch zuckende Tier in Zeitungspapier und steckt alles in einen Plastebeutel. Auf meine ängstliche Rückfrage versichert sie, dass der Fisch mausetot sei und nur noch gebraten werden müsse. Ich lege den Beutel unter den Fahrersitz links neben die Kupplung und empfinde schon nach wenigen Kilometern eine unangenehme Nässe an meiner Hose. Plötzlich klatscht eine blutige, nasskalte Masse an meinen Unterschenkel und führt zur Notbremsung. Da rutscht der zuckende Fisch wieder aus meiner Hose und schlittert quer von der Kupplung zur Bremse. Ich muss ziemlich laut geschrien haben. Medi war ganz blass geworden, völlig ratlos über mein abwegiges Verhalten, fürchtete eine erneute Herzattacke und schrie dann selbst, als sie das zuckende Tier sah. Nur Patient K. blieb ganz ruhig, wunderte sich über unsere Reaktionen, stieg aus, ging herum, griff nach dem Fisch und schlug ihn mehrmals mit dem Kopf gegen die Türschwelle des Autos, die sich blutig verfärbte. Dann wickelte er alles wieder in Zeitungspapier, legte das Paket sicherheitshalber in den Kofferraum und wir fuhren ohne weiteren Zwischenhalt nach Halle. Als wir in der Küche den blutigen Fisch vom Zeitungspapier lösten, zuckte er immer noch, und das erste gemeinsame Mittagessen, das wir uns so gemütlich vorgestellt hatten, war aufregend bis zur letzten Minute, immer in Angst davor, dass der Fisch schließlich doch noch aus der Pfanne springt.

An eine Rückkehr in die Klinik war noch nicht zu denken, erst im Juli sollte es halbtags wieder beginnen. Dazwischen war Zeit für Erholung. Es klingt merkwürdig, aber vor meinem Infarkt hatte ich eine Kongressteilnahme bei Siegfried in Mainz beantragt, das war einigermaßen aussichtslos, denn: erstens in die Bundesrepublik, und dann auch noch zum Bruder. Wahrscheinlich bedingt durch meine unerwartete Rückkehr aus Innsbruck erhielt ich die Genehmigung problemlos und ohne Vorbedingungen oder politische „Vergatterung". Was sollte ich tun? Die Vernunft sprach gegen diese aufregende Westreise, das Herz und die erste Gelegenheit, den Bruder und seine Familie und das andere Deutschland zu besuchen, dafür. Der Doktor in Aken hatte mir sogar zugeredet: Er habe keine Bedenken, ich solle mein normales Leben wieder aufnehmen.

Der erste Besuch in der Bundesrepublik

Am 14. Juni 1984 fuhr ich nach Berlin, holte, begleitet von freundlichen Wünschen, meine Papiere und wechselte über den VIP-Ausgang für Dienstreisende an der Friedrichstraße ohne Kontrolle und von der Hand an der Mütze gegrüßt in die andere Welt hinüber. Ich stand auf dem Bahnsteig, der noch zum Osten gehörte, mit vielen verängstigten, aber hoffnungsvollen Rentnern. NVA-Grenzer liefen schwer bewaffnet überall auf und ab, selbst in den stählernen Dachkonstruktionen turnten sie herum. Vom Bahnhof Zoo aus fuhr ich dann im abgeschlossenen Wagen als Transitreisender durch die DDR an Bahnübergängen und kleinen und größeren Bahnhöfen mit bewaffneten Grenzsoldaten vorbei, ohne Halt, bis der Zug ausgerechnet auf dem Hauptbahnhof in Halle zum nicht geplanten Stillstand kam. Sofort wurde der Zug umstellt, ich durfte den Wagen nicht verlassen, beobachtete aber die vielen Hallenser auf den anderen Bahnsteigen, die so gern auf den Zug gesprungen wären und neidisch herüberschauten.

Am Grenzübergang Gerstungen herrschte den alten, oft hilflosen, ängstlichen Menschen gegenüber militärischer Abfertigungston. Schäferhunde kläfften und krochen unter dem Eisenbahnwagen durch. Koffer und Taschen wurden geöffnet. Immer wieder verschwanden einzelne Personen, die zwecks genauer, oft auch körperlicher Kontrolle, den Zug verlassen und ihr Gepäck in eine der bewachten Baracken schleppen mussten. Die menschenverachtende Tortur, die ich immer wieder erleben musste, machte mich wütend, wütend auch auf unsere demütige Angst, die uns wortlos alles ertragen ließ. Draußen hörte man laute Kommandotöne, dann war absolute Stille. Alle schwiegen, es dauerte manchmal eine Stunde, ehe sich der Zug wieder in Bewegung setzte. Den Übergang in den absterbenden Kapitalismus konnte man an zwei Dingen ziemlich exakt wahrnehmen, erstens am Wegfall der Schüttelrhythmen des Zuges, denn plötzlich glitten die Wagen wie von Geisterhand beinahe lautlos durch eine saubere Landschaft mit intakten Dorfkirchen und frisch gedeckten Hausdächern, und zweitens daran, dass alle Passagiere zwischen 70 und 95 ihre Sprache wiederfanden und fröhlich im jeweiligen Dialekt daherschwätzten, meist in sächsisch. Jetzt kamen Alublechdosen zum Vorschein mit geschmierten Broten, gekochte Eier und Thermosflaschen mit nicht mehr ganz heißem Kaffee. Wer wie ich nichts mithatte, wurde prompt zum Essen eingeladen. Alle erzählten ihre lustigen oder traurigen Pass-Geschichten und von ihren Kindern im Westen, die sie oft schon viele Jahre lang nicht gesehen hatten. Von Bahnhof zu Bahnhof leerte sich das Abteil, bis ich schließlich pünktlich und voller kindlicher Spannung im Frankfurter Hauptbahnhof einfuhr.

Dort stand unser geliebter Onkel Hans Weidemann, eine legendäre Figur jener Jahre für uns und viele Familien in Leipzig, Dresden und Leisnig. Onkel Hans war im Zweiten Weltkrieg an der Ostfront schwer verwundet worden, das rechte Kniegelenk wurde operativ versteift. Sein Frontbruder war der Theologe Hans Weidauer aus Leisnig, ein Verwandter der Kanig-Familie in Dresden und auch Pfarrer von Beruf. Sie hatten sich gegenseitig das Versprechen abgenommen, im Todesfall für Frau und Kinder des anderen zu sorgen. Pfarrer Weidauer war im Krieg noch davongekommen, starb aber Anfang der 50er-Jahre an einem Herzinfarkt. Er hinterließ Frau und vier Kinder in sehr bescheidenen Verhältnissen. Onkel Hans hatte anfangs in Frankfurt am Main in einer Metallfirma gearbeitet und ab den 60er-Jahren eine Vertretung für pharmazeutische und zahntechnische Waren aufgebaut, die relativ stabile Einkünfte brachte und ihm allmählich zu einem bescheidenen Vermögen verhalf. Er erinnerte sich an sein Versprechen und half der Familie des Freundes in Leisnig in unvorstellbarer Weise.

Besonders kümmerte er sich um sein Leipziger Patenkind. Er nahm die visafreie Möglichkeit der Leipziger Messe im Frühling und im Herbst zum Anlass, um sie regelmäßig mit besonderen Dingen zu versorgen. Und nicht nur das, nach und nach bezog er ihre Freunde und deren Familien mit ein in den Kreis der Beschenkten. Die Besuche von Onkel Hans waren bei allen ein großes Ereignis in jeder Beziehung, denn er war, abgesehen von den materiellen Kostbarkeiten, ein außerordentlich fröhlicher, witziger und kluger Mensch. Er lief an einem Stock und schwenkte dabei sein steifes Bein. Wegen dieses äußerlich unübersehbaren Gebrechens war er beim Grenzübergang von Kontrollen ausgeschlossen, denn die Genossen Grenzsoldaten hätten seinen Koffer selbst herunterheben müssen. Er hatte eine uralte lederne Aktentasche. Darin befanden sich die Gaben wie aus Tausendundeiner Nacht: Schokolade in allen Varianten, Marzipan, Kaugummi, Orangen, Bananen, Pampelmusen, Käse-Sorten, viele davon unglaublich stinkend, Schinken und Rosinen und dazwischen verbotene Bücher, Zeitungen und Scherzartikel aller Art, z. B. eine tiefblaue Tinte, die sich nach wenigen Minuten wieder vollständig entfärbte. Wenn er kam, bereiste er rundum bis zu zwanzig Familien und hatte immer seine prallvolle Aktentasche dabei. Wie er sie jedes Mal neu befüllte, blieb sein Geheimnis.

Wegen der ständigen Besuche geriet er bald ins Visier der Stasi, die vor allem Einblicke in die besuchten Familien haben wollte. So wurde er unter dem Decknamen „Förster" – Weidemann, wie fantasievoll waren doch die Genossen! – ständig überwacht, ohne dass wir das bemerkt hätten. Er war der Meinung, er müsse Wiedergutmachung leisten. Es sei gar nicht einzusehen, warum wir im Osten allein die Folgen des Krieges tragen mussten und es ihnen drüben so unverdient gut ginge. Sein Schlüsselerlebnis war der erste Besuch 1963 in Leisnig, als Tante Mietze eine mitgebrachte Apfelsine schälte und jeder glücklich und dankbar eine Scheibe davon in Empfang nahm. Das hat er nie vergessen. In der Folge schickte er in der Adventszeit zu jeder ihm bekannten Familie zwei Kisten Südfrüchte: Eine Kiste Apfelsinen und eine Kiste Mandarinen, bei uns war meist noch eine Kiste Pampelmusen für Albrecht dabei. Wenn ich mit dem Benachrichtigungsschein zur Post ging, wussten die Damen dort schon Bescheid und holten ohne weiteren Kommentar die duftenden Kisten aus dem Paketraum. In wenigen Minuten war die graue Postfiliale in ein weihnachtliches Wunderland verwandelt. Jedes Mal packte ich die Kisten aus und die Postdamen erhielten zur Freude der Wartenden je eine Apfelsine und eine Mandarine. So ging es von Jahr zu Jahr bis zum Herbst 1989.

Onkel Hans war trotz seiner erheblichen Behinderung immer unterwegs zu Menschen, die seine Hilfe brauchten. Am Schreibtisch in einem kleinen Büro wickelte er seine Handelsgeschäfte ab. Danach lief er regelmäßig zur Bahnhofsmission und kümmerte sich um Flüchtlinge, die dann ins Auffanglager nach Gießen weiterreisten. Ständig waren Leute aus den Ostblockstaaten bei ihm zu Hause oder mit ihm unterwegs, wenn er wichtige Wege zur Einbürgerung mit ihnen ging. Bei dieser Unrast und körperlichen Belastung verwundert es nicht, dass er nach Erreichen des 80. Lebensjahres gleich an mehreren Leiden erkrankte. Jedes für sich hätte zum Ende führen können. Es begann mit Darmkrebs, der aber operativ erfolgreich behandelt wurde, setzte sich fort mit einem Herzinfarkt wegen verkalkter Koronargefäße. Er ließ sich in Genf operieren, erhielt mehrere Bypässe, schwärmte von der Schweizer Klinik und hätte mich am liebsten gleich anschließend dorthin zur Herzoperation geschickt. Dann ging es eine Weile gut, bis ein nicht mehr operabler Hirntumor diagnostiziert wurde, der im Jahr 2002 das Ende eines ungewöhnlichen Lebens herbeiführte. Zur Beerdigung strömten Menschen aus allen Himmelsrichtungen herbei. Medi und Katharina konnten nur mit Mühe einen Platz finden. Er hätte das Bundesverdienstkreuz am goldenen Bande verdient, stattdessen aber werden wir ihn mit vielen anderen im Herzen behalten.

Am Hauptbahnhof in Frankfurt am Main stand also unser geliebter Onkel Hans und winkte schon von Weitem mit seinem Gehstock. Zuerst wollte er mir die schöne Altstadt zeigen. Wir liefen nebeneinander durch die Bahnhofstraße. Wenn er in Halle war, hatten wir immer von diesem ersten Besuch bei ihm und Gusta, seiner holländischen Frau, geträumt, von dieser modernen Großstadt und dem Römer, dem Dom und den Main-Brücken. Im Spaß habe ich mal gesagt, man müsste auch mal eine Peep-Show sehen und irgendwas Verrücktes machen. Das hatte er sich gemerkt. Es sollte mich teuer zu stehen kommen, denn in einer dieser dubiosen Nebenstraßen schob er an einem rot beleuchteten Eingang mit dem Stock energisch den klingenden Perlenvorhang zur Seite und zog mich hinein. Da standen Männer an Gucklöchern und erfreuten sich an den sich räkelnden nackten Frauen, die eher unförmig als ansehnlich waren. Danach zog er mich in einen hallenartigen Raum, in dem wenig bekleideten Damen jeweils eine eigene Fläche zur Verfügung stand mit Sessel oder Sofa. Da saßen sie gelangweilt und warteten auf Kunden. Den alten Onkel Hans ließen sie in Ruhe, mich aber zupften sie am Sakko. Ich versuchte, möglichst rasch den Ausgang zu erreichen. Aber der Onkel verlangsamte seine Schritte, vermutlich amüsierte er sich köstlich über meine Hilflosigkeit. Als eine der Damen mich nicht mehr losließ, hatte ich keine andere Wahl mehr: Ich rief ihr zu, dass ich als Besucher aus dem Osten käme und nur Zonen-Mark hätte. Da ließ sie mich entsetzt los. Ich trat zurück in die äußere Freiheit der Bahnhofstraße. Der Besuch bei ihm zu Hause dann und die Begegnung mit Tante Gusta waren kurz und ständig von Telefonaten und Besuchen unterbrochen.

Ziel der Dienstreise aber war Mainz. Bruder Siegfried hatte ein Symposium über anorektale Fehlbildungen organisiert und mehrere Kinderchirurgen aus der DDR eingeladen. Er hoffte, sie würden nach dem Ende der Tagung brav in ihre sozialistische Heimat zurückkehren. Leider gab es einen Eklat: Ein Kollege aus Berlin-Buch verließ in Frankfurt heimlich die Delegation und blieb verschwunden. Wir mussten ohne ihn zurückkehren. Offiziell kritisierten alle diese Entscheidung als egoistisch und belastend für die Übrigen. Aber es gab auch einige, die das am liebsten ebenso gemacht hätten, aber sich nicht auf unabsehbare Zeit von ihrer Familie trennen wollten.

Da mein Bruder zehn Kilometer außerhalb von Mainz wohnte, holte mich seine Frau im eleganten BMW ab. Sie brachte mich nach Kleinwinternheim in ein sehr modernes, großzügiges Einfamilienhaus mit viel Glas und Holz, einem großen Schwimmbad, Kellerbar, zahlreichen Toiletten, Badezimmern, Wohnlandschaften mit wertvollen Teppichen und überall verteilten Antiquitäten. Dazu kam ein großer Garten mit Goldfischteich und Brunnenanlage – alles in allem Ausdruck eines Wohlstands, den wir uns nicht vorstellen konnten. Im Gegensatz dazu war die tägliche Ernährung eher bescheiden. Mittagessen gab es nicht und nachmittags bestenfalls eine Tasse Tee. In günstigen Momenten suchte ich im Kühlschrank nach Essbarem, denn meine Eigenmittel waren äußerst begrenzt. Sonst machte alles einen großzügigen Eindruck, wie es sich für einen westlichen Ordinarius gehört.

Besonders großzügig zeigte sich Siegfried in seiner Fürsorge für die Ostkollegen. Sie wurden abends und nachts im komfortabel eingerichteten Kellersalon bewirtet mit reichlich guten Weinen aus dem Rheingau und mit Häppchen, die Elisabeth auf Zuruf in kürzester Zeit herrichtete. Der familiäre Umgang, besonders mit Elisabeth und den Kindern, war gewöhnungsbedürftig. Alles hatte auf Kommando zu funktionieren, nur Leistung zählte. Die Knaben wurden sogar für selbstverständliche Dinge wie Abtrocknen oder Aufräumen bezahlt.

Vieles blieb mir fremd und unverständlich. Siegfried konnte sehr herzlich, lustig und gesellig sein, aber vorzugsweise mit Gästen, nicht mit Angehörigen der eigenen Familie.

Die Tagung war hochkarätig besetzt. Sie brachte ein Wiedersehen mit Kehrers aus Bern und die erste Begegnung mit Michael Gauderer. Der gebürtige Rudolstädter war mit seinen Eltern – der Vater stammte aus Riga und gehörte der Organisation Todt an – 1945 vor den Russen nach Westberlin geflohen und 1948 nach Brasilien ausgewandert. Er studierte Medizin, ging bald in die Vereinigten Staaten und wurde Facharzt für Kinderchirurgie, zunächst in Philadelphia, später als Chef in Cleveland. Dort entwickelte er die perkutane endoskopische Gastrostomie (PEG), die heute noch seinen Namen trägt und weltweit praktiziert wird. Kehrers und Michael habe ich mit Nachdruck in die DDR eingeladen, weil sie bei ihren vielen Reisen im Westen uns im Osten bisher ausgeklammert hatten. Alle drei haben fest versprochen, uns trotz aller lästigen Repressionen zu besuchen. Sie haben ihre Versprechen gehalten.

Die sogenannten Gesellschaftsabende waren – abgesehen von den gesponserten festlichen Menüs – oft eher belanglos und erschütternd, was die politischen Gespräche betraf. Es herrschte absolutes Desinteresse hinsichtlich der Situation in der DDR. Sie wussten vieles besser. Täglicher Fernsehkonsum und die von Ärzten favorisierten Zeitschriften hatten ihre Spuren hinterlassen. Viele interessierten sich mehr für ausgefallene Bildungsreisen und die damals sehr beliebten Segeltouren durchs Mittelmeer und die Karibik. Dazu konnte ich nichts beitragen. Lange Diskussionen über die besten Geldanlagen sind ebenfalls in meiner Erinnerung. Auch dazu konnte ich nichts sagen. Mir fiel auf, dass alle, selbst die reichlich verdienenden Ordinarien, äußerst zurückhaltend waren, wenn es ans Bezahlen ging. Ein Kollege erklärte mir, dass man immer nur sehr wenig Geld in bar in der Hosentasche hatte, weil das meiste Geld arbeiten musste, also in Aktien oder Immobilienfonds fest angelegt war und möglichst nicht angerührt wurde. Immer wieder musste ich mir Klagen über hohe Steuern, teure Autos und steigende Unkosten anhören. Das Geld bestimmte alles in diesem gesellschaftlichen Umfeld.

In unserer Ostwelt war es eher uninteressant, über wieviel Geld man verfügte. Man konnte damit keine größeren Reisen machen, keine neuen Autos kaufen und kein Haus mit Grundstück erwerben, wenn man keine Beziehungen hatte. Und für die täglichen Bedürfnisse reichte das Gehalt allemal. Unsere Freuden und Glücksempfindungen waren andere: so oft es ging mit Freunden zusammensitzen, Rotwein trinken und feiern, Konzerte und Theaterbesuche, verbotene oder schwer zu erwerbende Bücher lesen, die von Hand zu Hand gingen und immer in vorgegebener Zeit weitergereicht wurden. Fernsehen spielte damals eine untergeordnete Rolle. Wir konnten zwar bei gutem Wetter vom Brocken aus westliche Sender empfangen, aber meist blieb es bei der Tagesschau und den großen Familiensendungen am Samstagabend. Überhaupt war es von großer Bedeutung, dass wir uns im Osten ab 20 Uhr vom Sozialismus abmeldeten und per Knopfdruck in den Westen wechselten mit allen Fehleinschätzungen, die damit verbunden waren. Ich war im real existierenden Westen immer wieder erstaunt darüber, wie er von meinen Vorstellungen und meinem Fernsehwissen abwich. Umgedreht existierten die gleichen Irrtümer, was sich besonders nach der politischen Wende von 1989 herausstellte.

Für den abschließenden Gesellschaftsabend in einem Weinkeller im Rheingau hatte mir Siegfried die sogenannte Damenrede übertragen, ein Relikt aus längst vergangenen Zeiten. Meine Bitten, mir das zu ersparen, wurden nicht einmal angehört. Diese Damenrede beginnt mit dem frechen Reim: „Zart gebaut doch hart gesotten war'n die Rokokokokotten" und endete mit einem unzweideutigen Trinkspruch auf das Wohl derer, die gern dabei gewesen wären, aber es nicht durften. Er stammt von Lord Byron, der an seine daheimgebliebene Frau geschrieben hatte: „Als ich den Strauß Dir band am Rhein / Geliebtes Herz gedacht ich Dein, / und wärst Geliebte Du bei mir, / ach wie viel schöner wär's noch hier."

Zurück in Halle, sollte ein neues, verändertes Leben beginnen. Aber wie? Die außerordentliche Belastung in der Klinik musste schrittweise wieder bewältigt werden, nach und nach auch die operative Tätigkeit, denn als Chef konnte man sich nicht aus dem operativen Bereich heraushalten.

Im Gegenteil: Besonders komplizierte Eingriffe waren aufgeschoben worden und warteten auf mich. Aber es blieb noch etwas Zeit, und die Tage zu Hause brachten endlich Gelegenheit, mit den

Kindern zu arbeiten und zu spielen. So viel Zeit gab es noch nie, und dazu der herrliche Garten mitten im Sommer.

Schon seit Langem hatte ich geplant, endlich wieder mit dem Musizieren anzufangen, am besten gemeinsam mit den Kindern. Albrecht und Katharina spielten Geige, Hans spielte sehr gut Cello und Medi Blockflöte. Zum Streichquartett fehlte die Bratsche. Ich hatte vor einigen Jahren von einem chirurgischen Kollegen ein altes Instrument erworben, das sollte nun gespielt werden. Also marschierte ich in die Städtische Musikschule und erkundigte mich nach möglichem Unterricht. Im Sekretariat verwies man mich an Herrn I., einen freundlichen Herrn in den Fünfzigern. Der fragte nach dem Alter meines Kindes. Als ich ihm erklärte, dass es um mich ginge und ich den Unterricht selbstverständlich privat bezahlen würde, willigte er nach mancherlei Bedenken ein: „Wir können es ja mal versuchen ...“

Der Anfang war schwierig. Vor allem der Bratschenschlüssel bereitet mir noch heute große Probleme. Aber allmählich konnte man die Tonleitern ertragen, es machte sogar Spaß, weil das Instrument einen besonders schönen, sonoren Klang hatte. Schließlich konnten wir kleine einfache Quartette und Menuette zur Freude unserer Kirchgemeinde spielen. Lange währte diese Freude aber nicht, denn schon nach wenigen Wochen in der Klinik fehlte mir die Zeit zum Üben.

In dieser schwierigen Zeit tauchte natürlich auch die Frage nach unserer finanziellen Situation auf. Medi hatte seit der Geburt des zweiten Kindes ihre Arbeit als wissenschaftliche Bibliothekarin nicht wieder aufgenommen. Jetzt musste darüber neu nachgedacht werden. Die 1652 gegründete Gelehrtenakademie Leopoldina verfügte über eine ständig wachsende Bibliothek, die zunächst mit den jeweiligen Präsidenten wanderte, infolge ihrer Größe aber ab 1878 beim Präsidenten in Halle verblieb. Seitdem ist Halle Sitz der Leopoldina geblieben. Unsere Bitte um Einstellung hatte Erfolg, Medi konnte bis zu ihrem Abschied 2003 in dieser ehrwürdigen und wertvollen Bibliothek arbeiten. Die Mitglieder der Leopoldina waren verpflichtet, ihre wissenschaftlichen Veröffentlichungen, Bücher, Atlanten, Kompendien usw. der Bibliothek zu spenden, die so z. B. für hallesche Medizinstudenten zu einem besonderen Glücksfall wurde. Sie durften von dort sogar begehrte Lehrbücher aus dem Westen über längere Zeit entleihen.

Die Kinderchirurgie lief auf vollen Touren. Nach und nach kamen immer kompliziertere operative Eingriffe hinzu. Durch die pränatale Ultraschalldiagnostik konnten nun bereits frühzeitig ab der 18.–20. Schwangerschaftswoche Fehlbildungen diagnostiziert und im weiteren Verlauf beobachtet werden. Dabei spielten besonders Erkrankungen eine Rolle, die unmittelbar nach der Geburt operativ korrigiert werden mussten, damit das Kind eine Überlebenschance hatte. Hierzu gehörten angeborene Fehlbildungen der Speiseröhre, des Darmes und der Nieren. Diese Schwangeren wurden immer häufiger und immer früher an unser Krankenhaus verwiesen, weil nur bei uns die spezialisierte geburtshilfliche Behandlung und die sich unmittelbar anschließende operative Korrektur des Neugeborenen möglich waren. Es gab also keine Verzögerung durch den sonst üblichen Transport des Kindes in eine Kinderklinik. So konnte die Prognose komplizierter Fehlbildungen deutlich verbessert werden. Nun zeigten sich die Früchte der Einrichtung eines Kinderzentrums mit Geburtshilfe, Neonatologie, Intensivtherapie und Kinderchirurgie.

Probleme der pränatalen Ultraschalldiagnostik

Jeder Fortschritt hat seine Kehrseite. Die Ambivalenz der pränatalen Diagnostik zeigte sich schon bald. Wir waren jetzt in der Lage, bereits frühzeitig Fehlbildungen zu erkennen, die mit dem Leben nicht vereinbar waren, wie z. B. Anencephalus (das völlige Fehlen des Großhirns), Hydranencephalus (die extreme Erweiterung des Ventrikelsystems) oder das Potter-Syndrom mit dem Fehlen beider Nierenanlagen. Sollte man den Müttern diese Diagnosen verschweigen? Sollten sie ein Kind austragen, das nicht lebensfähig war? Hätte dieses Verhalten nicht zu einem schweren Vertrauensverlust gegenüber einem christlichen Krankenhaus geführt?

Wir waren uns schnell einig. Der geburtshilfliche Chef informierte uns noch während der Erstuntersuchung der Schwangeren im Ultraschall. Dr. F. als Pädiater und ich saßen schweigend dabei. Anschließend legten wir gemeinsam das weitere Vorgehen fest. Beim Anencephalus war die Entscheidung klar, wir schlugen der Mutter die vorzeitige Beendigung der Schwangerschaft vor und sorgten dafür, dass das Neugeborene ohne Atmung und ohne die leidvollen postnatalen Stunden bleibt. Es war ein stiller und zutiefst humaner Kompromiss – so dachten wir. Natürlich war uns klar, dass durch diese pränatale Diagnostik auch ganz neue ethische Fragestellungen auftreten würden, die nur mit hoher fachlicher Kompetenz beantwortet werden können und – jedenfalls zum damaligen Zeitpunkt – nicht Anlass sein können für Diskussionen in einem katholischen Krankenhaus.

Das aber sah eine alte Ordensschwester im Kreißsaal ganz anders. Ohne mit uns darüber gesprochen zu haben, berichtete sie ihrem Bischof in Magdeburg: „Im St. Barbara-Krankenhaus werden Neugeborene umgebracht." Nun begann ein aufgeregtes Treiben im Hintergrund. Die Tötung von Neugeborenen in einem katholischen Krankenhaus, das war ein Skandal ohnegleichen, der nicht öffentlich werden durfte und möglicherweise sogar die Existenz konfessioneller Krankenhäuser in der DDR bedrohte. Der Bischof informierte zunächst Verwaltungsdirektor Dr. Willms, aber vor allem seine Vorgesetzten in Deutschland und im Vatikan. Es musste eine schnelle

Klärung angestrebt werden. Wir bereiteten uns so gut es ging darauf vor anhand theologischer und moralphilosophischer Schriften, die sich damals mit diesem Thema beschäftigten. Es war ja eine ganz neue ethische Fragestellung entstanden, die zu ganz neuen Lösungen führen musste.

Wir drei Chefärzte und Dr. Willms erhielten eine vertrauliche Einladung ins katholische Priesterseminar nach Erfurt, denn hinter den Klostermauern war unser Problem am ehesten lösbar. Wir fuhren mit gemischten Gefühlen hin und trafen dort im Refektorium ca. zwanzig hohe katholische Würdenträger, Kardinäle, Bischöfe und Theologieprofessoren aus Italien, der Schweiz, der Bundesrepublik, der DDR und Polen. Die Moderation übernahm ein Jesuit, Professor an einer katholischen Universität in Deutschland. Zunächst berichteten wir über die speziellen Erkrankungen, um die es uns ging, und begründeten unser Vorgehen. Es folgten ausführliche, sehr intensive Gespräche über diese Krankheitsbilder. Die Moraltheologen ließen sich eingehend die Besonderheiten medizinisch erklären, es begann eine faire und wegweisende Diskussion, die sich über viele Stunden bis zum Abend erstreckte.

Der moderierende Jesuit fasste am Ende die Problembereiche zusammen und formulierte die entscheidenden Ansätze für einen Kompromiss. Der lautete: Grundsätzlich sind Schwangerschaftsunterbrechungen oder Abbruch von Intensivtherapie postnatal in einem katholischen Krankenhaus untersagt. Sie sind aber denkbar, wenn die vorliegenden Fehlbildungen ein menschliches Leben verhindern. Damals koppelte man den Begriff menschliches Leben an die Entwicklung und Reifung des Großhirns als dem Organ, das postnatal eine menschliche Kommunikation ermöglicht.

Damit würde es uns möglich sein, die Mutter in der schwersten Entscheidung ihres Lebens nicht allein zu lassen oder zu staatlichen Kliniken zu schicken, sondern sie bis zum Abschluss der Schwangerschaft zu begleiten, wenn ein Anencephalus, Hydranencephalus oder stark progredienter Hydrocephalus vorliegt. Der Schwangerschaftsabbruch aber war nicht möglich, wenn es sich um andere mit dem Leben nicht vereinbarende Fehlbildungen handelte, wie z.B. dem Fehlen beider Nieren, dem Potter-Syndrom oder schweren Herzmissbildungen.

Mit dieser Entscheidung konnten wir leben, denn es ging ja auch um unsere eigene Überzeugung und Verantwortung. Es war eine für die 80er-Jahre unglaublich weltoffene Aussage, die aber offenbar nur bei uns praktiziert wurde. In westdeutschen katholischen Krankenhäusern durfte damals – und das gilt bis heute – keine Schwangerschaftsunterbrechung vorgenommen werden. Stets wurde diese humane Lösung verweigert. Die Frauen wurden in ein weltliches Krankenhaus überwiesen. Auch wir durften dieses Vorgehen nur bis zur Wende 1989 praktizieren, danach galt das absolute Unterbrechungsverbot mit allen seinen schwerwiegenden Folgen.

Durch die pränatale Fehlbildungsdiagnostik und die unmittelbar postnatale Korrektur wurde aber damals ein neues Kapitel in der Kinderchirurgie geschrieben, an dem wir unseren Anteil hatten mit den erstaunlichen Ergebnissen, die sich z. B. bei den offenen Bauchwandspalten, den Omphalocelen und den Darmatresien ergaben, weil die Neugeborenen nicht mehr transportiert werden mussten, sondern sofort operativ versorgt werden konnten. Aus diesem Grund kamen nun auch immer öfter ehrenvolle Einladungen aus dem westlichen Ausland. Ich erinnere mich noch an ein wegweisendes Pränatal-Symposium in Bochum, auf dem der Pionier der pränatalen Ultraschalldiagnostik in der Bundesrepublik, Prof. K., das große Wort führte, aber von unserem Vortrag keine Notiz nahm. Auch jeder Versuch, mit ihm in ein persönliches Gespräch zu kommen, scheiterte an seiner arroganten Einstellung.

Vor dieser Einstellung war ich durch meinen Bruder Siegfried geschützt, der als Garant für meine Unbedenklichkeit auf diesen Kongressen meistens auch anwesend war. Es ging nur mit seiner Hilfe, denn immer noch war die Finanzierung der Teilnahme das entscheidende Problem. Wehe mir, wenn er aus irgendeinem Grund nicht dabei war, wie z. B. in Odense in Dänemark im Sommer 1984. Er hatte seine Teilnahme kurzfristig absagen müssen, und nun stand ich mit nur 10 D-Mark Sicherheitsbetrag in der Tasche an der Hotelrezeption, äußerlich cool mit sächsisch eingefärbtem Englisch, doch im Innersten voller Angst und Sorgen. Es blieb mir nichts weiter übrig, als Elling Enger, den norwegischen Freund, in einer Pause um Hilfe zu bitten. Er umarmte mich und sagte in seinem köstlichen Deutsch: „Das ist doch ein Fliegenscheiß ..." Für mich war es natürlich peinlich und degradierend, aber immer auch ein Zeichen der Freundschaft. Wir haben den engen und ehrlichen Kontakt zueinander nie unterbrochen.

In den Jahren zwischen 1984 und 1989 durfte ich an vielen Kongressen in europäischen Ländern teilnehmen: Augsburg, Zürich, Bern, Mainz und immer wieder Österreich. So lernte ich beide Welten kennen, wie nur wenige in dieser Zeit. Immer mehr wuchs meine Erkenntnis, dass die Unterschiede zwischen Ost und West größer und unüberwindlicher wurden: dort der zunehmende Reichtum, unvorstellbarer Luxus, technische Perfektion bis hinein in alltägliche Dinge, hier der rasante Verfall der Städte und Dörfer, die fortschreitende Unzufriedenheit der Menschen, wachsende Verantwortungslosigkeit und zunehmende Aggressivität der staatlichen Machtinstrumente. Am schlimmsten war die unvorstellbare Zerstörung der Umwelt. Es breitete sich Hoffnungslosigkeit aus, verbunden mit Fatalismus.

Alle Hoffnungen auf eine Wiedervereinigung waren längst verflogen und wurden im linken Milieu der Bundesrepublik sogar abgelehnt. Damals war jeder, der aus dem Westen in dieses armselige, verlotterte Land kam, für uns ein Hoffnungsträger. Aber wie viele kamen denn? Umgekehrt hieß das: Man musste sich einrichten, so gut es ging, mit den Wölfen heulen, denn Veränderungen waren nicht erkennbar. In dieser Zeit sind einige meiner Freunde und Kollegen in die Partei eingetreten, um ihre Karriere zu retten. Diese Jahre waren schlimme Jahre ohne Hoffnung. Widerstand war noch nicht oder nur in zarten Ansätzen erkennbar. Hinzu kam noch, dass ich mir die demokratischen Grundzüge der westlichen Gesellschaften, die etwas mit freiheitlichem Denken und persönlicher Verantwortung zu tun hatten, für die DDR und für die seit vierzig Jahren an die Diktatur gewöhnten Menschen nicht vorstellen konnte. Immer wieder musste ich an den Satz denken: „Selbst wenn ein Engel herniederstiege und uns die Demokratie brächte, wir könnten hier damit nichts anfangen ...“

„Christliche Mediziner" in Halle

Widerstand war eine zarte Pflanze. Sie wuchs in den abgedunkelten
und geschützten Räumen der evangelischen Kirchen. In Halle war
vor allem durch den Mut eines internistischen Kollegen aus dem
St. Elisabeth-Krankenhaus eine Gruppe entstanden, die sich „Christliche Mediziner in sozialer Verantwortung" nannte. Anfangs gehörten
vielleicht zehn Kollegen dazu, die sich konspirativ in wechselnden
privaten Räumen trafen. Deren Hauptanliegen war die Verhinderung
des atomaren Wettrüstens und des damals möglichen präventiven
atomaren Erstschlags. Es kursierte ja in den Seminaren und Druck-
schriften der sogenannten Zivilverteidigung in Betrieben und Schulen die Vorstellung, man könne sich persönlich beim atomaren
Angriff noch durch bestimmte Verhaltensweisen schützen: flach hinlegen, hinter Mauern und in Kellern Schutz suchen usw.

Diese Ärztegruppe trat nun an die Öffentlichkeit. Ihre klare Aussage lautete, ein Schutz sei generell nicht möglich. Der einzige Weg
zum Überleben wäre die atomare Abrüstung auf beiden Seiten, also so-
wohl der nachgerüsteten Pershing-II-Raketen auf westlicher, als auch
der SS 20-Raketen auf östlicher Seite. Das passte aber überhaupt nicht
ins Konzept der Genossen. Nur die Pershing-II-Raketen in Händen der
Revanchisten seien das Problem. Derart pazifistische Strömungen sei-
en scharf zu überwachen und alle Aktionen dieser Gruppe von vornherein zu unterbinden. Obwohl wir ahnten, dass die Gruppe unterwan-
dert würde, blieben die Diskussionen und Aktivitäten der einzelnen
Mitglieder eindeutig und furchtlos. Es ging letzlich vor allem um den
Abbau der zunehmenden Militarisierung unseres Landes in beinah allen Bereichen des gesellschaftlichen Lebens. Einer der treuen und stets
anwesenden ärztlichen Kollegen war ein Kinderarzt der Universitätsklinik, der unter dem Decknamen „Blume" auch in meinen Akten als
sogenannter IM auftauchte. Er berichtete seinem Führungsoffizier detailliert über alle Sitzungen unmittelbar danach meist über Tonband
oder im persönlichen Gespräch. So war die Stasi über alle geplanten
öffentlichen Aktionen im Voraus informiert und konnte viele davon verhindern. Aber nicht alle und vor allem nicht die entscheidenden. Von
denen wusste er nichts, weil wir seine Rolle bereits damals ahnten.

Auf internationaler Ebene entstand am Anfang der 80er-Jahre die Ärztebewegung gegen den Atomkrieg (IPPNW), die von zwei bedeutenden Medizinern geleitet wurde, einem Kardiologen aus den USA und einem aus der Sowjetunion. Das war der erste international relevante Versuch eines Abbaus von Spannungen im Kalten Krieg. Leider wurde diese mutige Aktion von westlichen Kollegen als blau- bzw. rotäugig abgewertet und hatte es im Westen nicht leicht, anerkannt zu werden. Ziele waren die Einzelmitgliedschaft und die persönliche Verantwortung. Dort lag für die DDR-Ärzte das Problem, denn eine Einzelmitgliedschaft mit dem Anspruch auf Teilnahme an den internationalen Kongressen dieser Bewegung durfte es natürlich nur für kampferprobte Genossen geben, nicht aber für aufmüpfige christliche Ärzte.

Man führte in der DDR kurzerhand eine sogenannte Gruppenmitgliedschaft ein. Dazu gehörten ca. vierzig dem Sozialismus treu ergebene Ärzte. Sie übernahmen die Alleinvertretung für die DDR. Die westlichen Vertreter durchschauten den Trick nicht und nahmen die DDR gleichberechtigt in die IPPNW auf. Den westdeutschen Mitgliedern konnten wir das zwar vermitteln, sie änderten aber nichts daran, dafür waren sie nicht stark genug und wohl auch wie viele in der damaligen bundesdeutschen Friedensbewegung eher linkslastig darauf bedacht, die Kontakte zur DDR nicht zu beeinträchtigen. Wir mussten also einen Weg finden, um das Problem in der obersten Etage anzusprechen, möglichst in den USA. Dieser Versuch sollte für mich ziemlich unangenehme Folgen haben.

Unvorstellbar:
Eine Reise nach Amerika und ihre Folgen

1986 ging Beat Kehrer, der Schweizer Kinderchirurg, zum Zwecke der Habilitation für ein Jahr in die Kinderchirurgie nach Chicago, um experimentell zu arbeiten. Es war seine Idee und die von Michael Gauderer in Cleveland, mich offiziell zu Vorträgen und Seminaren über die „Ultraschalldiagnostik im Kindesalter" an verschiedene amerikanische Universitäten einzuladen, weil das Verfahren in den USA zwar bekannt war, aber aus vielen Gründen nicht oder nur eingeschränkt zur Anwendung kam. Ich hielt diese Idee für völlig verrückt, für viel Aufwand ohne die geringste Aussicht auf Erfolg. Aber das störte die beiden nicht. Sie organisierten eine offizielle Einladung zu einer dreiwöchigen Vortragsreise durch die Vereinigten Staaten, und ich machte mir entsprechend dem Schwejk-Prinzip einen Spaß daraus, mit allen Unterlagen ins Generalsekretariat zu Genossen C. zu fahren und ihn in Schwierigkeiten zu bringen. Aber zu meinem großen Erstaunen und auch Erschrecken stimmte er der Reise sofort zu, obwohl nur noch vier Wochen Zeit zum Besorgen des Visums und der Flugtickets blieben.

Es sei, so sagte er, für einen DDR-Wissenschaftler eine Ehre, in die USA eingeladen zu werden. Das würde man selbstverständlich unterstützen. Nun lag das Problem bei mir. Drei Wochen als Chef fern der Klinik, das war kein Pappenstiel. Vieles musste umorganisiert werden und ich hatte kein gutes Gefühl dabei, denn schon die bisherigen Kongressreisen hatten zu neidvollen Bemerkungen geführt, umso mehr würde das natürlich bei der Ausreise in ein Land passieren, das sonst nur Leistungssportler und einige wenige Wissenschaftler und Künstler besuchen durften. Andererseits war es natürlich eine einzigartige Chance, das Land der unbegrenzten Möglichkeiten kennenzulernen, kinderchirurgische Kollegen zu treffen, die mir nur aus der Literatur bekannt waren, und natürlich auch Beat und Michael wiederzusehen, die mir helfen würden, meine sprachlichen Unzulänglichkeiten zu überbrücken. Wann je würde ich so etwas in meinem Leben wiederholen können?

Also machte ich mich daran, meine Vorträge und Dia-Reihen mithilfe von Prof. H., einem Physiker, der uns gegenüber im Amselweg wohnte und dank seiner wissenschaftlichen Kompetenz im Bereich der Festkörperphysik durch die ganze Welt reiste, ins Englische zu übersetzen und dann die Texte einzuüben. Vorträge waren geplant in Chicago, Cleveland, Baltimore und Philadelphia, aber das Problem waren nicht die Vorträge, sondern die anschließenden Diskussionen.

So reiste ich mit gemischten Gefühlen ab, zunächst nach Berlin, holte mir Pass, Flugtickets und 20 Dollar Sicherheitsbetrag, den ich wieder zurückgeben musste, und flog am 10. Juni 1987 über Kopenhagen direkt nach Chicago. Als das Flugzeug tief über dem unüberschaubaren Flughafengelände kreiste und auf die Landeerlaubnis wartete, wurde mir plötzlich klar, auf welch ein Abenteuer ich mich da eingelassen hatte: schlechtes, kaum verständliches Englisch und 20 Dollar in der Tasche. Was sollte werden, wenn Beat nicht am Airport auf mich wartete? Was sollte ich dann tun? Handys gab es noch nicht, seine Adresse und Telefonnummer und alle Einladungen hatte ich in der Aufregung in Halle liegengelassen, und die 20 Dollar würden nicht einmal reichen, um vom Flughafen in die weit entfernte Stadt zu kommen. Bei diesen Gedanken wurde mir ganz schwindlig. Zitternd schob ich meinen Koffer zum Ausgang. Aber dort stand er – ganz ruhig, Hände in den Taschen. Er lachte, als sei es das Selbstverständlichste von der Welt, dass man sich in Amerika trifft.

Wir fuhren mit einem kleinen Stadtbus in seine Zwei-Zimmer-Wohnung im 27. Stockwerk eines Hochhauses unweit der Universität, brieten uns Spiegeleier und tranken eiskalte Cola, denn es war unglaublich heiß und fast unerträglich hinter der Beton- und Glasfassade. Beat hatte ein Fahrrad für mich organisiert und so radelten wir beide am Ufer des Michigansees entlang, viele Kilometer bei herrlichem Wetter in Richtung Hafen. So gemütlich hatte ich mir die Begegnung mit dieser Millionenstadt nicht vorgestellt: kreischende Papageien in den Bäumen und ein blitzblankes Asphaltband nur für Fahrräder, das uns bis auf die Halbinsel am Hafen führte, von der aus man eine einzigartige Aussicht auf die Skyline der Stadt hatte. Wir saßen im Gras bis zum tiefroten Sonnenuntergang, es war alles wie in einem Traum, der Wirklichkeit geworden war und einen kompletten Farbfilm füllte, denn das war das Einzige, was ich als Beweis zurückbringen konnte. Worte allein können das nicht vermitteln.

Zwei volle Tage blieben mir für die Universitätsklinik (ich war ja nicht zur Erholung hier), für das Whylers-Hospital und für Beats Rattenlabor, für die einzigartige Innenstadt mit ihrer Bauhaus-Architektur und für die Ausblicke vom Sears-Tower, einem der höchsten Hochhäuser der Welt.

Am dritten Tag flogen wir zu Michael Gauderer nach Cleveland. Hier hatte ich die erste Lecture zu halten, nachmittags von 16 bis 17 Uhr unter kräftiger Mithilfe von Michael, besonders in der sich anschließenden Diskussion. Aber viel diskutiert wurde nicht, denn ich merkte schnell, dass die Sonografie hier kein wichtiges Thema war. Die Kinderchirurgen hatten keine Zeit für diese selbst praktizierte Diagnostik. Es galt nur der operative Eingriff. Zuständig für die Diagnostik war allein der Kinderradiologe, der aber Röntgen, CT und MRT als seine wichtigsten und ökonomisch lukrativsten Aufgabengebiete ansah. Die Sonografie hatte er längst an medizinisch-technische Assistenten abgegeben, die ihm die Bilder vorlegten. So war man wohl eher verwundert darüber, was ein Kinderchirurg da alles zu sehen vorgab und welchen Nutzen das haben sollte, wenn doch auf dem CT-Bild alles viel klarer und verständlicher zu interpretieren war. Meine Vorstellung von der Einheit von Diagnostik und therapeutischem Eingriff durch möglichst dieselbe ärztliche Person gehörte für sie der Vergangenheit an: sicher wertvoll, aber aus Zeitgründen und aus ökonomischer Sicht nicht sinnvoll. Auch meine Argumente, dass ja die Entscheidung zum operativen Eingriff letztlich beim Chirurgen und nicht beim Radiologen liege, er also selbst die Diagnostik beherrschen müsse, um unnötige, aber röntgenologisch durchaus denkbare chirurgische Eingriffe zu unterlassen, stieß auf wenig Gegenliebe. Und vor allem die Bedeutung der bettseitigen Sonografie bei Notfällen durch den Chirurgen selbst (das konnte der Kinderradiologe schon zeitlich gar nicht leisten) war zwar interessant, aber so nicht praktikabel, so sehr sich Michael auch dafür einsetzte.

Ganz ähnlich erging es mir im John-Hopkins in Baltimore und in Philadelphia. So gesehen, war mein missionarischer Eifer für diese wunderbare, klinisch direkt am Kind praktikable und nicht strahlenbelastende Methode einigermaßen frustrierend. Nicht etwa, dass die hochkarätigen Kinderradiologen nur wenig von der Sonografie verstanden hätten, im Gegenteil: Sie arbeiteten meist auf höchstem technischen und wissenschaftlichen Niveau. Meine Forderung, dass der Kinderchirurg selbst diese Untersuchung als bildgebende Basisdiagnostik erlernen und einsetzen sollte, stieß zwar bei den meisten jüngeren Kinderchirurgen auf größtes Interesse, bei den zuständigen Radiologen aber auf Ablehnung. Das sei nicht das Aufgabengebiet eines Chirurgen. Inzwischen hat sich diese Einstellung in Deutschland vollkommen geändert, vielleicht auch in den USA.

Michaels Arbeitspensum in Cleveland ließ private Dinge kaum zu: Wir begannen früh um sechs mit dem Operationsprogramm, das sich bis 17 Uhr hinzog und nur von einem kurzen Mittagessen im Ärztecasino unterbrochen wurde. Hier saßen die Kollegen streng hierarchisch getrennt in vorbildlicher Kleidung (meine Sandalen musste ich am Morgen gegen geschlossenes Schuhwerk tauschen) und mit vornehmem Verhaltenscodex. Nichts war zu spüren von der angeblich lässigen, nonchalanten amerikanischen Wesensart, im Gegenteil: Es herrschten ausgesprochen devotes Verhalten nach oben und absolute Abgrenzung nach unten. Schwestern oder anderes Personal hatten beim Mittagessen nichts zu suchen. Wieder musste ich meine Vorstellungen vom American Way of Life korrigieren. Die Gespräche blieben sehr allgemein, drehten sich nie um persönliche Dinge, waren oberflächlich, aber immer freundlich, offen für den anderen, aber im privaten Bereich eher prüde. Beat hatte mir schon klargemacht, persönliche Einladungen, so liebenswert sie auch vorgetragen werden, nie ernstzunehmen.

Am schmerzlichsten aber war für den widerspenstigen DDR-Bürger, dass die im Osten behauptete Zweiklassenmedizin Amerikas, die die Armen von medizinischen Fortschritten ausschloss, in der Tat existierte. Der größte Teil der farbigen Bevölkerung verfügte über keine Krankenversicherung, und die Zahl der staatlich finanzierten Kliniken für Arme war gering, die meisten Kliniken waren Privatkliniken mit modernster Technik und vorbildlichen Versorgungsstrukturen, aber sehr hohen Behandlungskosten. Zu den staatlich finanzierten Kliniken gehörten die meisten Uni-Kliniken, dort sammelten sich deshalb auch in großer Zahl die Ärmsten. Der bemitleidenswerte Michael war mit einem kleinen Team ärztlicher Kollegen pausenlos im Einsatz. Dazu kamen besondere juristische Probleme. Ärzte waren ständig meist unberechtigten Forderungen von Patienten bzw.

deren cleveren Anwälten ausgesetzt und mussten jährlich eine für uns unvorstellbare Summe für ihre eigene Versicherung einzahlen. Das war die Voraussetzung, dass sie an der Klinik überhaupt eingestellt wurden. Michael berichtete, dass nach einer Operation wegen Hodenhochstandes bei der Entlassung Anwälte erschienen, die den Eltern einredeten, sie müssten sich bei wieder hochtretendem Hoden sofort an sie wenden, dann könne man im Prozess einen großen Gewinn machen, den man teilen würde. Ich wurde sogar einmal Zeuge, wie nach einem schweren Unfall bewusstlose oder schwer traumatisierte Patienten gleich in die nächste Klinik weitergeleitet wurden, weil infolge bleibender Schäden mit jahrelangen rechtlichen Auseinandersetzungen gerechnet wurde. Dann war die Uni-Klinik die letzte Station und der Zustand des Patienten entsprechend desolat. Das waren sehr ernüchternde Fakten, so hatte ich mir das amerikanische Gesundheitssystem nicht vorgestellt.

Das Leben im Ghetto der Farbigen wollte ich unbedingt kennenlernen. In Chicago hatten wir keine Zeit dafür, in Cleveland hatte ich Michael mehrfach darum bitten müssen, dann fuhren wir los. An der Grenze zum Stadtviertel der Farbigen mussten wir von innen die Türen verriegeln, das war schon eine merkwürdige Aufforderung. Dann rollte das Auto langsam durch die verwahrlosten Gassen, immer wieder bedrängt und gestoppt von abgerissenen Figuren, die irgendetwas verkaufen wollten und wütend gegen die Scheiben schlugen, wenn wir weiterfuhren. Gefährlich war das Halten an Ampeln. Auffällig für mich, der ich aus Halle große Plattenbausiedlungen kannte, in denen zu wohnen ein Privileg war, war die Tatsache, dass ebensolche Hochhäuser hier selbst den Ärmsten ein Gräuel waren: verdreckt und mit hoher Kriminalitätsrate. Das alles stand im krassen Gegensatz zum äußerlich sichtbaren Reichtum, der technischen Perfektion in allen Bereichen, den Annehmlichkeiten im täglichen Leben und der scheinbar unbegrenzten Freiheit im Denken und Handeln.

Großartig aber waren die Museen. Einen halben Tag verbrachte ich im Museum of Art mit seiner einzigartigen Bildersammlung. Hier fand ich die großen französischen Impressionisten und die deutschen Expressionisten, die ja nach dem Ersten Weltkrieg vor allem in der Moritzburg in Halle gesammelt und dann als „entartete

Kunst" aus dem Museum entfernt worden waren. Hier in Amerika hat ein großer Teil unserer Bilder eine neue und geachtete Heimat gefunden.

Nach drei Tagen flogen wir beide nach Baltimore, um das berühmte John-Hopkins-Hospital kennenzulernen. Die Stadt liegt malerisch ausgebreitet an der Ostküste. Am Flughafen wurden wir nicht nur von um die 40 Grad Hitze, sondern vor allem von Elsbeth Kehrer empfangen, die heimlich am Tag zuvor bei ihren Freunden Jim und Giny eingetroffen war und sich über mein überraschtes und glückliches Entsetzen freute. Jim – ein privat niedergelassener plastischer Chirurg – und Giny bewohnten ein riesiges Areal am Rande der Stadt mit voll klimatisierten Häusern, ein kleines für die Mutter und ein großes für die eigene Familie mit ihren fünf Kindern, mit Swimmingpool, Whirlpool, großem Waldgebiet und Weinbergen mit selbst gezogenen französischen Weinsorten. Hier lebte das andere Amerika: reich, ohne Probleme, sehr familiär, großzügig und fleißig. Giny versorgte mit Hilfskräften die Ranch, ackerte selbst mit Traktoren und war Tag und Nacht auf den Beinen. Abends und nachts saßen wir bei schwülen Temperaturen am Pool, ständig attackiert von Heuschreckenschwärmen, die ausgerechnet in diesem Sommer ihren alle sieben Jahre stattfindenden Massenflug gestartet hatten. Überall trat man auf ziemlich große Insekten. Ich zog mich lieber ins Gästezimmer zurück und kippte wie gewohnt die Fenster an. Das führte nachts zu ziemlicher Unruhe, denn die Klimaanlage rebellierte und der arme Jim war lange unterwegs, um den Sünder ausfindig zu machen.

Die Klinik war für mich ein Ereignis, was die technische Ausrüstung, die operativen Möglichkeiten und die Spitzendiagnostik betraf. Zwei Säuglinge mit einer Lebertransplantation wegen Gallengangatresie sind mir in Erinnerung. Die Eltern des Kinderradiologen stammten aus Leipzig, so gab es interessante Gespräche, die wir abends im Universitätsclub mit zwei aus Deutschland emigrierten, inzwischen 80-jährigen Kardiologen fortsetzten. Hier tauchte erstmals Interesse auf für das exotische Land, aus dem ich kam und von dem sie nur etwas über Olympiasieger und über die Mauer in Berlin wussten. Ich wurde gefragt, was ich denn vom Abriss der Mauer hielte und von Mr. Gorbatschow. In diesen Tagen hatte nämlich

Ronald Reagan Westberlin besucht und von einem Holzturm in gehörigem Abstand zum Brandenburger Tor Mr. Gorbatschow aufgefordert: „Reißen Sie die Mauer ab." Ich wusste aber nichts von dieser visionären Aufforderung, wir hatten hier keine Zeit für aktuelle Nachrichten. So antwortete ich eher belustigt, dass sich Mr. Gorbatschow wohl nicht daran halten würde, selbst wenn er davon gehört hätte. Ich versuchte diesen liebenswerten, aber politisch arglosen Amerikanern klarzumachen, wie die DDR funktionierte: bis an die Zähne bewaffnet, die Menschen entweder angepasst oder ängstlich darauf bedacht, nicht aufzufallen, allgegenwärtige Überwachung bis hinein in die privatesten Bereiche und keine Hoffnung auf Änderung der Verhältnisse. Sie hörten aufmerksam zu, schüttelten die Köpfe, konnten sich vieles nicht vorstellen und kehrten zum kalifornischen Rotwein und zu angenehmeren Themen zurück. Wie sollten sie das auch verstehen können? Was sind das für Menschen, die dort leben und alles mit sich machen lassen, sich nicht wehren, nicht mit allen Mitteln dagegen kämpfen? Ich hätte auch keine Antwort darauf gehabt.

Baltimore liegt nicht weit entfernt von Washington. Jim übergab uns seinen großen bequemen Ford mit Automatik und Klimaanlage. Wir fuhren auf einer der breiten Autobahnen mit vier oder fünf Spuren für mein Gefühl viel zu langsam ohne jede Hektik und Gefahr ins Innere der Hauptstadt. Es war ein sonniger, heißer Samstag, zahlreiche Menschen waren unterwegs, fröhliche Gesichter junger Leute, viele Farbige mit Cola und Chips-Tüten, lachend und tanzend, demonstrierend, musizierend, alles nebeneinander. Natürlich besuchten wir das Capitol. Uns wurde alles gezeigt, dann das Weiße Haus – hätte nur gefehlt, dass Ronald Reagan auf der Wiese Golf gespielt hätte, aber er war ja gerade in Deutschland. Und dann die einzigartigen Museen: die Nationalgalerie, das Luftfahrt-Museum, das Hirschfeld-Museum, das Jefferson-Memorial, der Obelisk, das Lincoln-Memorial, unbeschreiblich die endlose schwarze Marmorwand mit den Namen aller Vietnam-Opfer. Wie lang müsste eine derartige deutsche Klagemauer in Berlin sein, wenn man beide Kriege zusammennimmt? Und wie lang wäre die Mauer der umgebrachten Vietnamesen?

In Baltimore trennten sich unsere Wege. Beat und Elsbeth blieben bei ihren Freunden, ich stieg in den D-Zug nach Philadelphia. Es wurde eine komisch altmodische Reise in diesem modernen Land:

überfüllt, schwer ein Platz zu finden, ziemlich langsam und holprig, Ankunft mit über einer Stunde Verspätung. In Philadelphia war trotz Ankündigung kein Vertreter der Klinik am Zug. Sie hatten mich wohl verfehlt. Ängstlich fragte ich mich durch zum Children's-Hospital, denn für ein Taxi fehlte mir das Geld. In der Klinik nahm mich Moritz Ziegler in Empfang, dessen Eltern aus Deutschland stammten und der selbst einige Worte deutsch sprach. Offenbar war er gebeten worden, sich um mich zu kümmern. Er lud mich in sein Haus ein, das war mir recht. Ich war nicht allein und hatte die Möglichkeit, eine amerikanische Familie privat kennenzulernen. Wir fuhren abends nach dem Dienst wenigstens 60 Kilometer durch Wälder mit Bächen, Brücken, kleinen Dörfern mit Kirchtürmen, als wären wir mitten in Thüringen. Hier in Pennsylvania hatten sich viele deutsche Emigranten angesiedelt und sich eine Heimat geschaffen.

Moritz Ziegler bewohnte ein hübsches, sehr geräumiges, altes Haus im Fachwerkstil mit großem Garten und Wald drum herum. Er stellte mir seine bildhübsche und liebevolle Frau und die beiden kleinen Kinder vor. Es wäre in jeder Beziehung eine Idylle gewesen, wenn nicht in jedem Zimmer, selbst in der Küche und in den Kinderzimmern, ein laufender Fernsehapparat gestanden hätte. Moritz Ziegler war ein sehr gebildeter Amerikaner, der die deutsche Klassik in Literatur und Musik bei seinen Eltern kennengelernt und für sich bewahrt hatte. Er spielte etwas Klavier und liebte die Schubert-Lieder über alles. Wir saßen nach dem Abendessen im Kaminzimmer, diskutierten über Deutschland, besonders über die DDR, und die Welt. Schließlich begleitete ich ihn so gut es ging am Klavier zu Schuberts „Lindenbaum" und „Am Brunnen vor dem Tore", den er mit seinem schönen Bariton voller Inbrunst besang. So saßen wir mitten in Pennsylvania weitab von der Hektik der Millionenstädte mitten im Wald, hatten uns am selben Tag erst kennengelernt und musizierten gemeinsam deutsche Romantik. Am nächsten Tag stand mein Lecture auf dem Programm, diesmal unter besonderer Hilfe von Moritz, doch mit dem gleichen Resultat. Der in der Literatur sehr bekannte D'Angio wunderte sich darüber, dass ihm ein Kinderchirurg etwas über Sonografie im Kindesalter erzählen wollte. Aber es waren doch zahlreiche interessierte junge Kinderärzte und -chirurgen anwesend, und die anschließende Diskussion war länger, als mir lieb war.

Am dritten Tag flog ich zurück nach Chicago. Elsbeth holte mich am Flughafen ab. Abends zogen wir gemeinsam in einen für seinen Blues berühmten Jazz-Club, sangen, klatschten und trampelten bis morgens um zwei. Der nächste Tag war prall gefüllt mit dienstlichen Pflichten. Ich hatte die Adresse der IPPNW-Zentrale herausgefunden, die in Moskau und Chicago angesiedelt war. Beat hatte mich beim Schatzmeister Prof. Mc Cally angemeldet und kam mit als Dolmetscher. Wir wurden sehr freundlich empfangen. Ich berichtete ausführlich über die Zustände in der DDR, über die verweigerte Einzelmitgliedschaft kritischer Ärzte und bat ihn darum, diese Situation zu klären und bei Verweigerung seitens der DDR das Land vollständig aus dieser internationalen Vereinigung auszuschließen. Er war höchst interessiert, hatte keine Ahnung von den wirklichen Verhältnissen in unserem Land, verstand meine Forderungen sofort und wollte alles bei der nächsten Vorstandssitzung auf den Tisch bringen. Ich zog nach einer Stunde befriedigt von dannen, hatte aber keine Ahnung, welche Konsequenzen das für mich hätte haben können.

Als ich vier Jahre später Ende 1991 meine Stasi-Akten vor mir liegen hatte, fiel ich aus allen Wolken. Es gab da einen dicken Aktenordner mit vielen hundert Seiten und obenauf den am 1. Februar 1988 mit folgender Begründung angelegten „Übersichtsbogen zur operativen Personenkontrolle": „Dr. H. macht sich zum Fürsprecher des feindlich negativen Arbeitskreises ,Christlicher Mediziner in sozialer Verantwortung' und lässt sich für die Strategie dieses Personenkreises missbrauchen. So stellte er unberechtigt Kontakte zur USA-Sektion der IPPNW her [...] Zielstellung: Aufklärung der Pläne und Absichten des H. als Mitglied des Bezirkskomitees der IPPNW, Aufklärung des Charakters der Verbindung der OPK-Person zur IPP-NW-Sektion USA, Einschränkung des Wirkungskreises des H. im Rahmen der IPPNW und als Reisekader NSW. Verhinderung von Aktivitäten des H. als Akteur für die Strategie des feindlich negativen Arbeitskreises ,Christliche Mediziner in sozialer Verantwortung'. Aufgrund der vorliegenden Erkenntnisse über die Aktivitäten des H. macht sich eine Bearbeitung der Person in einer OPK erforderlich. Gezeichnet: Major Zippel".

„Feindlich negativ" war der definitive Begriff für den Klassenfeind und „Operative Personenkontrolle" bedeutete Überwachung rund um die Uhr mit allen möglichen Mitteln, insbesondere durch die sogenannten informellen Mitarbeiter (IM), von Telefon, gesamtem Briefverkehr und Hausdurchsuchungen in Abwesenheit. Mit dieser Aktion hatte ich die „friedliebende DDR" mitten ins Mark getroffen. Interessant ist die Tatsache, dass man von nun an keineswegs die Westreisen einschränkte, sondern im Gegenteil alles erlaubte, denn jetzt ging es darum, alles herauszufinden, was gefährlich werden konnte, alle Kontakte zu überwachen und alle Personen zu observieren, die dazugehörten. Es musste also in Chicago einen Maulwurf gegeben haben, ich hätte mir das eigentlich denken können.

Es blieben nur noch zwei Tage für die wirklich schöne Stadt Chicago, die man besonders eindrucksvoll bei einer Schifffahrt vom Wasser aus erleben kann. Am letzten Abend fuhren wir 50 Meilen weit zu einem der berühmten Freiluftkonzerte des Chicago-Symphonie-Orchestra. Auf einer riesigen Festwiese lagen vielleicht 10 000 Menschen auf Decken, saßen in Campingstühlen, tranken Sekt, waren fröhlich und feierten miteinander in unglaublicher Disziplin und Sauberkeit, wie ich es noch nie erlebt hatte. Hier hatte man wirklich den Eindruck eines Kulturvolkes auf hohem Niveau. Das Konzert fand in einem tempelartigen Gebäude mit ringsum offenen Seiten statt und wurde durch ein fantastisches Lautsprechersystem bis in den letzten Winkel des Parks übertragen. Am Ende gingen alle ohne Hektik fröhlich feiernd zu den Parkplätzen, nachdem jede Familie den vor dem Eintritt erhaltenen Plastebeutel mit ihren Abfällen abgegeben hatte. So etwas gab es damals in unserem Land nicht, wenn man von seltenen Freiluftkonzerten in Pillnitz oder anderen Schlossgärten absieht, bei denen aber alle streng reglementiert auf Stühlen saßen. Es war der unvergessliche Abschied von einem Land, das mich trotz mancher Schattenseiten zu einer hoffnungsvolleren Betrachtung des Zusammenlebens von Menschen geführt hatte.

Die Rückkehr in die Familie und in die Klinik glich einer Ankunft von einem anderen Planeten. Die Kinder lauschten meinen Erzählungen, und ich denke, dass sich schon damals vieles in ihren Vorstellungswelten geändert hat. Noch aber lebten wir in der unfreien und spießigen Welt der Genossen, die von den einzigartigen Leistungen ihres Arbeiter- und Bauernstaates überzeugt waren. So musste auch meine Berichterstattung nach dem Schwejk-Prinzip abgefasst werden. Das angeforderte Schreiben für das Generalsekretariat der medizinisch-wissenschaftlichen Gesellschaften umfasste zwei Teile, einen politischen und einen fachlichen. Im politischen Teil berichtete ich: „[...] so gewinnen die neuen Abrüstungsvorschläge, die von Generalsekretär Gorbatschow vorgelegt worden sind, immer mehr an Bedeutung. Selbst bei engagierten Republikanern hatte ich den Eindruck, dass diese Trendwendung erfolgt ist. Bei allen Begegnungen in den vier amerikanischen Universitäten kam jedenfalls in den Diskussionen immer der gleiche Akzent zum Ausdruck: Der Zeitpunkt zu einer Vereinbarung über die Reduzierung der Kernwaffen und über alle wichtigen internationalen Probleme ist gekommen. Man verbindet die große Hoffnung, dass sich noch in diesem Jahr positive Veränderungen auf allen Gebieten ergeben werden [...]".

Damit war natürlich das neue Denken von Michail Gorbatschow gemeint, das in der DDR damals auf wenig Gegenliebe stieß. Und in meinem fachlichen Bericht heißt es am Schluss: „In allen kinderchirurgischen Kliniken, die besucht werden konnten, wurde der Gast aus der DDR außerordentlich freundlich und kollegial empfangen und behandelt. Es wurde immer wieder der Wunsch geäußert, die Beziehungen zwischen den kinderchirurgischen Gesellschaften beider Länder zu intensivieren und zu vertiefen. Dazu gehören in größerem Umfang in Zukunft gegenseitige Kongressbesuche, Hospitationen bzw. Vorlesungen. Dieser Wunsch wird im Vorstand der Gesellschaft für Kinderchirurgie vorgetragen, und es soll nach Wegen gesucht werden, um die Beziehungen zwischen den beiden Ländern und ihren kinderchirurgischen Gesellschaften weiter zu verbessern [...]".

Als mir klar wurde, dass dieser Bericht außer den Genossen des Generalsekretariats niemandem sonst weitergeleitet wird, verfasste ich einen zweiten ausführlichen und freimütigen Reisebericht, den ich privat an alle kinderchirurgischen Kliniken in der DDR schickte.

Inges Ausreise und Tod
des Meerschweinchens im Amselweg

Meine Schwester Inge hatte 1983 mit den Folgen einer völlig überdosierten Strahlentherapie nach ihrem Gebärmutterkrebs schwer zu kämpfen, ein Darmabschnitt nach dem anderen wurde nekrotisch und führte zum Darmverschluss. Eine nochmalige operative Therapie war in der DDR nicht möglich. Sie stellte einen dringlichen Ausreiseantrag, der mit Unterstützung von Peter Schreier in Dresden bevorzugt genehmigt wurde, und so siedelte die ganze Familie samt Möbeln und dem Hund Aiwi nach dem Westen über. Wir waren traurig darüber und gleichzeitig glücklich in der Hoffnung, dass durch Siegfrieds Hilfe eine positive Wende ihrer Krankheit möglich würde.

Wir hatten noch nichts von ihrer Ankunft gehört, als sich wenige Tage nach ihrer Abreise Winrich, mein kinderchirurgischer Kollege aus Schwerin, anlässlich einer Leopoldina-Tagung mit seinem Jagddackel zum Besuch anmeldete und wir fröhlich schwatzend beim Kaffee saßen. Winfried hatte noch gefragt, ob wir irgendwelche Haustiere hätten, was ich lachend verneinte. Dabei vergaß ich aber Katharinas treues Meerschwein, das friedlich in einer roten Holzkiste auf der Treppe saß. Der Dackel war freundlich und in alle Richtungen grüßend mit ins Wohnzimmer marschiert und lag scheinbar schlafend mit seinen langen eingewinkelten Ohrlappen unterm Kaffeetisch, als das Telefon im Flur klingelte und ich nichts ahnend die Tür einen Spalt offen ließ. Inge meldete sich glücklich aus dem Auffanglager in Gießen, als ich vor Schreck den Hörer fallen ließ und mehrfach um Hilfe schrie. Der Dackel war blitzartig in den Flur und zielsicher auf die Treppe gestürzt, hatte sich das arme und geliebte Meerschwein zwischen die Zähne geklemmt und stand ganz ruhig und siegessicher vor mir. Am anderen Ende rief meine arme Schwester ebenfalls um Hilfe, weil sie glaubte, ich sei einem Verbrechen zum Opfer gefallen. Nur Winrich behielt seine Ruhe, kam langsamen Schrittes aus dem Wohnzimmer, nahm dem Dackel das tote kleine Schwein aus dem Maul und sagte ganz nebenbei: „Da ist nichts mehr zu machen." Inzwischen war die Verbindung mit meiner Schwester unterbrochen, und ich hatte auch keine Chance, sie von Halle aus in

Gießen anzurufen. Unser Kaffeeplausch endete abrupt, leicht vorwurfsvoll von meiner Seite, eher belustigt von seiner, denn ein Meerschwein war aus seiner Sicht kein ernstzunehmendes Säugetier. Wir verabschiedeten uns kurz und höflich voneinander, aber nun begann das postmortale Problem der Leichenbestattung und der Überbringung der Todesnachricht. Zunächst griff ich das tote Tier mit einer Kohlenzange und schleppte es in den hintersten Gartenabschnitt, hob eine kleine Grube aus und versenkte es ausreichend tief mit einem kurzen Stoßgebet.

Katharina erschien nach einem Kindergeburtstag fröhlich und nichts ahnend, als ich ihr vorsichtig beginnend und dann ausführlich erklärte, wie krank das arme Tier schon mittags gewesen sei, nichts mehr gefressen, schließlich mehrfach gezuckt habe und still und teilnahmslos, aber ohne größeres Leid aus dem Leben geschieden sei. Sie schrie kurz auf und ließ sich nicht beruhigen. Das arme Kind wollte wissen, wo sich seine letzte Ruhestätte befindet, und ich konnte nicht verhindern, dass sie die Leiche wieder ausgrub und erneut feierlich mit einem selbst gebastelten Holzkreuz bestattete. Spät abends kam Mechthild nach einem Leopoldina-Ausflug zurück, ich begann meine Litanei von vorn. Aber sie fragte mehrfach kritisch und Schlimmes ahnend zurück, bis ich meine Fantasiegebilde aufgab und alles beichtete. Zu meiner Verwunderung war ihre Reaktion nicht etwa blankes Entsetzen, sondern ein ziemlich entwaffnendes Lachen. Mit etwas mehr Ehrlichkeit hätte ich mir diese Szene ersparen können, man soll eben seine Frau nicht hinters Licht führen. Aber Katharina gegenüber blieben wir aus kinderpsychologischen Erwägungen bei meiner ersten Version. Sie hat die Wahrheit erst sehr viel später erfahren. Die größte Leidtragende allerdings war Inge, die sich auf meine Hilferufe keinen Reim machen konnte. Erst Tage später gelang ihr wieder ein telefonischer Kontakt, der dann die wirklichen Ereignisse dieses Tages klären konnte.

Tabarz im Mai

In den Jahren ab 1985 fuhren wir im Mai in ein evangelisches Diakonissen-Erholungsheim in das Haus „Waldfrieden" nach Tabarz. Die Umgebung war herrlich zum Wandern: Der Ungeheure Grund, den man aufwärts bis zur Tanzbuche und zum Rennsteig laufen konnte, der Lauchaer Grund, von dem aus man steil aufwärts den Inselsberg erreichen konnte, und die umgebenden Backofensteine, den Fußsteig rund um den Übelberg. Wir waren dort glücklich, nur die strengen Sitten der Diakonissen mussten eingehalten werden: Morgenandacht mit Gesangbuchliedern, Mittagsgebet und Dank sowie etwas ausführlichere Abendandacht. Schwester Gundula führte ein strenges Regime: Pünktlichkeit war oberstes Gebot, und so begann die Abendandacht am gedeckten Tisch um 18.45 Uhr und endete 19.00 Uhr mit dem Vaterunser. Über Schwester Gundula an der Wand hing eine große Kuckucksuhr, und immer, wenn sie betete „Vater unser, der Du bist im Himmel ...", öffnete sich die kleine Tür und der Vogel schrie laut sein dreifaches Kuckuck in die andächtige Runde hinein. Keiner lachte, aber wir mussten uns gewaltig zusammennehmen, denn Schwester Gundula hätte unser Gelächter nicht verstanden.

Die Maiwoche in Tabarz endete 1986 allerdings ziemlich abrupt. Gegen 6 Uhr begann Katharina erst leise, dann immer lauter vor Schmerzen zu wimmern: „Mein Bauch tut so weh ..." Was sollte das, eben war sie noch steil abwärts gewandert? Wir baten um Ruhe, aber wenig später riss sie das Fenster auf und erbrach sich mehrfach in den gepflegten Kirchgarten. Also doch, der Tastbefund war eindeutig: Appendizitis. Wir fuhren direkt nach Halle ins St. Barbara-Krankenhaus. Telefonisch wurde der Oberarzt informiert, drei Stunden später lag Katharina nach einer schmerzhaften Autobahnfahrt unter dem Messer des Vaters.

Ich war fest davon überzeugt, dass für Katharina nur meine eigene Handwerkskunst in Frage käme. Das habe ich in den folgenden Tagen bitter bereut. Die Operation selbst war kein Problem, alles wie immer. Aber am folgenden Tag begann ein fortlaufendes Erbrechen, das sich nicht stillen ließ. Die ängstliche Mutter schaute mich mit großen Augen fragend an und ich war einigermaßen ratlos. Der

Zustand besserte sich erst, als Dr. B. den Chef vom Bett wegschickte und sich voller Optimismus um Katharina kümmerte. Ich war froh, als sie wenige Tage später wieder im Amselweg landete, und schwor zugleich, nie wieder das Messer bei einem Familienmitglied anzulegen. Das habe ich bis zum Ende meines Berufslebens durchgehalten. Dr. B. war ein Glücksfall für mich. Er vertrat mich zuverlässig, wenn ich auf Westreise war, hatte die Klinik dann fest in der Hand, war ein glänzender Operateur und sehr mutig, aber nur, solange ich weg war. Nach meiner Rückkehr trat er sofort dankbar ins zweite Glied. Da ich ihm und auch den anderen gegenüber ein schlechtes Gewissen wegen meiner wundersamen Ausflüge in alle möglichen Länder hatte, versuchte ich mit Nachdruck, für ihn eine Einladung zu einem Westkongress zu erhalten. Ich bat Herrn B. vom Generalsekretariat um Unterstützung. Die Hoffnung auf eine Genehmigung war sehr gering, umso mehr waren wir beide überrascht, als die Zusage kam für ein Kinderchirurgisches Symposium in Obergurgl in Österreich im Januar 1987. Damals war die Reise nach Österreich nur mit dem Flugzeug und nicht per Bahn durch die BRD möglich. Dr. B. aber hatte Flugangst. Ich war entsetzt, versuchte alles, um ihn umzustimmen, aber ohne Erfolg. Also baten wir das Generalsekretariat um eine Sondererlaubnis. Und tatsächlich durfte er über Westberlin mit dem Zug nach München und von da über Innsbruck nach Oetz reisen.

Voller Vorfreude schrieb er allen Verwandten und Bekannten, wann er wo durchfährt. Und wirklich wurde er an mehreren Bahnhöfen per Lautsprecher aufgefordert, sich bemerkbar zu machen. Dann stiegen die Freunde ein und begleiteten ihn in einer unglaublichen Triumphfahrt bis zum nächsten Bahnhof. In München blieb er sogar trotz Verbots eine Nacht, erlebte dann das erste Mal in seinem Leben das Hochgebirge und kam mit glänzenden Augen zurück. Morgens vor der Besprechung klopfte er an, meldete sich zurück und bat um ein dringliches Gespräch. Ich erwartete seinen begeisterten fachlichen Bericht und auch einen kleinen Dank, denn welcher Chef verzichtete damals auf eine Westreise zugunsten eines Mitarbeiters? Dann begann er zu sprechen.

Er und seine Frau hätten nach durchwachter Nacht beschlossen, einen Ausreiseantrag zu stellen. Er sei bereits formuliert, morgen werde er ihn abgeben. Er bitte dafür um Freistellung. Er habe sich das alles nicht vorstellen können, sei vollkommen überrumpelt von seinen Eindrücken, wie fröhlich, leicht und problemlos das Leben im Westen sei, welcher Reichtum dort bestünde und nun könne er die DDR nicht mehr ertragen. Er sei im Hofbräuhaus gewesen, dort hätten sie vormittags so herzlich miteinander gelacht, wie in Halle nicht einmal zu Silvester. Jeder Versuch meinerseits, ihn von dieser Haltung abzubringen, sei zwecklos. Er wolle seine Arbeit tun wie immer und hoffe auf eine baldige Ausreise. Seine Frau hätte zwar noch Bedenken wegen der finanziellen Probleme, wegen der Kinder und der schulischen Veränderungen, aber sie sei jetzt auch seiner Meinung.

Das hatte ich nun davon, war mein erster Gedanke. Ich war völlig überrascht, denn B. war an sich ein braver DDR-Bürger, glücklich in seiner Dreizimmer-Neubauwohnung, in der DDR-Volksarmee aufgestiegen zum Reserveoffizier, immer devot, niemals widerspenstig, Frühwähler mit der Hausgemeinschaft – und nun diese Wende.

Am folgenden Tag hatte er die Unterlagen zur Polizei gebracht. Er sei höflich behandelt worden und hielt sich von nun an widerspruchslos in allen Belangen zurück, um sein Ziel zu erreichen. Die Veränderungen in den kommenden beiden Jahren beobachtete er kritisch aus der Distanz ohne innere Anteilnahme. Er wartete von Monat zu Monat mit gepackten Koffern auf die Ausreise. Wenn sie mitgeteilt würde, blieben ja nur ein bis zwei Tage zum Packen, manchmal noch weniger. In dieser Zeit musste alles erledigt werden: Wohnung kündigen, Möbel und Auto verkaufen, Bücher verteilen, Versicherungen kündigen, von den Freunden Abschied nehmen. Weil dies alles innerhalb der festgelegten Zeitspanne so gut wie unmöglich war, mussten die sogenannten Antragssteller bereits vorher alles regeln. Nicht selten saßen sie dann monatelang in einer ausgeräumten Wohnung. Nur das Auto wurde man auch kurzfristig los. Die Zahl der Antragsteller wuchs von Tag zu Tag, ebenso die Zahl der Genehmigungen. Damit wuchsen auch unsere Hoffnungslosigkeit und die tägliche Frustration. Wir hatten uns wie die gesamte Familie meiner Frau und wie viele aus den Kirchgemeinden entschlossen, auf keinen Fall wegzugehen. Ich hätte bei meiner Arbeit in einem kirchlichen Krankenhaus keinen Grund und auch kein Recht dazu gehabt, denn wir hatten alle Möglichkeiten einer guten und notwendigen ärztlichen Tätigkeit. Stets hatten wir im Hinterkopf, diesen Teil Deutschlands nicht auf Dauer den Kommunisten überlassen zu dürfen. Vater Kanig sagte mit seinem historischen Durchblick immer wieder: „Deutschland wird nicht auf Dauer geteilt sein." Allerdings konnten wir uns ein baldiges Ende dieser Teilung nicht vorstellen. Je mehr von den Gleichgesinnten in den Westen übersiedelten, desto geringer war die Chance auf Veränderung, desto mehr wurden die Hierbleiber infrage gestellt.

Mit der Möglichkeit einer Antragsstellung änderte sich in den Jahren zwischen 1985 und 1989 die bisher so feste Bindung untereinander. Die Wahrscheinlichkeit von Veränderungen des bis an die Zähne bewaffneten Systems schien immer geringer. Wenn die Ausreise genehmigt war, wurde das Abschiednehmen immer schmerzhafter. Und oft kamen dann gut gemeinte Ratschläge: Wie lange wollt ihr das noch mitmachen? Denkt an 1938, die haben auch geglaubt, alles würde nicht so schlimm werden. Wir haben nächtelang mit uns gerungen, welcher Weg der richtige sei. Auf keinen Fall wollten wir, dass es so weitergeht und am Ende das Leben unserer Kinder in diese Hoffnungslosigkeit führt. Das waren dann auch die Gründe, die uns dazu brachten, Widerstand zu leisten und gewaltlos gegen diese schlimmen Zustände vorzugehen. Aber wie sollte das funktionieren? Da waren ja die Familie und die Kinder und deren Bildungsweg, der dann abgeschnitten wäre. Durften wir das alles aufs Spiel setzen? Diktaturen erpressen die Eltern über ihre Kinder und deren Zukunft. So hatte das bei den Nazis auch funktioniert. Deswegen war Vater in die Partei eingetreten. Es ist wohl für Menschen, die in der Demokratie aufgewachsen sind, schwer zu verstehen, wie dieser tägliche, dieser gewöhnliche Sozialismus funktionierte und welche Spuren er auch im späteren Leben hinterließ.

Die Arbeit in der Klinik wurde schwieriger. Nach und nach gingen gerade die tüchtigen Schwestern und Ärzte in den Westen. Zuerst war es Hänschen C., der mit mir und Bretti gemeinsam die Klinik aufgebaut hatte, ein überaus fleißiger und kreativer Chirurg voller Witz und von technischer Begabung, auch als Katholik mit vollem Herzen dabei. Er hatte clever im Westen einen Patenonkel erfunden, der seinen 80. Geburtstag feiern wollte, und erhielt von wem auch immer eine Einladung zum großen Fest. Im Frühjahr 1987 verabschiedete er sich nach der Chefvisite persönlich von mir. Wir alle wussten, dass er keinerlei Verwandte im Westen haben konnte. Mir war klar, dass ich ihn nicht wiedersehen würde. Ich umarmte ihn und wünschte ihm für seine weitere Zukunft alles Gute. Er wurde verlegen und ging wortlos. Plötzlich bekam er Angst, dass wir von seinem Weggang wussten. Doch niemand erfuhr etwas von unserem Verdacht. So kam es, wie es kommen musste. Er hat mir wenige Wochen später einen sehr ehrlichen Brief geschrieben und mich um Verständnis für seinen Schritt gebeten. Wir haben uns gelegentlich getroffen, nie gab es ein böses Wort zwischen uns, nur leider ist es auch nicht mehr zu den intensiven Begegnungen der ersten Jahre gekommen. Seine Frau und die Kinder durften wenig später ausreisen. Damit war die Familie komplett und alles hatte ohne größere Dramen ein gutes Ende genommen.

Das machte natürlich Schule. Ebenfalls 1987 bat Dr. T. um ein persönliches Gespräch. Er teilte mir mit, dass er und seine Familie in diesem Land nicht mehr leben könnten, insbesondere seine Frau hielte es nicht mehr aus, und so hatten sie sich entschlossen, einen Ausreiseantrag zu stellen. Ihm bliebe nichts anderes übrig, und er habe ihn schon vor einigen Tagen auf dem VP-Kreisamt abgegeben. Damit waren nun sozusagen alle meine drei Oberärzte auf der Flucht, einer war schon weg und die beiden anderen mit ihren Gedanken im Westen.

Damit aber nicht genug: Am 30. Juni 1987, meinem Geburtstag, wurde ich mittags von der Abteilung Inneres aufgefordert, mich gegen 16 Uhr am Gimritzer Damm einzufinden. Wir wussten: Gimritzer Damm, das war die Stasi-Zentrale, ein im Volk berüchtigtes Plattenhochhaus. Da ging man nicht freiwillig hin, und manche kamen auch nicht zurück. Ich wurde höflich behandelt. Ein ziviler Abteilungsleiter, in Wirklichkeit Major der Staatssicherheit, erkundigte sich nach meinem Befinden, nach meiner Tätigkeit, nach den Schwierigkeiten, die ich mit der leitenden Funktion hätte, welche Probleme oder unüberwindlichen Schwierigkeiten vor mir stünden und welche dringende Hilfe ich brauchte. Als ich das ziemlich kühl und verwundert zurückwies, kam er zur Sache. Was denn das in meiner Klinik für Zustände wären, dass da ein Arzt nach dem anderen unsere Republik verlassen wolle, ob ich mir meiner sozialistischen Verantwortung bewusst sei, meine Mitarbeiter unter allen Umständen von derartigen Schritten abzuhalten, oder ob ich selbst eine feindliche Einstellung zur DDR hätte, was man nun vermuten müsste und das, obwohl doch alle staatlichen Stellen mir immer alle Wege geebnet hätten, denn man wisse ja um die fachliche Kompetenz und den guten Ruf des St. Barbara-Krankenhauses, das sei ja überall bekannt und so weiter und so fort.

Ich hörte mir alles an, unterbrach ihn nicht und wartete ab, bis er alle Vorwürfe losgeworden war. Dann drückte ich meine Verwunderung darüber aus, dass dieses Gespräch ausgerechnet an meinem Geburtstag stattfände. Das war ihm peinlich, das hatten sie übersehen. Er entschuldigte sich scheinheilig. Natürlich, sagte ich, sei es außerordentlich bedauerlich, dass meine Mitarbeiter nach und nach dieses Land verließen, denn es würde nun immer komplizierter, die klinische Arbeit aufrechtzuerhalten, es gäbe jetzt schon lange Wartezeiten auf Operationstermine, obwohl wir weit über unsere Kräfte gingen, um unseren ärztlichen Auftrag zu erfüllen. Ich wisse nicht, wie das weitergehen soll. Ich selbst hätte für mich und meine Familie entschieden, dieses Land nicht zu verlassen, aber es stelle sich doch die entscheidende Frage, und die müsse er mir beantworten, warum derart wichtige, kompetente, fleißige und verantwortlich arbeitende Mitarbeiter überhaupt diesen Weg gehen wollten. Das müsse doch Gründe haben, über die er und seine Genossen mal nachdenken sollten, denn keiner würde weggehen, seine Wohnung verlassen, sein Vermögen aufgeben, wenn er dafür nicht ernstzunehmende Gründe hätte. Und man müsse darangehen, diese Gründe zu analysieren und zu beseitigen.

Nun begann eine ziemlich offene Diskussion, von den Volkswahlen angefangen bis zur Reisefreiheit, von der Mangelversorgung bis zur Einschränkung der geistigen Freiheit. Er versuchte, sachlich zu antworten, aber seine Position wurde immer schwieriger. Wir einigten uns auf ein nichtssagendes Protokoll, das meinerseits die persönliche Verpflichtung enthielt, meine verantwortliche Leitungsfunktion weiterzuführen, das andererseits aber auf die Probleme hinwies, die entstanden sind. Ich verabschiedete mich nicht unfreundlich, denn es war mir nicht entgangen, wie nachdenklich er geworden war und wie kraftlos seine Argumente.

Auch in unsere festgefügte Familie drangen die politischen Zuspitzungen ein. Die Situation wurde bedrohlicher. Das betraf zunächst Hans-Georg, der im November 1987 zur Volksarmee eingezogen wurde. Er wollte keinen Sonderweg riskieren, die anderthalb Jahre durchhalten und dann in Halle Musikwissenschaft studieren. Für ihn war der Übergang aus der geschützten und gesicherten Familie in diese schlimme Schule der Nation besonders schwierig. Er war sehr sensibel, auch ängstlich und lebte in einer anderen Welt, der Welt der Musik, der Literatur, der Künste allgemein und hat dann in diesen 18 Monaten viel Schreckliches erleben müssen. Zum einen die für ihn ungewohnte Primitivität und Verrohung der Vorgesetzten und des Umgangs untereinander. Er bekam den Spitznamen Brahms, wurde belächelt und gedemütigt. Dann gelang es ihm, mit einigen Gleichgesinnten eine Gruppe zusammenzustellen, um musizieren zu können. Einer der Offiziere unterstützte das. Ein anderer akzeptierte die Sondererlaubnis zum Üben nicht, sie wurden gemaßregelt und als Strafmaßnahme sofort nach Güstrow versetzt. Dort musste er ungebrauchte Munition entschärfen, aber das war immer noch besser als ein Transport ins gefürchtete Straflager der NVA nach Schwedt.

Wir konnten ihm in dieser Zeit wenig helfen, seine Freundin dafür umso mehr. Einmal nur – und das muss ich mir sehr anlasten – habe ich ihn in Rostock besucht, mitten in der Woche ohne Voranmeldung. Meine Bitte nach einer kurzen Begegnung wurde zunächst abgelehnt, erst nach massivem Protest durfte ich ihn sehen. Vor mir stand ein abgemagerter, hohläugiger, in der Uniform verloren wirkender Soldat, den ich nicht sofort erkannte. Er berichtete, dass er bereits die zweite Nacht auf Wache ohne Schlaf hatte verbringen müssen. Diese Begegnung ging mir durch und durch. Ich habe sie noch in Erinnerung, als wäre es gestern gewesen: der fröhliche „Hans im Glück" verwandelt in einen ängstlichen, gebrochenen Untertan.

Nach seiner Entlassung im März 1989 brauchte er eine Weile, um zurückzufinden in unsere Welt. So schlimm diese Zeit für ihn war, sie war wichtig für seine Persönlichkeitsentwicklung. Denn nun begann die Zeit des Umbruchs. Er war gerade noch rechtzeitig entlassen worden, um alles mitzuerleben. Schon im April beteiligte er sich mit Freunden in Leipzig an einem vom Staat verbotenen Treffen von

Straßenmusikern. Sie wurden verjagt und mussten sich mit ihren Instrumenten in Sicherheit bringen. Medi war während der Internationalen Buchmesse Anfang Juni 1989 mit ihrer Cousine aus Westberlin dort, als trotz polizeilichen Verbots unzählige aus allen Himmelsrichtungen angereiste junge Musiker spontan in den Straßen der Innenstadt auftraten. Schon nach wenigen Minuten rasten VP-Fahrzeuge mit Blaulicht über die Fußwege, trieben die Musiker mit Fäusten und Fußtritten auf die Ladeflächen der bereitstehenden LKW und warfen ihnen die Instrumente hinterher. Die beiden waren entsetzt und unfähig zu jeder Protestaktion. Noch nicht einmal laut geschrien hatten sie, ihre Kehlen waren verschlossen. So etwa müsse man sich das Entsetzen in der Nazi-Zeit vorstellen, jetzt könne sie das nachempfinden. Vom Marktplatz aus rannten viele der jungen Musiker durch die weit geöffneten Türen der Thomaskirche, in der wenig später die Mottete der Thomaner beginnen sollte. Aber auf der Straße formierte sich ein Demonstrationszug, gemeinsam sangen sie „We Shall Overcome", sangen ein Lied, das die Genossen ja nicht verbieten konnten. Dieser 10. Juni in Leipzig war ein entscheidender Schritt zum Oktober, noch voller Gewalt zwar, aber zugleich voller Hoffnung.

Albrecht hatte sich nach dem Abitur für das Medizinstudium beworben und dank seiner schulischen Leistungen die Zulassung erhalten. Das änderte sich sofort, als er noch bei der Musterung erklärte, er werde aus christlicher Überzeugung nicht zu den bewaffneten Organen, sondern zu den Bausoldaten gehen. Wenige Tage später kam die Mitteilung vom Prorektorat, dass wegen Überfüllung leider eine Immatrikulation für das Medizinstudium nicht möglich sei. Am 1. November 1988 verabschiedeten wir unseren Gigi mit bangem Herzen, denn wir wussten, was auf ihn zukommen würde. Er konnte nicht einfach mitmachen, ließ sich nie das Wort verbieten und würde dafür bezahlen müssen.

Er hatte sich in der Jungen Gemeinde engagiert und feste Vorstellungen über Frieden und Bewahrung der Schöpfung. In einer Gruppe mit anderen mutigen Jugendlichen (darunter auch Katharina) kämpfte er gegen die schreckliche Zerstörung der Umwelt in Halle, Leuna und Bitterfeld. Sie demonstrierten dagegen, fuhren mit Transparenten und Mundschutz in Fahrradkorsos zu den schlimmsten

Orten und erlebten zunehmend üble Stasi-Aktionen. Aber sie ließen sich nicht einschüchtern.

Ich machte Albrecht darauf aufmerksam, dass er seinen Berufswunsch aufs Spiel setzte. Er war sich dessen bewusst und blieb bei seiner Entscheidung. Daraufhin haben wir ihm beide zugestimmt und ihn unterstützt, so gut wir konnten. Er kam zunächst nach Prora in die riesige geplante KDF-Urlaubssiedlung der Nazis und von dort aus an verschiedene Brennpunkte der desolaten Wirtschaft. Ende 1988 wurden durch Gnadenerlass Honeckers viele Kleinkriminelle aus den Gefängnissen entlassen. Es entstanden große Schwierigkeiten in problematischen Produktionsbereichen, die nun durch Bausoldaten als eine Art Strafkompanie beseitigt werden sollten. So kam Albrecht zurück in seine zerstörte Heimatregion in die erheblich gesundheitsschädigende Karbid-Produktion nach Schkopau. Ohne Schutzmasken oder sonstige Vorsorgemaßnahmen mussten sie an den Karbid-Bändern arbeiten. Wir verständigten uns heimlich telefonisch, dann fuhr ich los zum vereinbarten Treffpunkt in der Nähe des Betriebs. Albrecht kroch mit zwei Kameraden durch den Drahtzaun. Sie sprangen ins Auto, und eine halbe Stunde später saßen wir alle beim Abendbrot. Die Jungs konnten duschen und sich aufwärmen, Medi wusch ihre Schmutzwäsche, dann brachte ich sie nachts zurück. Das konnten wir wiederholen, bis sie wieder nach Prora zurückgebracht wurden. Albrechts Bausoldatenzeit änderte sich im Sommer dramatisch, als seine Abteilung einen Brief an Honecker schickte, in dem sie eine schnelle Veränderung der unwürdigen Bedingungen ihres Dienstes forderten. Sofort wurden die Rädelsführer, darunter Albrecht, verhört.

Aber die politischen Verhältnisse wurden zunehmend instabiler. Sie kamen nicht nach Schwedt, wurden von einem von der Kirche benannten Juristen namens Wolfgang Schnur verteidigt, erhielten ernste Verwarnungen und Strafandrohungen, wurden aber freigelassen. Sie hatten damals Vertrauen zu ihm und waren dankbar für seine Hilfe. In Wirklichkeit hatte er aber, wie sich nach der Auflösung der Stasi-Behörden zeigte, als IM alle intimen und offenen Gespräche mit seinen Klienten sofort detailliert weitergegeben. Daraufhin endete seine steile Nachwendekarriere im Demokratischen Aufbruch von einem Tag zum anderen. Mitten hinein in diese aufregende

Zeit fielen die Oktober-Demonstrationen und die Auflösung der SED-Diktatur. Die Bausoldaten wurden einzeln versetzt in soziale Einrichtungen. Albrecht kam in ein Behindertenheim nach Rostock.

Die Chance der Beharrlichkeit

Der Weg zum Herbst 1989

In den Jahren 1988/89 veränderte sich alles von Grund auf, wie wir
es nie für möglich gehalten hatten. Zunächst verschlimmerten sich
die Verhältnisse drastisch. Einerseits waren da die zunehmende Zahl
der Ausreisewilligen und die sichtbaren Erfolge ihrer oft jahrelangen
Geduld. Andererseits versuchten diejenigen, die sich entschlossen
hatten hierzubleiben, alles am Laufen zu halten und die schlimmsten
Folgen des wirtschaftlichen Desasters zu mildern. Im Hintergrund
und nun immer öfter auch sichtbar traten die echten und die heimlichen Genossen auf, die infolge der zunehmenden Verunsicherungen
aggressiver und gewalttätiger wurden. Unser Problem damals war es,
herauszufinden, in welcher Form und in welcher Funktion man sich
im Widerstand organisieren konnte. Das war nicht so einfach, denn
das Neue Forum gab es noch nicht. Keine der existierenden Parteien
kam infrage, es blieb nur die Mitarbeit im kirchlichen Bereich.

Doch es gab eine zweite Möglichkeit: Willy Brandt und Egon
Bahr hatten mit ihrer Vision der kleinen Schritte und des beginnenden Dialogs zwischen SPD und SED einen entscheidenden Schritt
zur Änderung der politischen Verhältnisse getan. Wir bezogen uns
auf Helsinki und das Papier des Dialogs zwischen SPD und SED,
ohne dass wir dafür belangt werden konnten. Wir wussten: In diesem
Dialog hatten die Genossen keine Chance, er war angesichts der bis
an die Zähne bewaffneten und kampfbereiten Armeen des Ostens
die einzige Möglichkeit für Veränderungen. Das kam auch meinem
Schwejk-Prinzip am nächsten: Dinge einfordern, die von den Genossen zugesichert waren, die angeblich existierende Gedankenfreiheit
praktizieren, offene Gespräche verlangen vor dem Hintergrund von
Gorbatschows Glasnost und Perestroika. Also spielte ich ein doppeltes
Spiel: Ich gehörte einerseits zu der konspirativ sich abwechselnd in
Privatwohnungen versammelnden Gruppe des Arbeitskreises „Christliche Mediziner in sozialer Verantwortung", andererseits aber erhielt
ich von der staatlich und der SED gelenkten IPPNW-Vereinigung die
Nominierung für das Bezirkskomitee Halle. Meine Freunde wussten
davon, die Gegenseite zunächst nicht. So konnte ich einerseits die
christliche Gruppe informieren über alles, was politisch gelenkt und

geplant war, und andererseits im Bezirkskomitee die Fragen stellen, die wir für entscheidend hielten. Der nächste Schritt war es dann, beide Gruppen zusammenzuführen.

So organisierte ich eine Veranstaltung des Bezirkskomitees in der Poliklinik Nord in Halle mit dem Thema „Nukleare Abrüstung" und dem Hauptreferenten Professor Moritz Mebel, Ordinarius für Urologie, Altstalinist, Mitglied des ZK der SED und Vorsitzender der IPPNW-Sektion der DDR. Ich forderte alle „christlichen Ärzte" zur Teilnahme auf. Im Raum saßen ca. 200 ärztliche Kollegen, ein Drittel davon war als IM im Einsatz und verteilte sich in bestimmten Abständen zueinander. Einige von denen kannten wir, von anderen hätten wir es damals nicht für möglich gehalten. Ich hatte die Moderation übernommen. Mir war einigermaßen unheimlich zumute, denn ich ahnte, was passieren würde. Zunächst hielt Mebel seinen Vortrag eine Stunde lang in dem uns bekannten indoktrinären Stil. Er duldete keine Widerrede, war in der Überzeugung, die allmächtige Wahrheit zu kennen. Das bereits während seines Vortrags ablehnende Grummeln war nicht zu überhören. Dann begann die Diskussion.

Gleich zu Beginn forderte ein mir gut bekannter Psychiater ruhig und selbstsicher als ersten Schritt der friedliebenden DDR die Abschaffung der Betriebskampfgruppen. Ein anderer schlug die Reduzierung der völlig überzogenen Übermacht der bewaffneten Organe vor, ein Dritter den Abzug der sowjetischen SS 20-Raketen. Moritz Mebel traute seinen Ohren nicht, das hatte er noch nie erlebt. Entsprechend fielen seine Antworten aus: „Junger Freund, das könnte Ihnen so passen! Sie sind ein Provokateur. Wir werden nie unsere Macht aus den Händen geben, das hat die Arbeiterklasse aus der Geschichte gelernt ..." Dabei wurde er laut und aggressiv von den anwesenden Genossen unterstützt, die sich plötzlich zu erkennen gaben. Ich befürchtete das Schlimmste.

Mebel war aschfahl im Gesicht geworden, seine Hände zitterten. Es war die erste direkte öffentliche Konfrontation, die ich erlebte. Mir wurde bange, ob ich diesen Abend ohne Verhaftung überstehen würde. Alles endete im Tohuwabohu. Ich schloss die Diskussion mit dem Hinweis, wie wichtig es doch sei, dass gegensätzliche Meinungen offen diskutiert würden. Dann fuhr ich Genossen Mebel im Auto zum Bahnhof. Er war kaum zu beruhigen, so etwas hatte er noch nie erlebt. Anderthalb Jahre später musste er ganz andere Dinge erleben. Am nächsten Morgen riefen einige meiner Mitstreiter besorgt an und fragten, ob ich alles gut überstanden hätte.

Ein zweites Ereignis mit ähnlicher Problematik spielte sich im August 1988 ab. Die Genossen der IPPNW-Zentrale planten eine große Propaganda-Veranstaltung für Presse, Rundfunk und Fernsehen unter dem Titel „Ärzte und Schriftsteller für den Frieden". Sie fragten meine aktive Teilnahme an. Chefarzt in einem christlichen Krankenhaus als Feigenblatt, zur Loyalität verpflichteter NSW-Kader und damit sichtbarer Beweis für eine ideologiefreie SED-Politik, das wäre doch ein guter Einstieg. Die Veranstaltung sollte anlässlich des Hiroshima-Tages im großen Hörsaal der Charité in Berlin stattfinden. Bekannte Schriftsteller und Ärzte würden auftreten. Zugesagt hatten schon Hermann Kant, Eva Strittmatter, Rosemarie Schuder, Rudi Strahl und von Medizinerseite der rote Chirurgenchef in Potsdam, Professor S., die Altkommunistin Professor Ingeborg Rapoport und natürlich Moritz Mebel als Hauptredner. Was sollte ich tun? Zunächst war mir klar: Das werde ich ablehnen und mich nicht als christliches Feigenblatt missbrauchen lassen. Andererseits wäre es ja eine seltene Gelegenheit, ein öffentliches Bekenntnis abzulegen. Also sagte ich zu, nicht ohne vorher meine hallischen Freunde zu informieren.

Dann kam die Weisung, alle Reden vorher einzureichen und sich als aktiver Teilnehmer dreißig Minuten vor Beginn zu einer Besprechung einzufinden. Beides musste ich verhindern. Trotz Rückfragen erhielten sie wegen „Arbeitsüberlastung" meine Rede vorher nicht, und wegen „Zugverspätung" traf ich erst wenige Minuten vor 17 Uhr in der Charité ein. Mebel war stinksauer, Herr Kant machte eine süffisante Bemerkung. Der Hörsaal war bis auf den letzten Platz gefüllt, vorwiegend von verpflichteten Genossen, aber ich sah auch interessierte und neugierige Gesichter. Das Fernsehen übertrug direkt und der Radiosender „Stimme der DDR" ebenso, dazu Journalisten, vor allem vom Neuen Deutschland, Fotografen und der übliche Rummel. Ich kam als Nr. 6 direkt nach der CDU-Schriftstellerin Rosemarie Schuder zu Wort. Sie war damals eine bekannte Autorin, hatte schon dreimal den Nationalpreis erhalten, war bis in den Hauptvorstand der CDU aufgestiegen und schrieb unentwegt Romane über historisch wichtige Persönlichkeiten: Paracelsus, Hieronymus Bosch, Michelangelo ... Mit ihrem Ehemann Rudolf Hirsch hatte sie ein wichtiges Buch über die Judenverfolgung herausgegeben: „Der gelbe Fleck". Sie sprach über den Dresdner Maler Hans Grundig und sein letztes Bild „Kampf dem Atomtod", das als Mittelteil eines Triptychons geplant war.

Im Mittelpunkt meiner Rede stand Gorbatschow und sein neues Denken. Aus heutiger Sicht eigentlich harmlos, aber damals nicht: Gorbatschows Politik wurde von den DDR-Offiziellen mit größtem Misstrauen beobachtet. Der „Sputnik" – eine sowjetische Zeitschrift – war verboten worden und Kurt Hager hatte gemeint, man müsse doch nicht neu tapezieren, nur weil der Nachbar das für notwendig hält. Ich sagte damals: „Ich bin überzeugt, dass die Durchsetzung des ‚neuen Denkens' nicht allein den Politikern überlassen werden darf. Wir sind lebendige Zeugen, wie eine machtvolle gesellschaftliche Bewegung sich formiert und ausbreitet. Und ich bin überzeugt, dass ich als Arzt und erst recht als Kinderarzt mich einmischen muss und weil ich als Christ überzeugt bin, dass die Worte des Jesus von Nazareth in der Bergpredigt ein entscheidendes Element dieses neuen Denkens sein könnten: ‚Ich sage Euch. Liebet Eure Feinde, tut denen Gutes die Euch hassen. Segnet, die Euch verfluchen, und betet für alle, die Euch schlecht behandeln [...]' Zerschneidet das Alte ‚Auge um Auge' und zerbrecht die Kette des Misstrauens. Vertrauen schaffen, dem anderen die Friedensfähigkeit nicht absprechen, diejenigen, die Verantwortung übernehmen wollen, mit einbeziehen, die Gleichgültigen anstoßen, die Unwissenden wachrütteln, das sind Grundelemente des ‚neuen Denkens' [...]".

Meine Rede endete mit der Forderung nach einer drastischen Reduzierung der konventionellen Rüstung und der Abschaffung der Wehrpflicht. Während bei meinen Vorrednern jeweils anhaltend geklatscht wurde, herrschte nun zunächst betretenes Schweigen, ehe ein paar Mutige sich kurz meldeten. Schnell ging es weiter zu Rudi Strahl, dem Kabarettisten. Nach dem Ende der Veranstaltung kam Hermann Kant auf mich zu und sprach mich halb boshaft, halb zynisch an: Er hätte sich das schon so gedacht und nichts anderes von mir erwartet. War das eine versteckte Zustimmung? Beim Hinausgehen begleitete mich kurz ein Berliner Kollege, bedankte sich, wünschte mir eine gute Heimreise und verschwand sehr schnell wieder. Die Rückfahrt verlief problemlos, aber ich hatte zittrige Knie und war froh, als ich wieder im Amselweg ankam.

Am folgenden Morgen noch vor der Dienstbesprechung klingelte in meinem Zimmer das Telefon. Es war die Ehefrau von Friedrich Schorlemmer aus Wittenberg, selbst Ärztin und IPPNW-Mitglied. Sie wollte wissen, ob ich wieder im Dienst bin. Sie hätte ihren Ohren nicht getraut, glaubte einen Westsender zu hören, hielt das alles für gar nicht vorstellbar und machte mir Mut, alles in diesem Sinn fortzusetzen. Ansonsten kamen wenige Reaktionen. Die Erklärung dafür war einfach: Wer hörte denn damals DDR-Rundfunk oder sah DDR-Fernsehen am Nachmittag? Und im Westen wurde von dieser Veranstaltung aus begreiflichen Gründen ohnehin keine Notiz genommen. Im Neuen Deutschland und in den CDU-Zeitungen gab es ausführliche Berichte, wörtliche Zitate und viele Fotos, allerdings stand da nichts von meiner Rede, nur die von Moritz Mebel und Hermann Kant wurden abgedruckt.

Ich schrieb 14 Tage später aus unserem Urlaub in der CSSR einen ausführlichen Brief unter falschem Absender an Professor Gottstein, den Vorsitzenden der IPPNW-Sektion der Bundesrepublik, und legte die Rede dazu. Aber die Genossen waren wachsam, auch die Genossen in der befreundeten CSSR. Sie ermittelten offenbar anhand von Schriftproben den Verfasser. In meinem Aktenordner fand ich später ein Schreiben vom Leiter der Abt. X im Ministerium für Staatssicherheit zu Berlin an die Bezirksverwaltung der Stasi in Halle. Darin heißt es: „Zusammenarbeit mit den Sicherheitsorganen der CSSR – Als Anlage wird die Kopie eines in der CSSR aufgegebenen Briefes zur Kenntnisnahme und operativen Auswertung übersandt [...] Absender schickt auf diesem Weg seinen Beitrag mit, den er auf einer gemeinsamen Veranstaltung Ärzte und Schriftsteller gehalten hat. Der Beitrag war ein Erfolg und soll ein Rundbrief werden. Absender ist Christ. Damm (Generalmajor)."

Auch die Antwort von Professor Gottstein an meine Halle-Anschrift fand ich als Kopie. Sicher verstand nicht jeder das doppelte Spiel, und immer wieder hatte ich auch bei denen, die zu uns gehörten, das Gefühl, dass sie misstrauisch diese Taktik beobachteten. Das ist mir auch nach der Wende ehrlich versichert worden. Erst die Akten konnten dann diesen schlimmen Verdacht widerlegen. Im

Jahr 1989 spitzte sich die Situation immer mehr zu. In Halle waren es zwei Gruppen, die die volle Aufmerksamkeit der Stasi beanspruchten: einerseits die Gruppe „Christliche Frauen für den Frieden" und andererseits der Arbeitskreis „Christliche Mediziner in sozialer Verantwortung". Das führte sogar zu einem „streng geheimen" Informationspapier des Ministeriums für Staatssicherheit an Honecker, Krenz etc. Hier wird deutlich, wie ernst man in Berlin die hallischen Aktivitäten nahm, denn wir begannen nun mit der Vernetzung der einzelnen Gruppen, und das war das eigentlich gefährliche Treiben.

So wussten die Genossen von den Vorbereitungen zur ersten zentralen Zusammenkunft der „Ärztegruppen", die Anfang Juni 1989 in Zusammenarbeit mit den evangelischen Akademien Berlin-Brandenburg, Sachsen-Anhalt und Greifswald im kirchlichen Stephanus-Stift in Berlin-Weißensee unter dem Thema „Ich weiß von der Schuld der Gleichgültigkeit – Ärzte in sozialer Verantwortung" stattfinden sollte. Als Hauptreferentin war Christa Wolf eingeladen worden, offiziell zu einer Lesung, aber vor allem zu einem Diskussionsabend mit offenen Themen, und sie hatte zugesagt. Die Staatssicherheit wollte das Treffen unter allen Umständen verhindern. Das ging bis zur Drohung an Pfarrer Braune, man würde seinen ganzen „Stift schließen", weswegen er und die Kirchenleitung Berlin-Brandenburg in arge Bedrängnis gerieten. Aber alle hielten stand. Wir wurden zwar vor dem Gebäude schon einzeln kontrolliert und verunsichert, aber alle kamen. Es waren jene Tage, in denen Egon Krenz anlässlich eines Peking-Besuchs offen von einer harten Lösung gesprochen hatte, und wir wussten, was das bedeuten sollte. Großartig und mutig verhielt sich Christa Wolf. Nachdem das gesamte Stift umstellt war und observiert wurde, erklärte sie im Plenum, dass sie das Haus erst wieder verlässt, wenn das auch alle anderen ohne Zugriffe könnten. Die Stimmung war extrem aufgeheizt. Inzwischen war eine große Zahl an Stasi-Mitarbeitern eingesickert, die sich im Saal verteilten und aktiv an der Diskussion teilnahmen. Da platzte Thomas S. aus Jena der Kragen. Er ging zum Mikrofon und erklärte unter tosendem Beifall der einen und fanatischen Buhrufen der anderen, dass die im Mai abgehaltene Volkswahl ein einziger Betrug gewesen sei, alle Zahlen seien verfälscht worden, sie hätten in Jena Beweise dafür. Eine sachliche Diskussion mit den Genossen war nun praktisch nicht mehr möglich. Am dritten Tag fuhren wir unbehelligt, aber in großer Erregung und voller Angst um die weitere Zukunft unserer Familien heimwärts.

Die Stimmung im Sommer 1989 ist schwer zu beschreiben, sie wechselte zwischen Angst und Hoffnung. So konnte und so durfte es nicht weitergehen, es musste etwas geschehen, darüber waren wir uns einig. Noch stand die Luft still, aber sie begann vor Erregung zu zittern. Dabei hatten die Genossen wegen des zunehmenden Drucks schon damit begonnen, vorsichtig und schrittweise die Ventile zu öffnen. Mehr und mehr Ausreiseanträge wurden bewilligt, nur meine Oberärzte warteten noch von Tag zu Tag auf gepackten Koffern. Die Zahl der Besuchsreisen zu Verwandten stieg sprunghaft an. Für Oktober 1989 planten wir die erste gemeinsame Reise zum Geburtstag unserer Tante nach Innsbruck. Ich war problemlos zu Seminaren und Kongressen unterwegs, konnte sogar als Referent an der Ultraschallausbildung von Kinderärzten in Stuttgart bei Reinhard Schulz, einem der Vorreiter der Ultraschalldiagnostik in der Bundesrepublik, teilnehmen.

Oktober 1989

Im Oktober 1989 überschlugen sich die Ereignisse. Der letzte Akt des Dramas DDR hatte im Mai mit den Volkswahlen begonnen. Vor allem kirchliche Gruppen hatten sich abgesprochen, an den angeblich öffentlich zugänglichen Stimmenauszählungen teilzunehmen. Als sie dann aber vor Ort erschienen, wurde alles versucht, sie auszuschließen: Der kleine Auszählraum sei schon überfüllt, der Zugang für nicht vorbestimmte Bürger sei unmöglich, wo kämen wir denn hin, wenn sich hier jeder reindrängeln wolle ... Medi gelang es, in unserem Wahllokal rechtzeitig nach dem Ende der Wahl dabei zu sein. Sie wurde misstrauisch beäugt, ließ sich aber nicht wegdrängen und schrieb die Zahl der Nein-Stimmen exakt auf. Das Ergebnis war überall in Halle etwa gleich: Es gab ungefähr 15 Prozent Nein-Stimmen. Das offizielle Wahlergebnis aber lag republikweit und in Halle natürlich ebenso bei über 99 Prozent Ja-Stimmen. Die ökologische Arbeitsgruppe (ÖAG), eine Umweltgruppe der evangelischen Kirchen, konnte die Fälschung der Kommunalwahlen durch die SED-Führung in der Stadt Halle nachweisen, also vor unserer Haustür. Es war der erste sichere Beweis aller zurückliegenden Wahllügen, der auf den Tisch kam und die Genossen zunehmend verunsicherte.

An der Spitze dieser ökologischen Arbeitsgruppe stand Frank Eigenfeld aus unserer Nachbargemeinde Gesundbrunnen, nur wenige hundert Meter vom Amselweg entfernt. Wir kannten ihn, aber zu seiner Gruppe hatten wir (außer Albrecht) keinen Kontakt. Eigenfeld war promovierter Geologe an der Universität, aber schon vor einigen Jahren rausgeflogen. Er verdiente seinen Lebensunterhalt als Hausmeister der Gesundbrunnen-Gemeinde und organisierte die gesellschaftskritischen sogenannten Nachtgebete, die vor allem Ausreiseantragsteller aus Halle und Umgebung nutzten. Da wir selbst aber nicht die Absicht hatten, das Land zu verlassen, und sogar zunehmend kritisch mit denen diskutierten, die nichts mehr weiter vorhatten, sahen wir keinen Sinn darin, an diesen Gebetsandachten teilzunehmen. Wir wollten ja hier in diesem desolaten Land die Verhältnisse ändern und uns nicht davonmachen.

Frank Eigenfelds Ehefrau arbeitete verantwortlich im Arbeitskreis „Frauen für den Frieden". Der bereitete den Genossen der Stasi großes Kopfzerbrechen, denn es waren mutige und kompetente Frauen, die sich nicht mehr den Mund verbieten ließen. Oft traten sie stärker und hartnäckiger auf als die männlichen Dissidenten. Und die Stasi-Leute waren ihnen gegenüber auch gehemmter, Gewalt anzuwenden. Diese beiden furchtlosen Menschen standen an der Spitze des hallischen Widerstandes.

Am 9. September fuhren beide nach Berlin-Grünheide zu Katja Havemann, der Witwe des berühmten Professors. Sie trafen sich mit Bärbel Bohley, den mir gut bekannten IPPNW-Kollegen Jens Reich und Sebastian Pflugbeil aus Berlin und einigen anderen und verfassten gemeinsam den Aufruf „Die Zeit ist reif – Aufbruch 89". Darin forderten sie den demokratischen Dialog im ganzen Land, aber noch keine konkreten politischen Veränderungen. Wir wussten nichts von diesem geheimen Treffen, die Information war auf einen sehr kleinen Kreis beschränkt, um das Treffen nicht zu gefährden. Beide fuhren noch in der Nacht zum 11. September unbehelligt zurück und vervielfältigten den Aufruf auf einem illegalen, nicht staatlich registrierten Matrizengerät, das einem evangelischen Pfarrer gehörte. In Grünheide war vereinbart worden, dass alle in ihren Bezirken gleichzeitig am 19. September das Neue Forum beim Rat des Bezirkes anmelden werden, denn der 19. September war ein Dienstag und damit ein Behördentag. Das geschah dann in elf der fünfzehn DDR-Bezirke. Wenige Tage vorher waren in Ungarn innerhalb weniger Tage 14 000 DDR-Bürger über die Grenze nach Österreich geflohen. 5000 saßen zur gleichen Zeit in der Prager Botschaft. Die Anmeldung in Halle trug 500 Unterschriften. Wir erfuhren von der beabsichtigten Gründung durch unsere Pastorin, die nachmittags vor unserer Tür stand und uns über die Einzelheiten informierte. Aber sie hatte keine Unterschriftenliste dabei, denn das war ein Problem. Damals fehlten ja alle derartigen für die Demokratie dringend erforderlichen Dinge: Vervielfältigungsmaterial, Druckmöglichkeiten, Antragsformulare, gültige Listenformulare. So wurde alles nur mündlich erfasst und weitergegeben.

Die Antwort kam postwendend: Bereits zwei Tage später wurde das Neue Forum als staatsfeindlich beschrieben und am 25. September der Antrag auf Zulassung offiziell abgelehnt. Begründung: Es bestehe keine gesellschaftliche Notwendigkeit für einen derartigen Verein. Nun begann die Jagd auf die feindlich-negativen Elemente: Die Eigenfelds und viele ihrer Mitstreiter wurden Ende September und im Oktober mehrfach verhaftet, 32 Personen durch die Organe „zugeführt" und alle ihnen bekannten Akteure rund um die Uhr observiert, aber der beginnende Absturz konnte nicht mehr aufgehalten werden. Am 7. Oktober, dem 40. Geburtstag „unserer DDR", versammelten sich an der Ostseite der Marktkirche am Luther-Denkmal zögerlich vielleicht hundert Personen mit Transparenten und zaghaften Protestaktionen. 38 von ihnen wurden auf der Stelle verhaftet. In Leipzig gingen die Protestaktionen montags von der Nikolaikirche aus, und weitaus mehr Menschen als in Halle waren daran beteiligt.

Standen im September noch die Ausreisewilligen an der Spitze, waren am 2. Oktober erstmals die Rufe „Wir bleiben hier" zu hören, und es zogen bereits 10 000 Menschen über den Leipziger Ring. Die erste Massendemonstration war geboren. Noch wurden sie von Polizeiketten, Hunde- und Spezialeinheiten begleitet und am Rückweg in die Innenstadt gehindert. Immer stand die angekündigte „chinesische Lösung" im Hintergrund, und als die Botschaftsflüchtlinge aus Prag am 4. Oktober durch Dresden fuhren, gab es schwere Auseinandersetzungen mit vielen Verletzten. Von „friedlicher Revolution" konnte bis dahin keine Rede sein. Auch in Berlin gab es am 7. Oktober schwere Auseinandersetzungen.

Das alles ließ für den 9. Oktober, den entscheidenden Tag und Wendepunkt, nichts Gutes erwarten. Während alle Welt auf Leipzig blickte, wurden die mutigeren und schließlich auch mitentscheidenden Demonstrationen in Plauen, Halle, Magdeburg und vielen anderen Städten kaum wahrgenommen. Nach meiner Meinung war es die Gleichzeitigkeit der Protestaktionen an vielen Stellen des Landes, die nicht mehr zu beherrschen war, und nicht allein der großartige Demonstrationszug über den Leipziger Ring. Nach den Erkenntnissen des 7. Oktober in Halle, Leipzig und Berlin und den Ereignissen in Dresden ordnete Mielke am Sonntag, dem 8. Oktober, an, „alle Personen herauszuarbeiten, von denen aufgrund der vorliegenden Erkenntnisse feindlich negative Handlungen zu erwarten oder nicht auszuschließen sind und sie gemäß des sogenannten politisch-operativen Vorbeugekomplexes zu inhaftieren bzw. zu isolieren". Diese Planung mit Isolierungslagern war seit zwanzig Jahren immer wieder auf den neuesten Stand gebracht worden.

Der Verlauf der Ereignisse am 9. Oktober 1989 in Halle ist noch zu wenig bekannt. Es begann nachmittags gegen 16 Uhr an der Marktkirche mit dem Transparent: „Gewaltlos widerstehen – Schweigen für Leipzig – Schweigen für Reformen – Schweigen für Hierbleiben". Mehrere hundert Menschen standen schweigend mit Blumen und Kerzen eng beieinander, als Volkspolizei, Spezialkommandos mit Hunden und bewaffnete Volksarmee, begleitet von unzähligen sogenannten VP-Helfern, aufmarschierten und die friedliche Menge auseinandertreiben wollten. Es kam zum heftigen Einsatz von Schlagstöcken und Gewaltdrohungen, als evangelische Pastorinnen und Pastoren der Marktkirche und anderer Gemeinden im Talar einen gesicherten Zugang zur offenen Marktkirche bildeten und die Menge in die Kirche flüchtete. Medi kam um diese Zeit immer nach dem Dienst in der Leopoldina-Bibliothek auf den Marktplatz. Sie versuchte, mit in die Kirche zu gelangen. An diesem Tag war gegen halb vier, sozusagen „vorbeugend", ihr Kollege Matthias Waschitschka am Arbeitsplatz in der Bibliothek in Gegenwart der erstarrten Mitarbeiter verhaftet worden. Kaum waren die „Zuführer" draußen, durchwühlte Medi seinen Schreibtisch und stellte alles sicher, was ihn belasten konnte. In der ersten Reihe des bewaffneten Absperrungsrings um die Kirche standen ängstliche, auch unwillige, höchst verunsicherte Wehrpflichtige, dahinter ihre scharfen Unteroffiziere und Stasileute in Zivil mit Hunden.

In der Kirche wurde mit freien Gebeten eine Andacht für Inhaftierte, für Reformen, für die Demonstrationen in Leipzig gehalten und zur Gewaltlosigkeit und zum freien Abzug aufgerufen. Eine junge Frau betete für ihren Verlobten, der draußen als Volksarmist auf der anderen Seite stand. Es war eine gespenstische Situation. Durch das Spalier der Pfarrer gelangten über tausend Menschen zunächst gewaltfrei wieder auf den Marktplatz, wurden dann aber von der Bereitschaftspolizei mit Schlagstöcken und Hunden durch die Stadt gejagt. 37 Verhaftungen erfolgten, vor allem junge Leute wurden in bereitstehende VP-Laster geprügelt und in eine Baracken-Siedlung am Rande der Stadt gebracht. Dort mussten sie mit dem

Gesicht zur Wand viele Stunden bis zum nächsten Morgen ohne jede Verpflegung mit erhobenen Händen stehen.

Unter ihnen befand sich Daniel, der Sohn meiner Oberärztin. Sie kam morgens völlig aufgelöst zur Dienstbesprechung, weil sie die ganze Nacht vergeblich auf ihren damals 17-jährigen Sohn gewartet hatte, und berichtete atemlos über das, was er erlebt hatte. Am folgenden Tag rief uns Winfried Völlger an. Er war damals wegen seines Buches „Das Windhahn-Syndrom", das nur unter dem Ladentisch zu haben war, ein viel gelesener Schriftsteller. Wir waren seit längerer Zeit befreundet. Wir hatten vereinbart, uns nach jeder Demo gegenseitig anzurufen, um uns sicher zu sein, dass keiner verhaftet worden war. Zur Demo ging man ja immer mit dem sogenannten Demo-Set: Kerze, Streichhölzer, Zahnpasta, Zahnbürste und Waschlappen. Damit war man ausreichend versorgt und auf kurze Verhaftungen und nächtliche Verhöre vorbereitet. Winni war in die Räumaktion am Markt geraten, mit Schlagstöcken traktiert worden und entsetzt und wütend über diese Demütigung. Er zog mit einer scharfen schriftlichen Beschwerde ins Rathaus zum Bürgermeister, wurde auch vorgelassen, aber ohne jedes Verständnis abgefertigt und rausgeworfen. Am 12. Oktober mittags wurde er schließlich verhaftet, aber abends wieder freigelassen.

Anders als in Leipzig verlief der 9. Oktober in Halle alles andere als gewaltlos. Wie später belegt werden konnte, war an diesem Abend die NVA im Raum Halle in erhöhter Gefechtsbereitschaft. Das betraf die 11. Motorisierte Schützendivision und das Motorisierte Schützenregiment 17. An sie wurden Maschinenpistolen und leichte MGs ausgegeben mit 300 Schuss scharfer Munition 7,6 mm pro Mann für den Kampfeinsatz. Es war also beabsichtigt gewesen, mit Waffen vorzugehen, und das alles diente nicht nur der Selbstverteidigung. Schriftlich vorliegende Befehle beweisen das. Dass es dennoch nicht zum Schusswaffeneinsatz kam, hatte wohl vier Ursachen: Erstens war die Zahl der Demonstranten in Leipzig unerwartet hoch, darauf war man nicht vorbereitet. Zweitens gab es in vielen Städten der DDR zum gleichen Zeitpunkt massive Protestdemonstrationen, sodass die Lage nicht mehr zu beherrschen gewesen wäre. Drittens gelang es den Stasi-Leuten nicht, innerhalb der Demonstranten Gewalt zu provozieren, das wäre der ideale Einstieg zum Waffeneinsatz gewesen.

Und viertens hatte Gorbatschow zu erkennen gegeben, dass sich die sowjetischen Truppen im Gegensatz zu 1953 in Berlin und in Halle, 1956 in Ungarn und 1968 in der CSSR nicht einmischen würden.

Aber wir wussten das nicht, keiner wusste das. Es gehörte viel Mut dazu, in diesen ersten Tagen zwischen dem 7. Oktober und dem 15. Oktober, dem Rücktritt Honeckers, auf die Straße zu gehen. Man darf nicht vergessen, dass es vor allem Frauen gewesen sind, die in den ersten Reihen marschierten, die Transparente angefertigt hatten und mutig vorangingen, oft einfache Frauen, auch handfeste Männer, keineswegs Studenten, sondern zunehmend Arbeiter, Künstler und Handwerker. „Schließt Euch an", war die Losung für diejenigen, die unsicher vom Straßenrand zuschauten und abgewartet haben, oder für diejenigen, die aus der Ferne vom offenen oder geschlossenen Fenster aus zuschauten. Medi war fast immer beteiligt, für mich war es oft schwierig, weil ich wegen Personalmangels dauernd Hintergrunddienst hatte und erreichbar sein musste. Handys gab es damals noch nicht, ich musste mich in regelmäßigen Abständen telefonisch melden. Aber ich bekenne auch, dass ich derartige Menschenansammlungen fürchtete, es war für mich unheimlich und unglaublich aufregend wegen der immer wieder unerwarteten Reaktionen in der Menge. Für mich ist es heute noch ein Wunder, dass alles gewaltlos blieb und die Provokateure ihr Ziel nicht erreicht haben.

Die Demonstrationen in Halle waren auch deswegen so gespenstisch, weil im Oktober und November oft dichter Industrienebel über der Stadt lag und man sich gegenseitig und die Fußwege schlecht erkennen konnte. Die Kerzen mussten immer wieder neu angezündet werden. Die Marschrunde führte regelmäßig am „Café Böhme" vorbei, das war der Sitz des SED-Bezirkssekretärs Hans-Joachim Böhme, ein relativ moderner, aus Devisenmitteln errichteter Neubau an der Leninallee. Dort blieb man stehen und forderte in Sprechchören sein Erscheinen. Einer schrie: „Böhme, Du Lump, komm raus!" Ich bemerkte entsetzt, dass ich in der Aufregung selbst geschrien hatte. Das musste wirklich eine Revolution sein, wenn ich zu Dingen verführt wurde, die eigentlich gar nicht meine Art waren. Böhme kam natürlich nicht raus. Erst 14 Tage später musste er sich auf dem Untermarkt den wütenden Demonstranten stellen und wurde persönlich angegriffen. Es war ausgerechnet Matthias Waschitschka, der sich schützend vor ihn stellte, Schlimmeres verhinderte und zur Sachlichkeit aufrief.

Aber an diesen ersten wilden Oktobertagen zeigte Böhme sich nicht, und das war wohl auch besser so. Nach dem Ende der Demos versicherten wir uns gegenseitig telefonisch unserer Rückkehr. Wenn jemand verhaftet worden war, wurde das in der Georgenkirche gemeldet. Sie kümmerten sich um die Verhafteten: Tag der Festnahme und Tag der Entlassung. Für jeden Verhafteten wurde eine Kerze entzündet und auf der Mauer um die Glauchaer Georgenkirche aufgestellt. Sie lag direkt an einer stark befahrenen Straße, und viele Autofahrer hupten beim Vorrüberfahren aus Protest gegen die Verhaftungen. Das Hupkonzert war Tag und Nacht zu hören.

Wenn der Verhaftete freigelassen worden war, löschte die Mahnwache die Kerze. So kannten wir immer die Zahl der Verhaftungen in Halle. Zur Mahnwache gehörten viele Freunde von Albrecht. Er selbst konnte diese Tage leider nicht erleben, er war noch bei den Bausoldaten. Katharina, 15 Jahre alt, hatte strenges Ausgehverbot. Wir wollten sie auf jeden Fall von den Ereignissen fernhalten. Sie tauchte aber plötzlich während der Demo in der Stadt auf und erklärte energisch, dass wir sie nicht einsperren könnten, wenn so große Veränderungen beginnen. Was konnte man da antworten? Sie war aus irgendeinem Fenster geklettert und auf eigene Gefahr mit ihren Freunden losgezogen.

Die Friedliche Revolution im Oktober 1989 fand nach 16 Uhr nachmittags statt. Das heißt: Alle gingen wie immer zur Arbeit, erledigten brav ihre dienstlichen Aufgaben und verwandelten sich anschließend in Revolutionäre. So etwas gibt es wahrscheinlich nur in Deutschland. Und so war es auch bei uns: Tagsüber musste die immer schwieriger werdende klinische Arbeit erledigt werden, allerdings schon mit erheblichen Veränderungen. Auf der Station wurden von Ärzten und Schwestern in der Mittagspause und natürlich auch darüber hinaus große Transparente aus Betttüchern gemalt, die dann zur Demo mitgenommen wurden. Die ansonsten festen Ablaufzeiten mussten zwangsläufig geändert werden. Aber was war nun wichtiger?

Immerhin: In der Notfallversorgung gab es keine Einschränkungen, das war ungeschriebenes Gesetz. Ich hatte nach wie vor Vorträge zu halten, die lange vorher vereinbart worden waren. Am Tag nach dem entscheidenden 9. Oktober fuhr ich frühzeitig nach Hoyerswerda. Dort fand eine Festveranstaltung im Haus der Berg- und Energiearbeiter statt, und ich hatte nach der Begrüßung durch den Genossen Bezirksarzt und den Genossen Ärztlicher Direktor einen der Festvorträge zu halten. Das „Unglück" bestand darin, dass wenige Wochen zuvor der Chef der Kinderchirurgie im Westen geblieben war und vor wenigen Tagen Honecker gesagt hatte: „Wir werden denen, die unse Replik verlassen, keine Träne nachweinen." Ich nutzte die Gelegenheit. Mein Vortrag begann mit dem Verweis auf die besonderen Verdienste des kinderchirurgischen Kollegen, den ich gut kannte. Ich sagte, dass man viele Tränen weinen müsse, wenn so wichtige und verdienstvolle Fachleute das Land verlassen. Es herrschte betretenes Schweigen im Raum, in Hoyerswerda war die Revolution noch nicht angekommen. In der Büffet-Pause sprach keiner ein Wort mit mir, obwohl die meisten meiner Meinung waren. Nur der alte und berühmte Radiologe, Professor Oelsner aus Leipzig, den ich schon als Student erlebt hatte, kam zu mir und bedankte sich so laut, dass alle es hören konnten: Er sei vollkommen meiner Meinung und man müsse das jetzt laut sagen. Er wünschte mir alles Gute.

Das Problem in Halle bestand nun darin, den Protest der Menschen in feste Bahnen zu lenken, um die Veränderungen in der Realität umzusetzen. Man einigte sich auf eine Bürgerversammlung, die am nächsten Sonntag in der überfüllten Pauluskirche stattfand. Wir waren zwar frühzeitig da, hatten aber nicht mit einem derartigen Andrang gerechnet und quetschten uns auf die rechte Empore, wo wir zwar nichts sehen, wenig verstehen, aber wenigstens dabei sein konnten. Es wurden spontan sechs Thesen verabschiedet:

1. Selbstverpflichtung zur strikten Gewaltfreiheit.

2. Keine Gewalt der Sicherheitsorgane gegen Teilnehmer friedlicher Zusammenkünfte.

3. Keine Diffamierung und Kriminalisierung von reformengagierten Personen und Gruppen.

4. Versammlungs- und Redefreiheit.

5. Offene und wahrheitsgetreue Berichterstattung in den Medien.

6. Bereitstellung von Räumen und Plätzen zur öffentlichen Diskussion.

Das oberste Gebot hieß: „Gewaltfreiheit für unsere Stadt". In der Pauluskirche waren fünfzehn Personen bestimmt worden, die anschließend die Thesen dem Oberbürgermeister im Rathaus überbringen sollten. Sie waren beauftragt worden, die Gespräche zu führen, und gehörten dann auch zu denen, die die weiteren Verhandlungen am „Runden Tisch" führten. Am Montag nach dem Pauluskirchen-Sonntag waren es schon 1500 Menschen mit Kerzen, Blumen und Luftballons, die sich an der Marktkirche trafen, um Reformen und die Freilassung der Verhafteten zu fordern. Immer noch gehörte viel Mut dazu, denn immer noch bestand die Gefahr des Einsatzes von Waffengewalt. Was sie nicht wissen konnten, war allerdings die im Tagesverlauf getroffene Entscheidung der Sicherheitskräfte, dass „Schusswaffen nur zur Selbstverteidigung angewendet werden dürfen".

Am Abend trafen wir uns bei unseren langjährigen Freunden, die schon zur IPPNW gehört hatten und mit denen wir gemeinsam mit anderen Kollegen die sogenannte Erklärung Hallescher Ärzte zur Offenlegung der Missstände im Gesundheitswesen verfassten. Diese Erklärung haben wir in großer Zahl auf Matrizen vervielfältigt und verteilt und die entscheidenden Leute der Stadt und der Universität persönlich zur Unterschrift aufgefordert. Die Reaktionen waren sehr unterschiedlich, ablehnend bei den meisten Funktionären, aber auch bei Duckmäusern an der Universität, zustimmend und begeistert unterstützt von den Kollegen des staatlichen und konfessionellen Gesundheitswesens. Innerhalb weniger Tage hatten wir 593 Unterschriften bekommen und konnten damit an die verantwortlichen Leiter im Gesundheitswesen bis hoch zum Prorektor der Medizinischen Fakultät und zum Gesundheitsminister herantreten. Die Zeitungen veröffentlichten den Aufruf in unterschiedlicher Weise: die LDPD-Zeitung ungekürzt, die CDU-Zeitung kommentiert und umgedeutet und die SED-Zeitung verstümmelt gekürzt. Im Gegensatz zu den Behauptungen der DDR-Nostalgiker in den Jahrzehnten danach war das sozialistische Gesundheitssystem keineswegs in Ordnung. Der bauliche Verfall der meisten Krankenhäuser, die miserable technische Ausstattung, das Fehlen wichtiger lebenserhaltender Medikamente, die nur noch über die sogenannte Regierungsapotheke bezogen werden konnten und das ständige Verschwinden kompetenter Fachärzte und Krankenschwestern bestimmten die letzten DDR-Jahre. So konnte es nicht weitergehen, die Friedliche Revolution kam gerade noch rechtzeitig.

Der Traum von Venedig

Aber eine so unvorhergesehene Revolution hat ihre eigenen Gesetze: Man kann sie nämlich auch verpassen, wenn man in den entscheidenden Wochen gerade krank ist (wie in dem Film „Good Bye, Lenin!") oder man bleibt ängstlich hinter den Doppelfenstern und wartet auf die D-Mark oder man ist irgendwo in der Welt unterwegs. So ging es uns beiden: Wir wollten das erste Mal gemeinsam in den Goldenen Westen reisen, Anlass war Tante Gudruns Geburtstag in Innsbruck. Als die Reise zu unserer Freude drei Monate zuvor nach hartnäckigen Diskussionen genehmigt wurde, war weit und breit noch nichts von Revolution zu erkennen. Man wusste ja zu diesem Zeitpunkt noch nicht, ob man jemals eine zweite Chance hätte. Also fuhren wir glücklich und voller Erwartungen am 20. Oktober mit dem Zug über München nach Feldafing zu Freunden, blieben dort zwei Tage im von uns so geliebten Voralpenland, besuchten Murnau und den Staffelsee und fuhren die einzigartige Zugstrecke über Mittenwald und Seefeld steil hinunter nach Innsbruck und dann hinauf in die Märchenvilla nach Vill. Aber sie war nicht das eigentliche Ziel unserer Reise, das musste geheim bleiben, denn darauf standen damals noch ein bis zwei Jahre Gefängnis. Man durfte das genehmigte Land nicht verlassen. Das konnte man nur mit einem bundesdeutschen Pass. Also tauschten wir, wie so viele andere das schon gemacht hatten, unsere blauen Reisepässe gegen die roten BRD-Pässe und waren das erste Mal Bundesbürger. Unser Ziel war Italien, das Sehnsuchtsland vieler Deutscher und aller DDR-Bürger. Aber wie sollte das finanziert werden?

Das schmale Grundkapital erhielten wir von Medis Eltern. Die Stationen in Italien hatte Onkel Hans, der Wundertäter, ausgewählt und bereits bezahlt: vier Tage Venedig, dann zwei Tage Ravenna und über Verona zurück nach Innsbruck. Diese Tage waren unvorstellbar geisterhaft und sind unvergessen bis in die kleinsten Details. In Innsbruck herrschte noch warmes Spätherbstwetter mit 25 Grad, und Tante Gudrun riet uns, alle warmen Sachen zurückzulassen. In Italien sei es sicher noch wärmer. Aber als wir aus dem Brenner-Tunnel ins Freie kamen, war da kein – wie mein Vater immer erzählt hatte – tiefblauer Himmel über goldenen Trauben an den Weinstöcken und Apfelplantagen mit rotbäckigen Früchten, sondern Nebel mit empfindlicher Kälte. An der ersten Bahnstation zogen wir uns gleich in den warmen Waggon zurück. Aber wir fuhren ja nach Süden, was sollte da schon passieren. Mit uns im Abteil saß ein nett anzuschauendes, gepflegtes Studentenpärchen aus der Bundesrepublik, das uns wegen unserer fortwährenden begeisterten Kommentare zu den landschaftlichen Schönheiten der Alpenwelt angesichts des ziemlich dichten Nebels misstrauisch beobachtete. Schließlich fragte der Zwanzigjährige direkt, woher wir kämen, denn ihm war unser gehobenes Sächsisch nicht verborgen geblieben. Aus Dresden und aus Halle, also aus der Zone, sagte er und wollte wissen, wie wir dazu kämen, hierher nach Italien zu fahren und wer das bezahlen würde und was nun werden solle, wenn alle aus dem Osten einfach nach Italien reisen und am Ende noch ohne Geld und überall herumbetteln müssten und was sie im Westen das dann alles kosten würde. Er selbst habe einen Opa in der Lausitzer Gegend, aber dem hätten sie solche Flausen schon ausgeredet. Seine hübsche, vielleicht achtzehnjährige Freundin nickte, wenn er seine tiefsinnigen Fragen stellte. Erst wollte ich zurückfragen, wie er mitten im Semester dazu käme, einfach so mit seiner Freundin nach Italien zu fahren und wer das bezahlen würde, aber wir waren ja höfliche und devote Leute und wollten uns nicht ärgern.

In Venedig angekommen, tauschten wir zuerst den größten Teil des harten Geldes in astronomische Lira-Scheine um. Unser Vermögen betrug nun unvorstellbare 300 000 Lire. Dann kaufte ich die Tickets für das Canale Grande-Boot, das uns zu dem kleinen Hotel bringen sollte. Zu unserem Entsetzen hatte sich der Nebel nicht gelichtet, im Gegenteil: Er war so dicht, dass wir nur das Motorboot und das Wasser sehen konnten, aber nichts von dieser angeblich schönsten Stadt der Welt. Am Ticket-Schalter ereignete sich die erste Katastrophe: Ich hatte nur 50 000 Lire-Scheine, gab einen davon hin, erhielt zwei Tickets und wurde von den ungeduldig wartenden Italienern weitergeschoben, ehe ich das Restgeld erhalten hatte. So schnell konnte man auch gar nicht nachrechnen, es hatte 5000 Lire, also umgerechnet fünf D-Mark, gekostet, ich hatte aber 50 000 bezahlt. Inzwischen war die Schlange längst weitergerückt. Wie sollte ich dem

Verkäufer die fehlende Null klarmachen? Ich gestikulierte wild, italienisch konnte ich nicht sprechen, mein Englisch war ziemlich einfältig und mein wütendes Sächsisch verstand ohnehin keiner. Die Ungeduld in der Reihe wurde größer, Medi zog mich in Sicherheit, wir hatten auf Anhieb 45 000 Lire verloren. Dann saßen wir wortlos im Motorboot der Linie 1 und stiegen am Platz der Akademie aus. Im Nebel tasteten wir uns anhand von Onkel Hansens Skizze bis zu dem kleinen Hotel „La Calcina" durch, das äußerlich sehr nett anzuschauen war, im Innern dagegen sehr bescheiden mit Möbelstücken aus dem späten 19. Jahrhundert und abgetretenen, ehemals sicher wertvollen Teppichen ausgestattet war. Wir bezogen ein kleines Zimmer mit Waschschüssel, Toilette im Gang gegenüber und Kanalblick direkt in den dichten Nebel. Von draußen hörten wir durch die undichten Fenster das Plätschern der Boote und gelegentlich den Singsang eines Gondoliere, ohne dass wir ihn sehen konnten. Und durch den offenen Türspalt vernahmen wir das unentwegte Kommen und Gehen, den immer wiederkehrenden Refrain der quietschenden und knarrenden Dielen. An der Wand hingen ein großer, ehemals sicher brauchbarer venezianischer Spiegel mit barockem Stuckrahmen und bunte Fotos der Stadt Venedig, die wir nun sofort mit eigenen Augen sehen wollten.

Der erste Weg führte uns zum Markusplatz mit Campanile und zum Dogenplatz, aber es war nichts zu sehen von den herrlichen Fassaden, von den berühmten Türmen und den Renaissance-Figuren, alles lag in dichtem Nebel. Medi fror bei höchstens 6 Grad wie ein Schoßhündchen, aber ich konnte ihr auch keine Wärme geben. So suchten wir etwas, das wir in Innsbruck in weiser Voraussicht zurückgelassen hatten und nun aus dem schmalen Geldbeutel bezahlen mussten. Am Markt stand eine oberitalienische Bäuerin und verkaufte selbstgestrickte Schafwollpullover, die kratzten und noch erheblichen Stallgeruch verbreiteten, aber sie waren Labsal für eine frierende Seele. Wir rechneten den astronomischen Preis schon gar nicht mehr um. Irgendwann meldete sich auch mitten in der Renaissance-Kultur ein ausgehungerter Magen, aber die außen angebrachten Speisezettel verhießen nichts Gutes, die Preise waren astronomisch, und wir zogen uns aufs Erste in eine Pizzeria zurück. Dass diese gerösteten Teigscheiben für die nächsten Tage unsere einzige

Ernährungschance werden würden, war zu diesem Zeitpunkt nicht vorauszusehen. Noch genossen wir die umfangreichen, kunstvoll garnierten Scheiben mit Freude und Begierde. Aber am vierten Tag konnte ich sie nicht mehr sehen und riechen. Ich schlug vor, dass wir zum Abschied ein Restaurant besuchen und ordentlich essen sollten. Zuerst wurden noch einmal alle Lira durchgezählt. Für ein Menü würde es nicht reichen, aber für etwas Einfacheres. Bloß keine Pizza! In der Nähe unseres Hotels befand sich ein kleines gemütliches Restaurant, das nicht überfüllt war und zu den einfachen Preisgruppen zu gehören schien. Da entdeckten wir neben den unbezahlbaren Menüs ein offensichtlich ordentliches Abendessen, das für uns beide bezahlbar war. Die italienische Speisekarte konnten wir jedoch nicht übersetzen, eine deutsche Variante gab es nicht. Das Gericht hieß Coperto. Also gingen wir aufrechten Gangs, den wir ja nun zu lernen im Begriff waren, freundlich nickend hinein und setzten uns an einen geschmackvoll eingedeckten Tisch. Sofort erschien der Kellner und nahm unsere Bestellung auf: zweimal Mineralwasser und zweimal Coperto. Er fragte zweimal zurück, schaute uns freundlich, aber irgendwie ratlos an. Wenig später servierte er schwungvoll Selterswasser mit Zitronen und Eis und entfernte sich wieder. Danach passierte nichts mehr. Als nach einer Stunde immer noch kein Coperto serviert worden war, zahlten wir dem verdutzten, aber immer noch freundlichen Kellner das Wasser, denn wir hatten mit unseren Sprachkenntnissen keine andere Chance. Es blieb wieder nichts als eine frische Pizza aus einem offenen Kneipenfenster direkt auf die Hand.

Am nächsten Tag tasteten wir uns tapfer durch den Nebel, begleitet von den singenden, aber nicht sichtbaren Gondolieri zum Markusplatz und betraten das Innere des Markusdoms. Statt des Portemonnaies hatte ich einen ledernen Brustbeutel umgehängt und die übrigen Einzelheiten wie Stadtführer und Fotoapparat in einen kleinen Rucksack mit gut funktionierendem Reißverschluss gepackt. Unsere Begeisterung in dieser wunderbaren, aber ziemlich dunklen Kirche war grenzenlos. Außer den unzähligen Engeln und Marien-Bildern nahmen wir nur wenig wahr. Als ich am letzten Altarbild ankam, erinnerte ich mich an meinen Vorsatz, die wichtigsten Erlebnisse im Bild festzuhalten, um sie den armen Hinterbliebenen in

Halle voller Stolz zeigen zu können. Wer war schon in Venedig gewesen! Ein flüchtiger Griff in den Rucksack brachte kein Ergebnis, ich musste alles an einer der antiken Marmorsäulen entleeren bis auf den tiefsten Grund, aber von dem kleinen modernen Fotoapparat, den ich mir auf einer der Kongress-Reisen abgespart hatte, war nichts zu sehen. Allerdings war mir aufgefallen, dass der Reißverschluss seitlich nicht ganz geschlossen war. Nun musste das Schlimmste befürchtet werden! War er aus dieser Lücke gefallen? Ich eilte zum Eingang und fragte einen der Kirchen-Ordner, ob vielleicht ein Fotoapparat gefunden worden sei. Er verstand mich natürlich nicht und wandte sich genervt ab. Dann kroch ich von Mosaik zu Mosaik um all die verdammten Säulen herum, die ich abgelaufen hatte, suchte ein zweites Mal die längst nicht mehr so wunderbaren Altäre auf – ohne Erfolg. Dann verließen wir still, in uns gekehrt und keineswegs dankbar die einzigartige Kathedrale, bis Medi ganz ruhig erklärte: „Er wird wohl geklaut worden sein." Ich musste an die Warnungen von Elsbeth und Beat denken. Die hatten uns empfohlen, als erstes westliches Ausland nicht ausgerechnet Italien zu besuchen. Dazu fehlten uns die Erfahrungen, die man braucht, um die einzigartigen Kulturschätze dort wirklich genießen zu können.

Aber auch im tiefsten Tal gibt es Hoffnung. Gerade als wir trübsinnig auf den Marktplatz zurückkehrten, zog der Herr des Himmels für etwa zweieinhalb Stunden den Nebel ins Weltall zurück. Wir kamen aus dem Staunen nicht heraus: der Dogen-Palast vor diesem grenzenlos tiefblauen Himmel, das Meer mit den bunten Booten, in der Ferne die Türme der Basilika Santa Maria della Salute, erbaut ab 1631 als Dank für das Ende der Pest! Und dann die engen Gassen, die kleinen Straßen über die Rialtobrücke, über die Seufzer-Brücke, die in diesen Tagen ihren Namen zu Recht trug. Wir liefen von einer Kirche zur anderen, und uns verging Hören und Sehen. Bei herrlichem Wetter ist diese Stadt kaum zu ertragen, sodass es vollkommen gerechtfertigt war, dass der Herr ab 13 Uhr wieder den Nebel herabließ, um uns weitere Aufregungen zu ersparen. Am folgenden Tag glitten wir mit einem Schiff an der Friedhofsinsel San Michele vorbei, die uns ein Schiffslautsprecher erklärte, weil man sie nicht sehen konnte, hinüber auf die Insel Murano mit ihren unzähligen Glasbläsereien und dazugehörigen Schaufenstern, geschmückt mit farbigen

Vasen, Krügen, Gläsern und weißen Kärtchen mit endlosen Zahlenreihen, an deren Ende ein doppelt gestrichenes L stand. Die Rückfahrt brachte uns wieder durch dichten Nebel und ohne die im sehr schönen Kunstführer beschriebene Sicht auf die Altstadt zurück in die Nähe des Marktplatzes. Hier endeten die wundersamen Tage in Venedig, wie sie begonnen hatten. Wir aus dem Osten waren eben noch nicht reif für das reine Erleben dieser Weltstadt der Kultur.

Kaum hatten wir am nächsten Morgen die Stadt mit dem Zug verlassen, strahlte die Sonne und verwandelte die traumhaft schöne Landschaft in jene Bilder, die wir in unserer Vorstellung hatten. Das von Onkel Hans ausgesuchte nächste Ziel war Ravenna, genauer: das kleine, ebenso bescheidene, aber ganz zentral gelegene Hotel „Diana", von dem aus alles zu Fuß erreichbar war. Ravenna war ein einziger Traum voller Mosaiken aus dem 5. und 6. Jahrhundert, den man in zwei Tagen nicht ausräumen kann. Alles glitt vorüber und nichts konnte ich mehr festhalten, nicht einmal das Mausoleum der Galla Placidia, Sant'Apollinare oder das Dante-Grab. Angefüllt mit vielen hundert Jahren Kulturgeschichte fuhren wir über Verona zurück nach Innsbruck und feierten mit Tante Gudrun ihren 71. Geburtstag, der ja offiziell der Anlass unserer Reise war.

Zurück in Halles November

Am 9. November hatte uns Halle wieder, und wir waren mitten in der Revolution angekommen. Am 7. Oktober, also am 40. Jahrestag der Republik, war in Schwante die Sozialdemokratische Partei der DDR, die SDP, durch die Pfarrer Markus Meckel und Martin Gutzeit gegründet worden. Die Partei Willy Brandts und Helmut Schmidts hätte mir und meinen Vorstellungen von einer politischen Zukunft am nächsten gelegen. Ich wusste, dass mein Freund Rüdiger ebenso dachte und sehr daran interessiert war, die Gründung einer SDP-Stadtgruppe in Halle voranzutreiben. Das war während unserer Abwesenheit passiert.

In der Dachwohnung von Ulli I. war am 27. Oktober von elf Personen, darunter fünf Pfarrerinnen und Pfarrer, diese Stadtgruppe gegründet worden. Rüdiger nahm mich gleich Anfang November zu einer der Sitzungen mit auf diesen verwinkelten Dachboden, auf dem zahlreiche Leute auf engstem Raum zusammenstanden, heftig diskutierten, immer wieder neue Beschlüsse fassten und sie wieder verwarfen. Ich zahlte 5 Mark Aufnahmegebühr in die Partei, aber Mitgliedsausweise gab es noch nicht. Als sie später vorhanden waren, war ich nicht mehr dabei. So bin ich zwar eines der frühesten Mitglieder der SDP gewesen, kann es aber nicht nachweisen. Mir waren zwar die Ziele, Ansichten und Forderungen dieser neuen Partei sympathisch, aber der Weg zur Durchsetzung dieser Ziele war für mich zu kräftezehrend. Oft standen oder saßen wir abends bis Mitternacht Stunden beisammen und versuchten, demokratische Verhaltensweisen zu praktizieren. Jeder durfte seine noch so abwegigen Vorstellungen lang und breit vortragen, alles musste ernst genommen werden, jeder Versuch, die Diskussion abzukürzen, galt als undemokratisch, und keiner wollte sich diesem Verdacht aussetzen. Wenn dann gegen Mitternacht endlich etwas fertig war und alle hätten unterschreiben können, meldete sich mit Sicherheit ganz hinten jemand und erklärte eindringlich, dass ein ganz wichtiger Aspekt nicht genügend berücksichtigt worden sei und man die Abstimmung vertagen müsse. In dieser Situation wurde mir klar, dass ich im Gegensatz zu meinem Freund weder die nötige Geduld noch die erforderliche Toleranz hatte, um mich in politischen Verantwortlichkeiten wohlzufühlen, geschweige denn, wie er, meinen Chirurgenberuf zugunsten dieser sicher wichtigen, aber mühsamen Diskussionen aufzugeben. Das andere Problem bestand darin, dass ich aufgrund meiner klinischen Arbeit einfach nicht die Zeit und die Kraft hatte, in derartigen Funktionen mitzuarbeiten. Viele Nachtdienste, ständige Probleme im Personalbereich, oft täglich lange Operationsprogramme, das war nicht zu schaffen.

Aber in den dringend notwendigen Neuaufbau des Gesundheitswesens wollte ich mich unter allen Umständen einmischen, und dazu gab es jetzt einen sinnvollen Auftrag. Aus einer kleinen Runde von vertrauensvollen Kollegen der Martin-Luther-Universität, der konfessionellen Krankenhäuser und ambulanter Einrichtungen ging ein Arbeitskreis hervor, der die Gründung eines Berufsverbandes der Ärzte vorbereiten sollte. Ein solcher freier Ärzte-Verband war etwas völlig Neues für uns, und wir wussten damals auch noch nichts von einer möglichen Wiedervereinigung Deutschlands. Solche Überlegungen erschienen uns absurd und sinnlos. Niemals würde die Sowjetunion den Warschauer Pakt aufbrechen und die DDR freigeben. Auch der von uns so hoffnungsvoll verehrte Michail Gorbatschow könnte diesen Schritt zum gegenwärtigen Zeitpunkt niemals wagen. Also mussten wir uns selbst darüber Gedanken machen, wie es weitergehen sollte. Am 1. Dezember 1989 teilten wir allen erreichbaren Kollegen mittels stundenlang hergestellter Vervielfältigungen auf Ormig-Papier die beabsichtigte Gründung mit und forderten die Adressaten auf, Mitglied zu werden.

Ziel des Verbandes war es, eine eigenständige und unabhängige Interessenvertretung mit Statut, Vorstand und allen dafür notwendigen Strukturen zu schaffen. Wir wollten nicht mehr fremdbestimmt werden durch die Abteilung Gesundheitswesen der Bezirksparteileitung, sondern unsere eigenen Interessen durch Ärzte vertreten lassen. Die Gründungsversammlung dazu war für den 17. Januar 1990 geplant und wurde von uns in jeder freien Minute detailliert vorbereitet. Als Vorbild dienten keineswegs die Strukturen der Bundesrepublik, abgesehen davon, dass wir sie gar nicht genau kannten, wir wollten völlig eigenständig den Übergang vom sozialistischen zum freien Gesundheitswesen einer sozialen Marktwirtschaft versuchen. Im Vordergrund sollte die verbesserte und staatlich besonders geförderte gesundheitliche Betreuung aller Menschen und nicht die im Westen praktizierte Zweiklassenmedizin mit gesetzlich und privat versicherten Personen stehen.

Die Gründungsversammlung fand im halbdunklen Hörsaal der Medizinischen Fakultät der Martin-Luther-Universität in der Magdeburger Straße ohne Mikrofonanlage oder ähnliche technische Hilfe in Anwesenheit von 229 Kollegen unter Leitung von Rüdiger F. statt. Ich erinnere mich noch sehr genau an diese erste demokratische Ärzteversammlung und daran, mit welchem Ernst und welchen Hoffnungen wir dort zusammensaßen.

Wie es sich gehört, wurde das vorbereitete Statut vorgestellt und ausführlich diskutiert, eine Wahl- und Geschäftsordnung und der Aufbau der Verbandsstrukturen wurde beschlossen, Mitgliedsbeiträge wurden festgelegt, ein provisorischer Vorstand und ein provisorischer Vorsitzender wurden gewählt. Es ging sehr lebhaft zu mit heftigen, teils kontroversen Diskussionen von Vertretern aus den Landkreisen. Von überall her waren sie erschienen, keiner wollte zu kurz kommen, manche wollten sich mit großem Geltungsbedürfnis nachhaltig darstellen und positionieren.

Am Ende der Auseinandersetzungen wurde ich von den Anwesenden auf Vorschlag des provisorischen Vorstandes als provisorischer Vorsitzender gewählt und durfte die große Schlussrede halten. Ich bedankte mich zuerst für das Vertrauen, das sie mir gar nicht ausgesprochen hatten, und für den durch nichts legitimierten Vorsitz: „[...] aber wir müssen angesichts der dringend zu lösenden Probleme schnell handeln. Es geht um ein neues Gesundheitswesen, das alte ist seit dem Mauerbau auf den Hund gekommen, wir wurden bis in alle Einzelheiten reglementiert, das Berufsbild des Arztes wurde verändert, wir müssen uns sofort lösen von der Krake SED, die alle Bereiche unseres Lebens beherrscht hat. (Beifall) Es geht darum, den weiteren Ärzteschwund zu blockieren, die gesundheitliche Betreuung unserer Patienten zu verbessern, sie aus der Rolle der Bittsteller zu befreien. Sie müssen wieder eine freie Arztwahl haben, und wir müssen auf demokratischem Wege neue Strukturen aufbauen. Zuerst müssen wir Orts- und Kreisverbände gründen, materielle und inhaltliche Voraussetzungen schaffen, die Wünsche und Erwartungen der

Kollegen in Arbeitsgruppen formulieren und einarbeiten, eine endgültige Fassung des Statuts erreichen und die Landesdelegiertenkonferenz am 5. Mai 1990 vorbereiten. Es sollen Verbindungen zu nationalen und internationalen Ärzte-Verbänden geschaffen werden und das Ziel muss letztlich ein einheitlicher, unabhängiger deutscher Ärztebund sein. Nichts darf mehr im Bereich des Gesundheitswesens ohne Mitsprache des Ärztebundes beschlossen werden [...]".

So etwa sah die Abschlussrede des neuen Vorsitzenden aus. Anschließend gaben wir eine Presseerklärung heraus, eine Beschlussfassung und die direkte Aufforderung zur aktiven Mitarbeit jedes ärztlichen Kollegen sowie den Antrag an alle Runden Tische des Bezirkes Halle, den Umbruch des Gesundheitswesens nur gemeinsam mit den legitimierten Mitgliedern des Ärzteverbandes einzuleiten. Der letzte Satz des Schreibens lautete: „Diese Forderung muss unverzüglich zum Tragen kommen!" Grund dafür war die Entwicklung in Berlin, wo aus unserer Sicht inkompetente und politisch zwielichtige Figuren das Ministerium für Gesundheitswesen besetzten. Es waren wilde, unglaublich aufregende Tage, denn der Sturz des alten Systems war die eine Seite, die fast noch schwierigere aber war der schrittweise Aufbau demokratischer Strukturen durch uns, die wir Demokratie nicht kennengelernt und noch nicht eingeübt hatten. Das Ziel eines allumfassenden gesamtdeutschen Ärztebundes, in dem alle organisiert wären und gleichberechtigte Stimmen hätten, war natürlich angesichts der zahlreichen bereits im Westen existierenden Ärzteverbände blauäugig und unrealistisch. Aber noch waren wir ja nicht an die alte BRD angegliedert, noch konnten wir unsere eigenen Vorstellungen entwickeln. Auf diese Weise hatten wir, ohne es damals zu wissen, den ersten Ärzteverband der DDR gegründet und wollten mit der Vorwegnahme künftiger Länderstrukturen schon zu diesem Zeitpunkt auf einen einheitlichen, unabhängigen gesamtdeutschen Ärzteverband hinarbeiten. Diese Vorstellungen waren bei der Gründungsversammlung auf ein lebhaftes Echo gestoßen. In den folgenden Tagen haben über 800 und bis Juni 1990 dann 2700 Kollegen ihren Beitritt erklärt. Der provisorische Vorstand sollte ein Statut erarbeiten und die Delegiertenkonferenz am 5. Mai vorbereiten, auf der demokratisch ein neuer Vorstand gewählt und das Statut verabschiedet würde.

Anfang Februar 1990 wurden die Ärzte des zukünftigen Landes Sachsen-Anhalt von den Präsidenten der Landes-Ärztekammern nach Hannover zu einem Informationstreffen in eine der Messe-Hallen eingeladen. Es waren fast tausend Kollegen aus dem Osten angereist, die Zahl der interessierten westlichen Kollegen hielt sich sehr in Grenzen. Jeder Teilnehmer erhielt gegen Unterschrift zur Begrüßung 20 D-Mark, denn wir verfügten zu diesem Zeitpunkt noch nicht über das ersehnte Westgeld. Auf der Bühne hatten sich alle Kammerpräsidenten der bundesdeutschen Länder versammelt und Professor Severing, damals noch hoch geehrter Präsident der Bundesärztekammer, hielt nach der sehr emotionalen Begrüßung der ostdeutschen Kollegen eine ausführliche Festrede über den Aufbau und die Erfolge des bundesdeutschen Gesundheitswesens, das vorbildlich für alle freien Länder sei und das aufzubauen nun als Aufgabe vor den Repräsentanten der ostdeutschen Ärzteschaft stünde. Es war für alle ein feierlicher Moment, nun gleichberechtigt in den Kreis der bundesdeutschen Kollegen aufgenommen zu werden, und alle dankten ihm mit langem Beifall. Direkte und indirekte Hilfe in jeder Form wurde zugesagt.

An den beeindruckenden Vortrag schloss sich die Diskussion an. Überall waren mobile Mikrofone aufgestellt, aber wir alle waren in der freien Rede nicht geübt und kannten ja die vorgestellten Strukturen noch gar nicht. Allerdings hatte ich in den zurückliegenden Jahren reichlich Gelegenheit gehabt, die positiven und die kritischen Seiten des westlichen Gesundheitswesens kennenzulernen, vor allem auch durch die Gespräche mit den Kollegen. Also fasste ich mir ein Herz, ging zum Mikrofon, versuchte mein sächsisches Kolorit zu unterdrücken und fragte, was denn unbedingt beachtet werden müsste beim Neuaufbau, welche Fehler denn gemacht worden sind, die wir keinesfalls wiederholen sollten, was schiefgelaufen ist und jetzt beim Neuanfang gemeinsam verändert werden sollte. Im Saal war es plötzlich still, es dauerte einige Sekunden, ehe Herr Severing zunächst vorsichtig, dann immer direkter und lautstärker antwortete: „Der junge Kollege hat offenbar meine Ausführungen nicht verstanden oder nur teilweise zugehört. Das Gesundheitswesen hat sich vorbildlich entwickelt in allen seinen Bereichen, man ist stolz auf das Erreichte, man muss das Fahrrad nicht neu erfinden, alles kann bedenkenlos übernommen werden [...]".

Ich entfernte mich langsam zurück in die vorletzte Reihe und wäre am liebsten unsichtbar gewesen. In der Pause kamen die Ostkollegen zu mir und stellten mich zur Rede: Was für eine dämliche Frage, wir sind doch Gäste hier, haben ein stattliches Begrüßungsgeld erhalten und dann ein derart zweifelhaftes Verhalten. Ganz anders die westdeutschen Kollegen: Sie nahmen mich zur Seite und erklärten, wir sollten unsere eigenen Wege gehen, vieles sei schlecht gelaufen, das Geld spiele die Hauptrolle, der soziale Aspekt sei untergegangen, stattdessen ein ständiger Kampf zwischen angestellten und niedergelassenen Ärzten usw. Darauf hatte ich eine Antwort hören wollen, das wollten wir damals verhindern. Was sollte z. B. der Sinn einer Kassenärztlichen Vereinigung (KV) sein, wenn es eine Ärztekammer für alle Ärzte gibt? Dann müsste ja auch noch eine eigene Interessenvertretung für alle angestellten Ärzte geschaffen werden. Der Kampf zwischen niedergelassenen und angestellten Kollegen darf bei uns von vornherein nicht beginnen, stationäres und ambulantes Gesundheitswesen müssen eine Einheit bilden, keiner darf dem anderen das Recht auf Behandlung seiner Patienten absprechen. Aber es dauerte nicht lange, da war auch bei uns in Magdeburg still und heimlich eine KV gegründet und die immer wieder beschworene Einheit der Ärzteschaft zerstört worden.

Im Grunde hatten wir keine Chance, das Gesundheitswesen gemeinsam mit den westlichen Kollegen zu reformieren, das wurde mir ganz schnell klar. Der Versuch, die Polikliniken als Sammelpunkte niedergelassener Kollegen neu zu gestalten mit gemeinsamer Nutzung der Medizintechnik, der Laboreinrichtungen und des Personals, war von Anfang an als sozialistisches Teufelszeug eingeordnet worden. Ernsthafte Diskussionen zur Erhaltung fanden nicht statt. Nun war auch klar, dass unsere Vorstellungen von einem gesamtdeutschen Berufsverband der Ärzte abwegig waren. Die Magdeburger Kollegen haben das sofort erkannt und wenige Tage nach Hannover am 15. Februar 1990 in Magdeburg aus einem kleinen Ärztekreis heraus – beraten durch die Kollegen der für uns zuständigen Ärztekammer Niedersachsen in Hannover – eine Ärztekammer für das Land Sachsen-Anhalt gegründet, für ein Land, das es zu diesem Zeitpunkt eigentlich gar nicht gab. Ich wusste, dass ich Einfluss auf die sich entwickelnden Strukturen nur nehmen konnte, wenn ich mich diesem in Magdeburg gegründeten Ärztekreis als Vertreter des Bezirks Halle anschließen würde. Damit war dann auch den Magdeburger Kollegen die Legitimität verliehen, für das ganze zukünftige Land Sachsen-Anhalt zu sprechen. Ich organisierte und leitete noch den ersten Ärztetag in Halle am 17. Juli 1990, auf dem der Vorstand der neuen Ärztekammer demokratisch gewählt wurde. Ich gehörte ihm nun als Vertreter Halles an.

Der Berufsverband arbeitete noch bis zum Jahresende, ehe er sich selbst auflöste. Ich hatte rechtzeitig den sinnvolleren Weg in die Ärztekammer gewählt. Natürlich wird man fragen, warum die Ärztekammer in Magdeburg und nicht in Halle entstand, wo doch in Halle die ersten Ansätze einer ärztlichen Selbstverwaltung entstanden waren. Aber die Leitlinien für den weiteren Aufbau demokratischer Strukturen im Lande kamen aus Niedersachsen, dem benachbarten Bundesland, oder genauer: aus Hannover. Die entscheidenden Beamten dieser Regierung waren damals nicht bereit, ihre Tätigkeit nach Halle zu verlegen, das war mindestens doppelt so weit, eine Autobahn gab es nicht und der Zugverkehr war ziemlich desolat, weil das schnelle Schienensystem erst entstehen musste. So entwickelte sich nach und nach Magdeburg zur kommenden Landeshauptstadt und nicht die Universitätsstadt Halle mit ihrer großen Geschichte und ihren geistigen und kulturellen Zentren. Wir mussten manchmal mehrfach in der Woche die lange Autofahrt über Bernburg nach Magdeburg auf der B 6 hinnehmen, die nicht selten länger als drei Stunden dauerte. Aber wir Hallenser Mediziner haben uns von Anfang an fair verhalten und sind auch gleichberechtigt im Vorstand behandelt worden, mit einer Ausnahme: Der Vizepräsident hätte immer aus Halle kommen müssen.

Das aufregende Jahr 1989 ging fröhlich zu Ende. Wir feierten mit Freunden und zogen um Mitternacht zur sogenannten Fahne in die Innenstadt. Die Fahne war ein riesiges sozialistisches Denkmal aus Stahlbeton, an dem zum 1. Mai die Kampftruppen und die braven Bürger vorüberzogen und die Genossen von der Bezirksparteileitung Fähnchen schwenkend grüßten. Das Problem mit diesem Betonklotz bestand alljährlich darin, dass regelmäßig die rote Farbe abblätterte, und somit den Feinden des Sozialismus, den vier Jahreszeiten, nicht standhielt. Erst als in den 80er-Jahren für teure Devisen Westfarbe angebracht wurde, hielt sie zur Freude der Genossen. Wir aber missachteten am Ende unserer friedlichen Revolution dieses neue Rot und warfen jubelnd mit Farbe gefüllte Luftballons gegen den Koloss, sodass er sich in kürzester Zeit in einen bunten Wimpel verwandelte. Ich bilde mir heute noch ein, dass mein Ballon einer derjenigen war, die ganz oben ihre blauen Spuren hinterlassen hatten, die noch lange danach zu unserer Freude zu sehen waren. Noch aber filmten die Stasi-Kameras von den umliegenden Dächern aus die provokanten Aktionen. Am nächsten Tag stand in der „Freiheit", „asoziale Elemente hätten dieses antifaschistische Mahnmal beschmutzt".

Schon in der ersten Januarwoche des neuen Jahres besuchten uns Doris und Arnold Esch aus Rom. Er war Direktor des Deutschen Historischen Instituts in Rom und ein hoch angesehener Historiker, der gemeinsam mit Doris wunderbare Bücher über das Mittelalter und insbesondere über Rom geschrieben und unzählige Vorträge in der ganzen Welt gehalten hatte. Er gehörte zur Familie Langen, zu der Medis Mutter und damit auch wir gehörten. Sie trafen sich alle zwei Jahre zum Familientreffen meist in der Umgebung von Köln und Mönchengladbach. Wir hatten allerdings bisher nie teilnehmen können. In seiner Zeit als Rektor der Universität Bern in den 8oer-Jahren hatte ich ihn besucht und war tief beeindruckt von diesem Gelehrten und seiner Frau Doris, vor allem aber von ihrem liebevollen Empfang und ihrer Großzügigkeit. Ihre Söhne waren mehrfach vor der Wende in Halle gewesen. Sie wollten unbedingt dieses exotische Land kennenlernen und waren für uns eine willkommene Abwechslung im sozialistischen Alltag, eine Hilfe, wie jeder Besuch, der aus dem Westen zu uns kam und die „weite Welt" mitbrachte. Als am 9. November die Mauer fiel, schickten sie uns ein Telegramm mit einer Einladung nach Italien für eine Woche Rom und eine Woche nach unserer Wahl. Zu ihrem Entsetzen hatte ich mir in Erinnerung an die Petroleumlampenabende 1945 mit unserem Vater die Insel Capri gewünscht. Es half nichts, wir blieben dabei und nahmen diese einzigartige Einladung im Herbst 1990 zum Tag der Wiedervereinigung Deutschlands wahr. Sie waren damals im Januar 1990 für drei Tage zu uns gekommen, um Geschichte direkt zu erleben, waren hungrig nach Informationen über alles gewesen, was wir erlebt hatten, und hatten ein Stück des Mantels der Geschichte packen wollen, der noch wehte und täglich neue Erlebnisse brachte. Wir hatten die Nächte durch geredet, und er hatte alles festgehalten und wenig später in der FAZ unter dem Titel „Geschichte im Entstehen. Der Historiker und die Erfahrungen der Gegenwart" veröffentlicht.

In diesen Tagen war die SDP in die SPD umgewandelt worden und auf Kurs zum von uns allen erwarteten Wahlsieg bei der ersten freien Wahl am 18. März 1990. Aber es kam alles ganz anders. Kanzler Kohl hatte dem Osten blühende Landschaften verkündet, wenn die richtige Partei gewählt würde. Auf diese Weise rettete er für sich eine neue Regierungszeit, die im Westen kaum jemand erwartet hatte. Aber man muss andererseits auch konstatieren, dass er unaufhaltsam und mit seinem ganzen Gewicht den schmalen Spalt zur Wiedervereinigung immer weiter öffnete und ein beinahe brüderliches Verhältnis zu jenem Michael Gorbatschow entwickelte, den er gerade noch mit Goebbels verglichen hatte. 1986 hatte er ihn in einem Zeitungsinterview in übler, dummdreister Weise angegriffen, immerhin das Staatsoberhaupt eines Landes, das durch die Deutschen 20 Millionen seiner Bürger verloren hatte, das nun in Reykjavik Ronald Reagan Wege zur Abrüstung und zum Frieden vorschlug. Damals musste man mit Recht befürchten, dies könne das Ende einer zarten Hoffnung sein, die wir mit Gorbatschow verbanden. Kohl hätte zu diesem Zeitpunkt der Totengräber eines vereinten Deutschlands werden können, wenn Gorbatschow sich – und das mit Recht – beleidigt abgewandt hätte.

Die Vorstellungen mancher bundesdeutschen Politiker und Historiker, dass die Russen damals aufgrund ihrer zunehmenden militärischen Unterlegenheit zu diesen Abrüstungsschritten gezwungen gewesen wären, waren und sind unsinnig angesichts der Tatsache, dass die Sowjetunion abschussbereite Atomsprengköpfe besaß, die beinahe jede Region der Erde erreichen und zerstören konnten. Ich bin heute noch tief beeindruckt, dass Gorbatschow eine derart schlimme Entgleisung, für die sich Kohl nie öffentlich entschuldigt hat, tolerierte und den Weg zum Ende des Kalten Krieges und zum Abbau des Eisernen Vorhangs mutig voranging, letztlich sogar verbunden mit der Auflösung seines eigenen großen Sowjetreichs. Kohl hätte durchaus auch als unverbesserlicher kalter Krieger in die Geschichte eingehen können. Aber im Jahr 1990 konnte er durch seine persönliche Wandlung und vor allem durch die großartige Diplomatie eines Hans-Dietrich Genscher aus Halle, eines Willy Brandt und eines Egon Bahr die für uns alle selbst damals noch unvorstellbare Wiedervereinigung unseres Landes erreichen.

Aber noch sind wir nicht soweit. Erst musste ja noch die alte DDR abgewickelt werden – und das möglichst schnell und vollständig. In Halle gab es in den Brandbergen auffällige Papierverbrennungen, bis sich herausstellte, dass die Genossen der Stasi emsig dabei waren, möglichst alles zu vernichten, was sie und ihre informellen Mitarbeiter belasten könnte. Albrecht war inzwischen zurück in Halle und sicherte mit seinen Freunden die Stasi-Zentrale am Gimritzer Damm, damit keiner heimlich Unterlagen herausschleppen konnte. Er erzählte wunderbare Geschichten, wie die Offiziere vor ihnen strammstehen und ihre Taschen zur Kontrolle entleeren mussten. Ich hielt Ende Januar auf Einladung einen Vortrag vor Politoffizieren der NVA in der Kaserne in Lettin als Vertreter der IPPNW über die dringlichsten Abrüstungsfragen, insbesondere über die drastische Reduzierung der atomaren Sprengköpfe. Die Genossen waren freundlich und völlig verunsichert. Sie durften nun erstmals über alle Fragen, die sie bewegten, offen diskutieren. Darunter waren erstaunlich viele mit ehrlichen, beinah hoffnungsvollen Ansichten, aber es saßen auch einige stumm und mit grimmiger Miene völlig regungslos dabei. Ihr Weltbild war ihnen in wenigen Wochen völlig zerstört worden. Sie konnten und wollten es nicht begreifen. Abgewickelt werden musste auch der Genosse Honecker. Nach seiner Entlassung aus dem Krankenhaus sofort wegen Hochverrat und Amtsmissbrauch verhaftet, dann durch Einspruch der evangelischen Kirche aus der Haft freigekommen und bei einem Pfarrer in Lobetal als dem einzig möglichen Zufluchtsort untergebracht – ein makabrer Treppenwitz der Geschichte. Und abgewickelt werden mussten die 5200 Mauerhunde. Sie wurden in die Bundesrepublik verschenkt und demokratisch umerzogen, einige ins Tierheim gebracht oder für 300–400 Mark pro Hund in der DDR verkauft.

An jedem Tag gab es aufregende Neuigkeiten. Wir kamen abends und nachts nicht weg vom Fernseher, jede Sendung war spannend und informativ wie nie zuvor – und auch nie danach. In Halle streikten die Lehrer und die Schüler gleichzeitig, allerdings aus ganz unterschiedlichen Gründen. Am schwierigsten war es sicher für die Schüler der höheren Klassen und für die Abiturienten, die in kürzester Zeit auf das bundesrepublikanische Bildungssystem umschalten mussten. Viele sind damals gescheitert, haben ihr Selbstbewusstsein für viele Jahre verloren und werden heute unter der Rubrik „Wendeopfer" geführt. Vieles von dem, was sie gerade noch als richtig und wahr gelernt hatten, war nun falsch, überflüssig oder belanglos.

In Berlin und jetzt auch in Halle waren an die Stelle der SED-Genossen die sogenannten Runden Tische getreten. Aus den ersten freien Wahlen am 18. März ging zu unserem Entsetzen nicht die SPD, sondern die CDU als sicherer Sieger hervor. Die gewendeten SED-Genossen landeten mit ihrem zahlreichen Anhang dicht hinter der SPD, es war kaum zu glauben. An meinem 51. Geburtstag kam schließlich der entscheidende Wendepunkt, weswegen wohl die meisten auf die Straße gegangen waren. Endlich konnten unsere wertlosen Geldscheine gegen die kostbare neue Währung eingetauscht werden: 4000 DM eins zu eins für jeden Erwachsenen und 2000 DM eins zu eins für jedes Kind. Wir kamen also mit Katharina auf 10 000 DM, ein stattliches Kapital. Darüber hinaus konnte man sein Sparguthaben zwei zu eins wechseln. So wurden manche DDR-Bürger innerhalb weniger Tage reich, ein unglaubliches Experiment, das aber wirklich zur Grundlage für einen Neuanfang wurde. Im Hintergrund begannen bereits die Einigungsverhandlungen, denn die Großmächte hatten grünes Licht für eine Wiedervereinigung gegeben. Alles lief an uns vorüber wie ein schöner Traum. Immer wieder fragten wir uns, ob alles wirklich und wahr sei, und das Wort „Wahnsinn" war in diesen Monaten eines der häufigsten.

Katharina radelte mit Susanne durch Holland, Hans nach Heidelberg, Albrecht durch die Niedere Tatra und wir durften das schon seit Jahren existierende Urlaubsangebot von Onkel Hans annehmen und fuhren zu viert über Den Haag nach Scheveningen in das Elternhaus seiner Frau Gusta. Holland mit seinen liebenswerten Menschen, ihrem freien und entspannten Lebensstil, dazu die beruhigende flache Grachtenlandschaft und die herrlichen mittelalterlichen Städte: das richtige Ziel, um sich langsam in die neue freiheitliche Welt hineinzufinden. Vieles war ganz neu für uns, z. B. das Lotterleben in Amsterdam, vor dem uns gutmeinende Westfreunde gewarnt hatten.

Also suchte ich vorher auf dem Stadtplan eine Route aus, die uns weit ab von den Lustzonen ins Zentrum brachte. Nur gab es leider Baustellen und eine Umleitung, die uns genau dorthin führte. Wir hatten große Mühe, Katharina zu erklären, warum da halbnackte Frauen hinter Glasscheiben saßen und obszöne Bewegungen machten. Wir lernten das ja alles selbst erst kennen.

Ab Ende August war die Familie dann wieder vollständig im Amselweg versammelt. Helmut Kohl und Lothar de Maizière wurden anlässlich der Eröffnung eines Umschulungszentrums auf dem hallischen Marktplatz mit Tomaten und Eiern beworfen, und Kohl packte einen Eierwerfer am Kragen.

Albrecht begann in Halle mit einiger Skepsis und vielen Fragen sein Medizinstudium. Vier Wochen später schon erklärte er mit Drohgebärde, dass dieses Studium für ihn nicht in Frage käme, er müsste ständig lateinische Vokabeln auswendig lernen, das sei sinnlos und nichts für ihn. Er wolle jetzt die große weite Welt sehen und keine stinkenden Muskeln präparieren. Wir versuchten freundlich, ihn zu beruhigen und umzustimmen, aber zunächst ohne Erfolg. Dann bat ich ihn nachdrücklich, wenigstens das erste Studienjahr zu absolvieren und dann gemeinsam mit uns über den weiteren Weg nachzudenken. Gott sei Dank lenkte er ein und studierte schließlich mit zunehmendem Interesse und glänzenden Prüfungen bis zum Staatsexamen.

Inzwischen war der Zeitpunkt unserer großen, uns von Arnold und Doris Esch geschenkten Italienreise herangekommen. Wir flogen am 29. September 1990 von Frankfurt nach Rom über Zürich, Mailand, entlang der Küste mit Blick auf Korsika und wurden von Doris empfangen. Die folgenden Tage in Rom und schließlich auf der Insel Capri gehören zu den schönsten und aufregendsten, die wir erlebt haben. Man kann sich keine großartigeren Stadtführer durch die Ewige Stadt vorstellen, als zwei Mediavisten, die jeden Stein und jedes Bauwerk kennen: Spanische Treppe, Petersdom, sonntäglicher Segen des Papstes, protestantischer Friedhof mit den Gräbern von Semper und Goethes Sohn August, die Kirchen St. Sabina, St. Maria, das Capitol, die Katakomben des Heiligen Sebastian und natürlich das Forum Romanum und das Kolosseum. Am 3. Oktober waren wir anlässlich des großen Feiertags der Wiedervereinigung Deutschlands mit den beiden Eschs Gäste beim Empfang der Deutschen Botschaft und lernten die höchsten Politiker Italiens kennen, denn ebenso aufregend wie die einmaligen Zeugen der Vergangenheit war die gegenwärtige Geschichte. Gemeinsam mit Doris bereiteten wir den bevorstehenden Gottesdienst in der evangelischen Christusgemeinde in Rom anlässlich der Vereinigung der beiden deutschen Staaten vor und sprachen vom Altarraum aus die Dank- und Bittgebete als Vertreter Ostdeutschlands in Anwesenheit des deutschen Botschafters und feierten zusammen mit vielen Hundert deutschen Christen aus Rom und Umgebung das Abendmahl. Wir werden das nie vergessen.

Gleich im Anschluss an den Gottesdienst brachten uns die beiden zum Zug nach Neapel. Er war ziemlich überfüllt, außen zogen Gewitter auf, und wir liefen dann im strömenden Regen in Neapel vom Bahnhof zum Tragflügelboot, das uns über eine sehr bewegte See hinüber auf die Insel Capri brachte. Unser Quartier war leicht zu finden: Villa Helios in der Via Croce, allerdings blitzte und donnerte es fortwährend. Wir stapften durch unglaubliche Regengüsse bis zu einem vornehmen gusseisernen Tor und klingelten heftig in der Hoffnung auf eine trockene Unterkunft. Es dauerte eine Weile, dann tauchte ein riesiger schwarzer Schirm auf. Darunter befand sich eine katholische Nonne vom Orden der Grauen Schwestern der Heiligen Elisabeth, desselben Ordens, bei dem ich seit 1977 angestellt war. Wir wollten unseren Augen nicht trauen. Natürlich kannten die Nonnen auch fast alle unsere Schwestern von St. Barbara, einige von ihnen waren mehrfach zur Erholung hier gewesen. So war ich weit entfernt von Halle wieder unter katholischer Kontrolle, aber in einer liebenswerten Betreuung, wie man sie sich nicht besser wünschen kann. Wir wurden nach allen Regeln verwöhnt und bezogen das schönste Appartement in der Kuppel des Turmes dieser wunderschönen alten Villa. Von dort aus hatten wir einen einzigartigen Rundblick über die Insel.

Gleich am nächsten Morgen fuhren wir mit dem Bus vorbei an der Axel-Munthe-Villa hinunter zur Blauen Grotte. Da standen wir nun dem schmalen Zugang zur Grotte direkt gegenüber wie mein Vater vor über fünfzig Jahren und warteten auf das Spektakel. Aber die Boote fuhren nicht, weil ein kaum erkennbarer sanfter Wellengang zu gefährlich für die Einfahrt gewesen wäre. Nach langem vergeblichem Warten auf Windstille zogen die Fischer mit ihren kleinen Booten ab, wir fuhren mit einem Sessellift hinauf zum Monte Solera auf 590 m Höhe und hatten einen herrlichen Blick auf das gegenüberliegende Sorrent. Hier oben kamen wir ins Gespräch mit zwei irischen Ordensschwestern aus Gloster, die begeistert waren von der Wiedervereinigung Deutschlands und sich kaum beruhigen konnten. Neben ihnen stand ein Ehepaar aus der Nähe von Frankfurt am Main, das diese Begeisterung nicht nachvollziehen konnte. „Was wir in 40 Jahren harter Arbeit geschafft haben, das wollt Ihr in zwei Tagen haben ..." Wir gingen wortlos und liefen zur Villa des Tiberius auf der Hochebene von Santa Maria del Soccorso, einem der drei noch existierenden Häuser des Kaisers auf Capri. Mittag aßen wir bei Eduardo, dem wir beim Kochen der Tintenfische zuschauten. Nur mit Mühe konnten wir seine Einladung zum Genuss der unheimlichen Tiere abwehren, dann badeten wir in der Marina Piccola.

Wir fuhren am nächsten Tag wieder mit dem kleinen Bus auf abenteuerlichen Serpentinen zur Grotto Azzuro, diesmal gelang das Unternehmen. Zunächst schauten wir dem einzigartigen Spektakel zu, wie kreischende Frauen von den Ausflugsschiffen über Strickleitern hinunter in die Ruderboote kletterten und sich bei der schmalen Einfahrt auf Kommando flach hinlegen mussten, um unverletzt in die Grotte zu gelangen. Wir waren so fasziniert, dass wir beinahe die letzte Einfahrt verpasst hätten. Aber dann trieb der Bootsführer mit kräftigem Ruderschlag das Boot in diese einzigartige Höhle, wo das gebrochene Licht wirklich so blau zu erleben und schwer zu beschreiben ist. Die Insel ist in ihrer Schönheit – abgesehen von den täglich wiederkehrenden Touristenströmen, die aber glücklicherweise große Teile der Insel nicht erreichen – kaum zu überbieten. Diese Tage und Nächte waren wie ein Märchen aus Tausendundeiner Nacht.

Aber der Preis dafür war hoch, beinahe zu hoch. Nach der Rückkehr nach Rom zu den Eschs in die Via della Lungara flogen wir wieder heimwärts nach Frankfurt. Eng zusammengepfercht, konnten wir uns in der bis auf den letzten Platz besetzten Maschine kaum rühren, für Medi war das Fliegen neu und irgendwie unheimlich. In Halle klagte sie über zunehmende Rückenschmerzen, die über das Becken bis in die Waden ausstrahlten und nicht zu erklären waren. Als dann das linke Bein zunehmend anschwoll und die Schmerzen in der Wade noch zunahmen, rief ich den befreundeten Gefäßchirurgen an, der damals in Dölau und später an unserem Elisabeth-Krankenhaus arbeitete. Er kam sofort, schaute sich das Bein an und vermutete einen Venenverschluss. Am nächsten Tag brachte ich Medi in unser Elisabeth-Krankenhaus zur röntgenologischen Gefäßdarstellung. Der Radiologe machte ein bedenkliches Gesicht und stellte die Diagnose: vollständiger Beckenvenenverschluss links. Er riet zur sofortigen stationären Aufnahme auf der Intensivstation. Die internistischen Kollegen waren der Meinung, dass die Möglichkeit einer operativen Thromboseentfernung wegen der zu langen Anamnese nicht mehr besteht. Sie schlugen die konservative Thrombolyse vor, die allerdings nur wenig Hoffnung auf Erfolg versprach. Mir war klar, was ein bleibender Beckenvenenverschluss für das linke Bein bedeutete und ich versuchte, den mir gut bekannten Gefäßchirurgen Dr. Bl. von der Universitätschirurgie für den Versuch einer operativen Freilegung zu gewinnen. Er zögerte lange, wusste um die Gefahren eines Abrisses des ausgedehnten Gerinnsels beim Versuch der Entfernung, stimmte aber schließlich zu. So wurde Medi noch am gleichen Nachmittag trotz Protestes eines Anästhesisten, der eigentlich Dienstschluss hatte, erfolgreich operiert.

In diese aufregenden Wochen fielen mehrere besondere Ereignisse. Weil mich alle Oberärzte bis Ende 1989 gen Westen verlassen hatten und durch die politische Wende und den Neuaufbau der Ärztekammer die nebenberufliche Tätigkeit immer umfangreicher wurde, war die klinische Arbeit als Chef einer vergleichsweise großen Abteilung kaum noch zu schaffen. Eine Besserung der Situation war durch die sich nun fortsetzende Abwanderung von Ärzten nach dem goldenen Westen nicht zu erwarten. Da entschloss sich mein Freund Beat Kehrer, ein erfahrener und glänzend ausgebildeter Oberarzt aus Bern, dem damaligen Mekka der Kinderchirurgie, seine Klinik nach Auseinandersetzungen mit dem arroganten Nachfolger seines Chefs zu verlassen und mir in der Funktion eines Oberarztes in dieser schwierigen Situation für einen Hungerlohn zu helfen – das Gehalt entsprach dem Salär einer Schwesternschülerin in der Schweiz. Das war für mich und unsere Klinik ein außerordentlicher Glücksfall und für ihn das Erlebnis einer nachrevolutionären Zeit mit all ihren Wirren, Veränderungen und Neugestaltungen.

Er zog in ein Schwesternzimmer des St. Elisabeth-Krankenhauses, war oft bei uns und fuhr mit seinem geliebten Saab alle acht Wochen für einige Tage nach Bern zu Elsbeth, die ihn ein Jahr lang entbehren musste. Es dürfte damals wohl ziemlich einmalig gewesen sein, dass einer gegen die Flussrichtung und für ein mieses Gehalt den Weg vom Westen in den Osten nahm, geschweige denn aus der Schweiz in Deutschlands „wilden Osten".

Unmittelbar nach seiner Ankunft Anfang November 1990 – Medi war am selben Tag aus der Klinik entlassen worden – traf auch Michael Gauderer aus Cleveland, der bekannte Kinderchirurg und Erfinder der PEG-Sonde, bei uns ein. Er wollte vier bis sechs Wochen bleiben, um die Sonografie zu erlernen und zog mit Sack und Pack bei uns im Kellergeschoss ein. So war die Dreierbande wieder vereint wie schon drei Jahre zuvor in Amerika. Auch Michael war fasziniert von den täglichen Veränderungen in jener Zeit. Er hatte diesen Termin gewählt, weil er zu einem Vortrag auf dem Deutschen Kinderchirurgenkongress in Leipzig eingeladen worden war. Er fuhr mit Beat und meinem Bruder Siegfried am 19. November für zwei Tage nach Leipzig. Sein gesamtes Gepäck einschließlich der umfangreichen und kostspieligen Fotoausrüstung blieben im Amsel-Keller. Als ich mit Katharina am nächsten Morgen die Treppe aus dem ersten Stock hinunterstieg, waren wir geschockt. Die massive Holztür, die vom Erdgeschossflur hinunter in den Keller führte, war aus ihrer Türfüllung gedrückt und hatte sich schräg verkeilt. Alles lag voller herausgebrochenem Putz, man konnte die Tür nicht mehr ohne Gewalt öffnen, aber die Wohnzimmer waren unversehrt geblieben. Offenbar hatten es die Einbrecher nicht geschafft, ohne größeren Lärm die Tür auszuheben. Nachdem wir sie einen Spaltbreit geöffnet hatten, stiegen wir die Kellertreppe hinunter und sahen die Bescherung. Michaels Kellerzimmer war durchwühlt, alle Geschenke, die er schon für seine Familie erworben hatte, die gesamte Fotoausrüstung von Canon und viele private Gegenstände fehlten. Aber wie waren der oder die Diebe eingedrungen? Es fehlte jede Spur von Gewaltanwendung: Waschhaus und äußere Garagentür waren verschlossen und unversehrt.

Ich erinnerte mich an ein Ereignis aus dem Jahr 1988. An einem Freitag vor zwei Jahren wollten wir wie immer ins Gewandhaus-Konzert nach Leipzig fahren. Ich hatte vorher vergeblich nach dem Abonnement gesucht, das in einem von zwölf kleinen Schubfächern meines Biedermeier-Sekretärs an immer der gleichen Stelle aufbewahrt wurde. Dort lagen ganz andere Unterlagen, die eigentlich in ein Fach gegenüber gehörten. Alles war fein säuberlich eingelegt, aber an anderer Stelle als seit Jahren üblich. Wir konnten uns das nicht erklären: Jemand musste etwas gesucht haben. Aber wer sollte das sein? Geld, Schmuck und wertvolle Gegenstände waren unberührt und Einbruchsspuren nicht vorhanden. Erst Jahre später, als ich am 23. März 1992 in der Gauck-Behörde am Gimritzer Damm, der früheren Stasi-Zentrale, meine umfangreichen Akten einsehen durfte, fiel eine detaillierte Bauzeichnung unseres Hauses im Amselweg heraus mit Bleistiftpfeilen und Unterstreichungen. Mit großer Wahrscheinlichkeit hatte man 1988 eine oder mehrfache Hausdurchsuchungen mittels Nachschlüsseln vorgenommen, um belastendes Material, Briefe und Aufzeichnungen sicherzustellen, ohne dass wir davon etwas bemerkt hatten außer diesen merkwürdigen Flüchtigkeitsfehlern beim Rücksortieren.

Ich erinnere mich auch, wie wir damals sehr verwundert waren, dass wir am gleichen Tag gegen Mittag alle fünf zu gleicher Zeit gebunden waren, ich bei einer spontan einberufenen Besprechung bei IM Rechner wegen irgendwelcher unwichtigen Mitteilungen, Medi in der Leopoldina war zu dieser Zeit allein und konnte die Bibliothek nicht verlassen, und die Kinder waren in der Schule. So konnten die Genossen auch nicht unvorhergesehen überrascht werden. Wir erinnerten uns nun zwar an diese vermutete Stasi-Aktion, konnten uns damals aber noch keinen Reim darauf machen. Erst als die Akten offenlagen, war klar, dass man sich 1988 Zugang zu unserem Haus verschafft hatte. Wie denn aber jetzt im Herbst 1990? Wir wissen es nicht: Entweder gab es noch Restaktionen mit dem vorhandenen Nachschlüssel gegen einen Ami mit Fotoausrüstung oder es war krimineller Diebstahl. Es ist schwer vorstellbar, dass es im Herbst 1990 noch gezielte Aktionen der Staatssicherheit gab. Wir werden es wohl nie erfahren. Natürlich holten wir sofort die Polizei. Sie war sehr verwundert über den Diebstahl ohne Einbruch. Schließlich wurde noch ein Hund eingesetzt, aber der führte die Polizei nur bis zum Parkplatz, dort verlor sich die Spur.

Michael war entsetzt, das war eine Reality-Show, die er so noch nicht erlebt hatte. Für uns war es höchst deprimierend, dass sein Besuch in Halle so aufregend begann, es war ein beklemmendes Gefühl, zu wissen, dass wir nicht mehr gesichert und im Grunde schutzlos sind. Aber Schlossermeister Rauch konnte helfen: Er verfügte jetzt über westliche Scherengitter und Eisenstäbe und sicherte ringsum alle Kellerfenster und Türen mit dicken Gittern. Da konnte bis zum heutigen Tag keiner mehr eindringen. Michael ließ sich nichts anmerken, er war fröhlich und gelassen, arbeitete vier Wochen unermüdlich in der Klinik mit und erlernte die Grundlagen der Sonografie. Es war für ihn vor allem wegen der täglichen politischen Ereignisse eine unglaublich interessante Zeit. Nur konnte er nicht mehr alles mit seinen teuren Apparaten aufnehmen, sondern musste sich mit meiner alten Exa begnügen.

Ein schlimmer Verdacht

In diese aufregenden Wochen hinein fiel ein weiteres Ereignis. Irgendwann im November 1990 rief mich mittags nach dem OP-Programm unsere Pastorin an: „Wir haben gestern Abend in der Gemeinde in großer Runde Geburtstag gefeiert und da fiel Dein Name. Es ging uns um die Sicherung der Stasi-Akten und um die Spitzel in den Kirchgemeinden und Frau U. fragte plötzlich unvermittelt: Was machen wir denn nun mit den Stasi-Spitzeln in unserer Gemeinde, z. B. mit Dr. Hofmann. Alle waren erschrocken, keiner gab eine Antwort, es war dann gar nicht mehr lustig an diesem Abend. Was sagst Du dazu?"

Ich war sprachlos und schockiert. Wie sollte ich damals – lange vor der Möglichkeit der Akteneinsicht, lange bevor man wusste, was ein IM ist und wie perfide dieses Überwachungssystem organisiert war – meine Unschuld beweisen? Und wer sollte mir glauben, einem, der ständig zu Kongressen in den Westen gefahren war und im staatlichen Bezirkskomitee der IPPNW den Spagat zwischen den christlichen Ärzten und den abgeordneten Genossen versucht hatte? Sofort waren die zur Stelle, die sich schon immer gewundert hatten, „was der alles durfte" und mich hinter vorgehaltener Hand verdächtigten.

Ich bat die Pastorin am Telefon, wenn möglich gleich zu mir in die Klinik nur wenige hundert Meter von der Lutherkirche entfernt zu kommen, damit wir alles beraten könnten. Sie kam sofort, beruhigte mich und versicherte mir, dass sie kein Wort glaubte und alles entweder eine böswillige Attacke oder ein Missverständnis sein müsse. Ich bat sie, mit Frau U. zu sprechen und ihr meine Bitte vorzutragen, dass wir uns möglichst bald im Amselweg treffen könnten, denn Medi war nach der Operation noch nicht in der Lage, unser Haus zu verlassen. Sie kam auch wirklich schon am nächsten Tag, war freundlich, aber unzugänglich und teilte uns mit, sie wisse ganz sicher von meiner Verbindung zur Staatssicherheit, sie habe das nicht für möglich gehalten, aber nun sei es so und wir müssten damit leben. All meine Beteuerungen, Argumente, Hinweise auf die Schwierigkeiten, die ich schon seit der Studentengemeinde mit der Partei hatte, bis hin zu meinen Ämtern in der Kirche und meiner

Arbeit mit den christlichen Ärzten halfen nichts. Sie blieb ganz ruhig sitzen, unterstrich den Wahrheitsgehalt ihrer Informationen, wollte aber nichts von ihrem Wissen preisgeben, vor allem nicht die Quelle, aus der das kam. Dann ging sie, sich freundlich verabschiedend ...

Wir blieben fassungslos zurück, vor allem Medi wurde nicht fertig damit, konnte nächtelang nicht schlafen, war entsetzt und verbittert. Ich erinnere mich noch sehr genau an diese Stunde, sie ist tief eingebrannt in meinem Gedächtnis. Ich weiß auch noch, dass ich meiner Sache ganz sicher war und auch die feste Hoffnung hatte, alles würde sich aufklären. Damals existierte zwar schon die sogenannte Gauck-Behörde, sie war am 3. Oktober 1990, also vier Wochen zuvor, in Berlin gegründet worden. Die Stasi-Unterlagen-Behörden in den einzelnen Bezirken, auch in Halle, waren im Aufbau begriffen. Aber der Weg bis zum März 1992, als ich meine Akten einsehen konnte, war noch weit. Glücklicherweise haben sich damals Leute wie Helmut Kohl und Pfarrer Schorlemmer, die am liebsten sämtliche Stasi-Akten verbrannt hätten, nicht durchgesetzt.

Ende 1990 jedoch bestand noch keine Chance, meine Unschuld zu beweisen. Die Akten in Halle wurden Anfang 1990 durch den mutigen Einsatz vieler Mitglieder vom Neuen Forum und anderer Oppositioneller, darunter auch Pfarrer, vor der Vernichtung gerettet, einiges war schon sichtbar verbrannt worden, das hatte den Argwohn vieler Bürger geweckt. Sie konnten Schlimmeres verhüten. Nach diesem Erlebnis waren wir rat- und hilflos. Glücklicherweise war dieser Verdacht bei den meisten nicht auf fruchtbaren Boden gefallen, jedenfalls hat mich damals und auch in den folgenden Monaten niemand verdächtigt oder auf einen Verdacht angesprochen. Die Rechtfertigung kam für mich erst ein Jahr später im Zusammenhang mit der Evaluierung der akademischen Angestellten der Martin-Luther-Universität, speziell der Medizinischen Fakultät.

Evaluierung an der Martin-Luther-Universität und eigene „Evaluierung"

Die Evaluierung an einer Universität war ein einmaliger Vorgang in der deutschen Universitätsgeschichte, der bis heute in seiner Bedeutung, auch in seinen problematischen Entscheidungen, nur unzureichend analysiert und wissenschaftlich aufgearbeitet ist. Die Situation in den Fakultäten, besonders auch an der Medizinischen Fakultät, spitzten sich nach und nach derart zu, dass ein geregelter Vorlesungsbetrieb immer schwieriger wurde. Da standen ja noch bis auf die wenigen Ausnahmen, die Ende 1989 über Nacht verschwunden waren, die alten Genossen am Pult und taten so, als sei nichts weiter passiert, als hätten sie mit all dem nichts zu tun gehabt. Das aber ließen sich die Studenten nicht gefallen. Sie protestierten lautstark gegen bestimmte Dozenten und Professoren, schrieben Stasiverdächtigungen an die Wandtafel und ließen sich kaum noch disziplinieren. Das war gut so, es musste schnellstens eine Lösung gefunden werden.

Am 31. Juli 1991 wurde in Magdeburg das „Gesetz zur Erneuerung der Landeshochschulen in Sachsen-Anhalt (Hochschulerneuerungsgesetz)" verabschiedet. Darin waren besondere Maßnahmen zur Erneuerung des wissenschaftlichen Personals vorgegeben, das heißt, es sollten persönliche Eignung und fachliche Qualifikation bei jedem einzelnen Mitarbeiter überprüft werden. Für die Überprüfung der persönlichen Eignung im Hinblick auf das Verhalten in der DDR und die Mitschuld durch besondere politische Aktivitäten oder Mitarbeit bei der Staatssicherheit sollten Personalkommissionen (PK) gebildet werden, die bereits im Oktober 1991 mit ihrer Arbeit beginnen mussten. Die Zeit drängte. Die PK für die Geisteswissenschaften, die Naturwissenschaften und die Medizin setzten sich jeweils aus sieben ständigen Mitgliedern zusammen, von denen drei Vertreter des öffentlichen Lebens waren.

Aber wer sollte das sein, wen konnte man als unabhängige Person in diese Gremien berufen? In Halle kamen die Vorschläge vom sogenannten Runden Tisch, der ersten demokratischen Gruppierung, die einem Stadtrat vergleichbar war. Die Vorschläge wurden vom inzwischen existierenden Ministerium für Wissenschaft und Forschung übernommen. Ich erhielt als eines der sieben ständigen Mitglieder als Vertreter des öffentlichen Lebens am 16. Oktober 1991 meine Ernennungsurkunde von Minister Prof. Dr. Frick persönlich. Ich fühlte mich geehrt, hatte aber keine Ahnung, was da an persönlichen Erlebnissen und schweren, nicht selten problematischen Entscheidungen auf mich zukam. Neben mir saßen mein Freund und Mitbegründer der Ärztekammer Dr. K., Chef der Frauenklinik in Merseburg, und Dr. B. vom Archiv von der Leopoldina. Die restlichen vier kamen aus der Universität und waren unbelastete Hochschullehrer.

Es war unsere Aufgabe, in den kommenden Wochen und Monaten nach und nach alle Akademiker der Medizinischen Fakultät und darüber hinaus alle Leitenden Ärzte der umliegenden Lehrkrankenhäuser persönlich anzuhören und über ihre Weiterbeschäftigung in geheimer Abstimmung zu entscheiden. Das betraf ca. 1000 von 4000 Mitarbeitern der Medizinischen Fakultät. Dabei sollte überprüft werden, ob die betreffende Person „gegen die Grundsätze der Menschlichkeit und Rechtsstaatlichkeit verstoßen hat oder ihnen die persönliche Eignung fehlt". Vom Verstoß gegen die Grundsätze der Menschlichkeit und Rechtsstaatlichkeit ist auszugehen bei einer hauptamtlichen Tätigkeit für das MfS, einer Tätigkeit als inoffizieller Mitarbeiter (IM), der Denunziation anderer beim MfS oder bei der Mitwirkung an Kündigungen aus politischen Gründen. Die mangelnde persönliche Eignung ergab sich bei langjähriger hauptamtlicher Tätigkeit im Apparat der SED, der FDJ oder der Blockparteien, bei exponierter Mitarbeit auf Leitungsebenen der SED. Die Eignung ist nicht gegeben bei aktiver Beteiligung an disziplinarischen Maßnahmen gegen Studenten aus politischen Gründen oder gegen religiös gebundene Studenten oder bei der Mitwirkung an kaderpolitischen Entscheidungen zum Nachteil von Mitarbeitern. Es ging letztlich darum, dass künftig solche belasteten Kollegen nichts mehr mit der Ausbildung und Erziehung von Studenten zu tun haben sollten. Es ging also nicht um ein Berufsverbot.

Grundlage für die Anhörung waren die bereits vorliegenden sogenannten Kaderakten, ausführliche biografische Berichte, Unterlagen der Gauck-Behörde, SED-Akten, Berufungsakten, Zeugenaussagen usw. Im Ergebnis der Anhörung wurde dem Ministerium eine Empfehlung (juristisch: „widerlegliche Vermutung") vorgelegt, die mit wenigen Ausnahmen dann auch die Entscheidung des Ministers herbeiführte. Allmählich wurde uns klar, was auf uns zukam, aber in dieser aufregenden Zeit wollten wir unseren Beitrag zur Hochschulerneuerung einbringen und die Verantwortung dafür übernehmen. Es war von vornherein klar, dass zunächst einmal die sieben Mitglieder der PK selbst evaluiert, d. h. in der Gauck-Behörde überprüft werden mussten. Lange bevor diese Behörde für jeden Bürger frei zugänglich war und Anträge auf Akteneinsicht gestellt werden konnten, hatten wir nun bereits Anfang 1992 die Möglichkeit dazu. Ein freundlicher, älterer Herr führte mich in den Leseraum und bot mir seine Hilfe an: „Sie werden sicher erschrecken über das, was Sie hier lesen werden ..."

Damals war erst der Anfang gemacht worden in der Zusammenstellung der Akten, es gab noch keine Zusammenarbeit mit anderen Regionen, die Klarnamen der IM waren noch nicht entziffert und ich musste überhaupt erst einmal lernen: Was ist ein IM, eine OPK, ein OV, was soll ein IMS, ein IMB und ein IMV sein, was eine konspirative Wohnung, und was bedeutet Hauptabteilung VIII oder XX? Als ich den dicken Aktenordner aufschlug, fielen mir fünf lange, zusammengefaltete, schmale Bilderstreifen entgegen, auf denen von Medi, mir und den drei Kindern jeweils etwa dreißig Passbilder untereinander abgeheftet waren. Auf meinen ratlosen Gesichtsausdruck hin sagte der freundliche Herr: „Das sind die Passbilder von der Abteilung Meldewesen, da hat sich immer der abgeordnete Spitzel von der jeweiligen Person ein Bild abgeschnitten, damit er nicht die falsche Person überwacht."

Die Akte begann mit dem Übersichtsbogen zur operativen Personenkontrolle der Person Volker Hofmann mit dem Bearbeitungsnamen „Autor", angelegt im Februar 1988 von Major Zippel mit der Begründung: „Dr. H. machte sich zum Fürsprecher des negativ feindlichen Arbeitskreises ‚Christliche Mediziner in sozialer Verantwortung' und lässt sich für die Strategie dieses Personenkreises missbrauchen. Er stellte unberechtigt Kontakte zur USA-Sektion der IPPNW her. Zielstellung: Aufklärung der Pläne und Absichten des H., des Charakters der Verbindungen der OPK-Person zur IPPNW-Sektion der USA und Einschränkung des Wirkungskreises im Rahmen der IPPNW und als Reisekader NSW. Eingesetzte IM/GMS:

IMB ‚Rechner', IMS ‚Hubert Blaschke', IMS ‚Blume', IM ‚Harry', IM ‚Praxis', IM ‚Station'." Darauf folgten eine ausführliche Begründung zur „Aufklärung des Persönlichkeitsbildes", eine detaillierte, dreißig Seiten lange Beschreibung der Familienmitglieder mit den einzelnen Kapiteln: politische Haltung, Persönlichkeitsbild, operativer Sachverhalt, Leumund, Hobbys, Interessen, auffällige Lebensgewohnheiten, Kirchenbesuche, Vermögens- und Einkommensverhältnisse, finanzielle Unterstützung aus der BRD und Entwicklungsweg der anderen Familienmitglieder: „Die Ehefrau ist in ihrer gesamten Art etwas eigenartig. Sie kleidet sich etwas unmodern. Die Auskunftspersonen vermuten, dass hier die kirchliche Erziehung eine gewisse Rolle mitspielt, wonach die Gleichberechtigung von Mann und Frau nicht jenen Stellenwert hat, der unseren gesellschaftlichen Normen entspricht [...] Die Meinung der dort Wohnenden ist unterschiedlich, die meisten finden sie aber nett [...]".

Darauf folgen Abschnitte über Kontakthäufigkeit mit BRD-Bürgern, welche PKW-Typen werden gefahren bzw. in welchen Abständen werden neue erworben, wer betreut bei Urlaubsreisen den Haushalt. Urlaubsorte? Jahreszeit? Wie ist die familiäre Situation einzuschätzen, gibt es Spannungen? Wer ist der dominierende Faktor („den dominierenden Einfluss übt der Ermittelte aus, vergleiche bitte Charaktereigenschaften der Ehefrau. Die Angehörigen ordnen sich größtenteils unter [...]"). Intensität der NSW-Verbindungen? Verbindungen im Wohngebiet usw.

Der „operative Sachverhalt" beschreibt ausführlich die feindlich negative Haltung des Ermittelten und kommt zu dem Schluss: „Aufgrund der vorliegenden Erkenntnisse über die Aktivitäten des Dr. H. macht sich eine Bearbeitung der Person in einer OPK [operativen Personenkontrolle] erforderlich. Zielstellung: Aufklärung des Charakters der Verbindungen der OPK-Person zur USA. Aufklärung seiner Pläne und Absichten und Verhinderung der Aktivitäten als Akteur für die Strategie des feindlich negativen AK – Christliche Mediziner, Klärung der Frage ‚wer ist wer' und Prüfung der Herauslösung als Reisekader NSW. Und schließlich die erforderlichen Maßnahmen: Einsatz des IMB [IM mit Feindberührung] ‚Rechner' und des IMS [S für Sicherheit, niedrigster IM in der Rangfolge] ‚Hubert Blaschke' zur Realisierung der Zielstellung, koordinierter weiterer IM-Einsatz [es folgen später weitere vier Spitzel] im Rahmen der Überwachung der ‚Christlichen Mediziner' bei der HA XX und fahndungsmäßige Sicherung bei Ein- und Ausreisen in das NSW" und so weiter bis Punkt 10, dazu die monatlichen Berichtstermine und die Festlegung der jeweils dafür verantwortlichen hauptamtlichen Stasi-Offiziere (Major Zippel, Leutnant Seltzer, Oberfeldwebel Krüger, Hauptmann Laue, Oberstleutnant Thomas, später Postüberwachung Generalmajor Damm, Berlin). Das alles erfolgte in der Abteilung XX der BV (Bezirksverwaltung) Halle. Beim Durchblättern der 400 Seiten, auf denen immer wieder belanglose Erkenntnisse seitenlang beschrieben werden, fiel aber ein detaillierter Grundriss und Bauplan unseres Hauses im Amselweg mit Garten und äußeren Zugängen heraus und dazwischen geheftet die persönlichen Aussagen der IMS als Tonbandabschrift, Mitschrift von Vieraugengesprächen, die nicht weiterverwendet werden sollten, dazu handschriftliche Berichte ...

Aber wer waren diese seltsamen Figuren „Rechner", „Hubert Blaschke", „Blume" und „Harry"? Die Klarnamen waren damals noch nicht vollständig erfasst, aber in der Lochkartei im Keller fand sich die Erklärung für zwei von ihnen: „Rechner" war der katholische Verwaltungsleiter des St. Barbara-Krankenhauses und „Hubert Blaschke" mein gynäkologischer Kollege. Später konnten auch noch schrittweise die anderen enttarnt werden: „Blume" war ein Kinderarzt der Universitätsklinik, der besonders ausführlich über jedes Treffen der „Christlichen Mediziner" berichtete und sich schamlos das Vertrauen der Kollegen erschlichen hatte. Allerdings war ihm das nie ganz gelungen, der Verdacht der Judas-Berichte schwebte immer über ihm, und er war der Einzige, bei dem sich unser Verdacht dann auch bestätigte.

Ein schwerer Schlag für mich war die Enttarnung unseres Verwaltungsleiters, mit dem ich über die Jahre ein gutes, sehr offenes und gelegentlich fast freundschaftliches Verhältnis hatte. Er fragte auch interessiert nach meinen Aktionen, wenn wir uns trafen, nach beabsichtigten Vorträgen, nach den geheimen, in wechselnden Privatwohnungen stattfindenden Treffen der „Christlichen Mediziner" und ich berichtete ihm naiv und vertrauensvoll viele Details. Das betraf vor allem meine Vorträge in den Schulen unserer Kinder, die ich ordnungsgemäß als Vertreter des Bezirkskomitees, dem mit Genossen gespickten staatlich gelenkten Apparat der IPPNW, dem ich aber als „christlicher Vertreter" angehörte, anmeldete und zunächst auch mehrfach bei Elternabenden und Lehrerversammlungen halten konnte, bis dies plötzlich nicht mehr möglich war. Mit unterschiedlichen Ausreden wurden diese Abende verhindert. Jetzt wurde mir klar, wer den Genossen die Termine der oft kurzfristig angesetzten und vom Thema her nicht bekannten Vorträge sofort mitteilte, damit sie dagegen einschreiten konnten. „Rechner" war schon Verwaltungsleiter, als ich 1977 in der Klinik begann. Er war Vorsitzender des Gemeindekirchenrates der größten katholischen Gemeinde in Halle und des oppositionellen Aktionskreises Halle, der aus der katholischen Studentengemeinde hervorgegangen war. Niemals hätte ich es für möglich gehalten, dass er uns verraten würde.

Was sollte ich tun? In meiner äußersten Erregung fuhr ich sofort zu Dr. Willms, dem Verwaltungsdirektor unserer Krankenhäuser. Obwohl er beinah rund um die Uhr beschäftigt war und für private Anliegen nur nach vorheriger Anmeldung zur Verfügung stand, ließ er alles liegen und wir setzten uns in sein Dienstzimmer, für viele Stunden ungestört und für keinen erreichbar. Er konnte es zunächst nicht glauben, aber ich hatte mir in der Eile einige wichtige Kopien machen lassen, die eindeutig waren, sodass kein Zweifel mehr bestand. Wir saßen bis gegen Mitternacht beisammen und versuchten, dieses Ereignis im großen dienstlichen und vor allem auch im ganz persönlichen Bereich einzuordnen. Uns war klar, dass diese Enttarnung zunächst unter uns bleiben musste, bis der richtige weitere Weg gefunden war.

Dann fuhr ich nach Hause. Es folgte eine durchwachte Nacht mit unendlich vielen Fragen, Zweifeln und traurigen Erkenntnissen. Nun konnten wir uns vieles erklären. Auch die in unserer Abwesenheit erfolgten und von uns vermuteten Hausdurchsuchungen. In den später geschriebenen Büchern über das Ministerium für Staatssicherheit findet man ausführliche Berichte über die Methoden zur operativen Personenkontrolle: „Erforderlichenfalls wurde die Post überwacht, das Telefon abgehört und häufig kam es auch zur Durchsuchung der Wohnung des Betroffenen. Dazu wurden umfangreiche Vorkehrungen getroffen, Familienangehörige konnten für die

Zeit der Durchsuchung besondere berufliche Aufträge erhalten [das war bei mir problemlos, man kannte über ‚Rechner' das Operationsprogramm] oder zu einer staatlichen oder dienstlichen Stelle vorgeladen werden, um ein Zusammentreffen im Haus zu vermeiden [...]“.

Normalerweise mündete die OPK nach Monaten oder Jahren in einen operativen Vorgang (OV) und damit in den Bereich strafrechtlicher Verfolgung mit all ihren Konsequenzen, wenn genug belastendes Material beisammen war. Ich hatte das Glück, dass die Materialien noch nicht ausreichten und der stürmische, aber friedliche Herbst 1989 dazwischenkam. So war ich erschüttert und gerechtfertigt zugleich. Endlich konnte ich meine „Unschuld“ beweisen. Medi atmete auf, denn alles hatte ihr schwer auf der Seele gelegen, vor allem, dass die Vorwürfe aus dem Bereich unserer christlichen Gemeinde gekommen waren und wir uns nicht hatten verteidigen können. In dieser Situation kam uns ein weiterer Vorgang entgegen, der in Halle für unglaubliche Aufregung sorgte und zu dem es nichts Vergleichbares in einer anderen Stadt gab.

Das Neue Forum hatte bereits bei der Besetzung und Auflösung der Stasi-Zentrale am Gimritzer Damm insgeheim Listen mit IM-Spitzeln und dazu gehörenden Klarnamen angelegt. Jetzt war die Zeit gekommen, Klartext zu reden, die Informanten beim Namen zu nennen und falsche Verdächtigungen zu verhindern. Sie hatten das Material der BILD-Zeitung übergeben, die offenbar sofort bereit war, die gesamte Liste nach und nach zu veröffentlichen. Das Alphabet wurde abgearbeitet, von A angefangen, erschien jeden Tag ein Buchstabe und füllte zwei große Zeitungsseiten mit kleingedruckten Familiennamen, Geburtsdatum, Personenkennzahl (PKZ), römischen Nummerierungen der Stasiabteilung, in der die Person tätig war (fast ausschließlich Abteilung VIII), dann folgte der vollständige Deckname und seine IM-Funktion (also IMB, IMS usw.), der Wohnort, häufig mit exakter Adresse, und schließlich stichwortartig mit Abkürzungen die Arbeitsstelle und seine Einsatzrichtung, also sein Zielauftrag. Jeden Morgen zitterten die Menschen, ob heute ihr Name oder der des Vaters oder der Mutter oder von Freunden und Bekannten, von Kollegen, von Vorgesetzten oder von ihnen verdächtigen Personen erscheinen würde. Jeder, der die Zeitung ergattert hatte, studierte täglich genauestens die Namensliste. Man kann sich vorstellen, was sich in vielen Familien abspielte, wenn die ahnungslose Ehefrau den Namen ihres Mannes und seine geheimnisvollen Aktivitäten entdeckte, wenn Kinder die Namen ihrer Eltern oder Eltern die ihrer Kinder oder jemand den Namen seines besten Freundes entzifferte. Als ich beim Buchstaben H angekommen war, blieb mein Herz stehen, als ich plötzlich las: „Hinninger, Klaus, 06.02.40, Abt. VIII – Deckname IMS 'Volker Hofmann', Rat des Bezirkes Halle, Stellvertretender Bezirksarzt, BKH Halle, Ärztlicher Direktor – Schlüsselposition." Das war nicht zu fassen: Da hatte der mir nur vom Namen her bekannte stellvertretende Bezirksarzt sich als Decknamen meinen vollen Vor- und Zunamen gewählt, und alle seine Spitzelberichte, Meldungen, Tonbandaufzeichnungen etc. mit meinem Namen unterzeichnet. Jetzt wurde mir sofort klar, warum ich von den ersten Bürgerrechtlern, die die Stasizentrale aufgelöst hatten, verdächtigt worden war. Sie hatten auf vielen Berichten aus dem ärztlichen Milieu – und das war eine ständig unter Beobachtung stehende Personengruppe – meinen vollen Namen gelesen zu einer Zeit, als noch nicht bekannt war, was ein IM ist, wofür man einen Decknamen brauchte usw.

Einige Jahre später hielt Joachim Gauck in einer Kirchgemeinde in Halle einen Vortrag. Ich habe ihn anschließend gefragt, ob ihm ein vergleichbarer Fall bekannt ist. Er konnte sich an keinen derartigen Missbrauch des vollen Namens einer im Umkreis lebenden Person oder eines Kollegen erinnern. Vielleicht hat es ähnliche Fälle gegeben, darüber wird man sicher noch etwas erfahren. Aus meinem späteren Umgang mit Stasi-Akten weiß ich, dass sie sich eher unverdächtige oder ehrenhafte Namen aussuchten. Von „Harry", „Ernst", „Lektor" oder „Falke", „Salamander" bis „Peter Handke" und „Albert Schweitzer". Die Decknamen für die überwachten Personen waren weniger ehrenhaft, beispielsweise „Schlange" und „Kobra" für die beiden Kolleginnen des St. Elisabeth-Krankenhauses, „Viper" für Dr. Nattermann usw. Es ist zu vermuten, dass Dr. Hinninger die Vernichtung seiner Akten zugesichert worden war, sodass niemals seine eigentliche Identität erfasst und entziffert werden könnte und lediglich der Deckname unter seinen Spitzelberichten übrigbliebe. Wie infam!

Am Tag der Veröffentlichung seines Namens, immerhin fast drei Jahre nach dem Herbst 1989, war er tatsächlich noch Ärztlicher

Direktor des Bezirkskrankenhauses Halle-Dölau und hatte alle Unterschriften geleistet, um zu versichern, dass er nie Kontakte zur Staatssicherheit hatte. Ich rief noch am gleichen Tag in Dölau an, dort war alles bereits bekannt und die Aufregung groß. Er wurde sofort von seiner Funktion entbunden und fristlos aus dem Krankenhaus entlassen. Ich habe nie persönlichen Kontakt zu ihm gesucht. Immer wieder bin ich danach gefragt worden, und viele haben es nicht verstanden. Aber ich bin nach wie vor der Meinung, dass es allein sein persönliches Problem ist, mit dem er leben muss und das ihn sicher bis zu seinem Ende nicht mehr loslassen wird. Wenn er sich offenbart und um Verzeihung gebeten hätte, ich hätte sie ihm gewiss nicht versagt. Aber leider enden die meisten dieser menschlichen Verfehlungen ohne Aussprache, ohne Reue und ohne Verzeihen. Im Gegenteil: Ich habe in späteren Befragungen von Stasi-Spitzeln aus den Reihen der Ärzteschaft alle denkbaren Ausreden gehört, von vollständiger Amnesie bis zum hartnäckigen Leugnen. Letztendlich konnte alles nur durch das Vorlegen der persönlich unterschriebenen Berichte zum Entsetzen der Betreffenden abgeschlossen werden, ohne dass sie allerdings die ganze Erbärmlichkeit ihres Verhaltens erkannt hätten.

Zum Zeitpunkt der Evaluierung der Universität und der Arbeit der Personalkommission Ende 1991 existierten die Stasi-Listen noch nicht. Wir waren angewiesen auf gezielte, kurzfristig angeforderte und nur verzögert ermöglichte Auskünfte der Gauck-Behörde, die selbst gerade erst ihre Arbeit begonnen hatte. Das war eine schwierige Situation. Wir saßen anfangs fast täglich nach dem Dienst oft bis Mitternacht und hörten uns die Berichte jedes Einzelnen an, ehe wir den Verbleib an der Universität oder die Ablehnung empfehlen konnten. Es waren unendlich schwierige, belastende Gespräche, die anderthalb Jahre lang andauerten. Wir waren vom Minister und von den Staatssekretären mehrfach auf die absolute Geheimhaltung hingewiesen worden. Nichts von den sehr persönlichen Abwägungen jedes Einzelnen sollte bekannt werden, alles wurde versiegelt dem Staatssekretariat übergeben. Monate später hörten wir von heftigen öffentlichen Anklagen gegen die Mitglieder der Personalkommission bis hin zu Hakenkreuzschmierereien an den Dienstzimmern und anonymen Anrufen mit persönlicher Bedrohung.

Am 15. Juli 1992 teilte Minister Frick uns in einem offenen Brief mit, dass er bestürzt darüber sei, welche Diskriminierungen und Repressalien die Personen des öffentlichen Lebens, die an der Erneuerung der Hochschule beteiligt sind, erleiden müssen. Er stellte sich vor uns, sein Ministerium übernahm die volle Verantwortung für alle zu erwartenden Rechtsstreitigkeiten. Diese für uns prekäre Situation war entstanden, weil die Negativevaluierten die sofortige Einsicht in die Anhörungsakten verlangten, darin von bundesdeutschen Rechtsanwälten bestärkt wurden und dies letztlich auch erreichten. Hier erkannten wir das erste Mal sehr direkt, dass es in einer Demokratie beinah unmöglich ist, sich nachdrücklich und arbeitsrechtlich mit schwerem schuldhaftem Verhalten in der Diktatur auseinanderzusetzen.

Es zeigte sich immer wieder, dass selbst schwerwiegende Vergehen in der neuen demokratischen Rechtsordnung nicht geahndet werden konnten. Das war ein tiefer Schlag gegen unser engagiertes Handeln und veränderte nach und nach die Hoffnung auf eine wirkliche Hochschulerneuerung.

Dazu kam die Tatsache, dass wir zwar die belastende Evaluierung mit den negativen Empfehlungen zu verantworten hatten, aber überhaupt nicht beteiligt wurden am Prozess der Neubesetzung der frei gewordenen Ordinariate. Der lag ausschließlich in den Händen westlicher Ordinarien, die sicher so gut sie konnten entschieden haben, dabei aber diejenigen, die hier tapfer und unbelastet in der zweiten Reihe gestanden hatten, nicht berücksichtigten und stattdessen Kollegen aus den alten Bundesländern aus der zweiten und dritten Reihe einstellten.

Das ging in einigen Fällen gut, sogar sehr gut, oft aber auch völlig daneben. Wenn sie wirklich gut waren, nutzten sie Halle als Sprungbrett, wechselten nach kurzer Zeit auf eine besser besoldete und von den Arbeitsbedingungen her intakte Stelle zurück in den Westen. In dieser Zeit entstand auch der Begriff vom sogenannten Die-Do-Professor, das waren Kollegen, die sich nicht entschließen konnten, ihren Wohnort zu wechseln, sondern nur von Dienstag bis Donnerstag in ihrer Institution oder ihrer Klinik zugegen waren. Es gab natürlich Ausnahmen, die sich in bewundernswerter Weise mit den schwierigen Bedingungen im wilden Osten auseinandersetzten, hier ihren Wohnsitz nahmen, eine große Aufbauleistung vollbrachten und heute oft noch an gleicher Stelle tätig sind.

Trotz all dieser Probleme war die Arbeit der PK für die Hochschulerneuerung von eminenter Bedeutung. Die Aufgabe bestand in der politischen Evaluierung von 3892 Mitarbeitern des Bereichs Medizin Halle. Die Anhörungen verliefen fair und kollegial, jedenfalls diejenigen, über die ich berichten kann. Am 26. Juli 1993 konnten wir die Arbeit abschließen. Es ergab sich in Halle, dass von 450 Ordinarien 147 ihren Stuhl räumen mussten. Von den 300 Professoren und Dozenten schafften nur 80 den Sprung zum Professor neuen Rechts. Die anderen verblieben im Mittelbau. Für das Gesamtgebiet der neuen Bundesländer ergab sich, dass 40 Prozent der medizinischen Hochschullehrer Mitglieder der SED waren, doppelt so viele wie im Durchschnitt der DDR-Ärzte und wie zu erwarten 74 Prozent der Instituts- und Klinikdirektoren. Die Zahl der direkt gekündigten Hochschullehrer war relativ gering, viele waren aber durch Weggang der Kündigung zuvorgekommen. 80 Prozent der SED-Mitglieder verloren ihre Stellung.

In Magdeburg erfolgte die Evaluierung der medizinischen Akademie in ähnlicher Weise wie in Halle. Wir fielen aus allen Wolken, als uns mitgeteilt wurde, dass Prof. Brandstätter, der erste frei gewählte Ärztekammerpräsident unseres Landes, im Verdacht der Stasi-Mitarbeit stünde und bereits fristlos entlassen worden sei. Wir mussten eine schnelle Entscheidung treffen, denn ein belasteter Kammerpräsident wäre für den Neuaufbau unseres Gesundheitswesens die schlimmste Voraussetzung gewesen, die man sich denken konnte.

Die nächste Vorstandssitzung in Magdeburg und die erste Kammerversammlung standen vor der Tür. Ich musste sofort an meine eigenen Stasiverdächtigungen denken und wollte unbedingt versuchen, die Wahrheit herauszufinden. In meiner Not rief ich die Chefin der Gauck-Behörde in Halle an, die ich inzwischen durch unsere Arbeit in der Personalkommission kannte und die uns unbürokratisch und schnell bei Auskünften beraten hatte. Ich schilderte ihr das Problem. Sie versprach mir Hilfe und vereinbarte bereits für den nächsten Tag ein Treffen unter vier Augen mit der Leiterin der Behörde in Magdeburg, die das Anliegen sofort ahnte.

Sie empfing mich hilfsbereit, hatte die Unterlagen bereits herausgesucht und half mir bei der Beurteilung dieser schwierigen Zusammenhänge. Als Direktor des Instituts für Blutspende- und Transfusionswesen war er Ansprechpartner der sowjetischen Streitkräfte und der NVA im Zusammenhang mit geplanten umfassenden Manövern des Warschauer Paktes gewesen, hatte Blutkonserven und Blutersatz in ausreichender Menge bereitzuhalten und in diesem Zusammenhang Gespräche mit deutschen und sowjetischen Sicherheitsleuten führen müssen. So wurde er seit Jahren als IM geführt und ohne sein Wissen registriert. Als Vertreter der Staatssicherheit ihn darüber hinaus zu erweiterter Zusammenarbeit, einschließlich Berichten über Kollegen, verpflichten wollten, wies er ihnen die Tür und wurde, wie es in den Akten vermerkt war, sogar „handgreiflich". Daraufhin hatten die Stasi-Leute ihre Versuche zur Zusammenarbeit beendet. Das war also eher ein außerordentlich mutiges Verhalten, wie es damals selten gewesen ist. Ich machte mir detaillierte Notizen und fuhr beruhigt zurück.

In der folgenden Vorstandssitzung erklärte Professor Brandstätter die Umstände seiner Kündigung, wies alle Vorwürfe energisch zurück, war persönlich tief getroffen, auch vom Verhalten mancher Ordinarienkollegen und Freunde. Er legte sein Amt bis zur Klärung der Vorwürfe nieder. Ich meldete mich zu Wort und erklärte den Vorstandsmitgliedern, dass ich in Magdeburg sämtliche Akten der Stasi über Professor Brandstätter einsehen konnte. Daraus habe sich insbesondere im Zusammenhang mit der bisher unbekannten Akte II, der sogenannten Arbeits- oder Berichtsakte, unzweifelhaft ergeben, dass alle Kontakte dienstlicher Art und offiziell, d. h. immer in Gegenwart anderer, also niemals konspirativ, waren und von ihm alle Versuche, ihn anzuwerben, nachweislich mit aller Entschiedenheit abgelehnt worden sind. Es ist kein einziger schriftlicher Bericht in den Akten zu finden, keine Verpflichtungserklärung, der Deckname „Ritter" wurde ihm zugeordnet, die Zusammenarbeit mit ihm wegen „Perspektivlosigkeit" beendet. Prof. Brandstätter war sichtlich bewegt, die anwesenden Kollegen waren dankbar für die schnelle Klärung in einer komplizierten Situation. Alle Verdachtsmomente waren ausgeräumt, wir konnten gemeinsam das weitere Vorgehen beschließen. Unser Westjurist, zu dem wir volles Vertrauen hatten, legte den weiteren Weg aus juristischer Sicht fest. Wir beantragten sofort die offizielle Akteneinsicht ohne Einschränkung direkt bei Joachim Gauck in Berlin. Sie wurde uns bereits wenig später erteilt, alles konnte bestätigt werden und wir legten der Kammerversammlung den von mir verfassten Bericht des „Ausschusses Vergangenheitsbewältigung der Ärztekammer Sachsen-Anhalt" vor. Professor Brandstätter wurde in geheimer Abstimmung ohne Gegenstimmen wieder in sein Amt berufen.

Die traurige Kehrseite dieser Angelegenheit lieferte allerdings der damalige Wissenschaftsminister, der entgegen den vorliegenden Beweisen und im Widerspruch zum gesunden Menschenverstand die fristlose Kündigung nicht zurücknahm. Daraufhin erklärte Prof. Brandstätter, dass er nicht mehr an die Medizinische Akademie zurückkehren werde, ein schwerer Schlag für die Akademie angesichts seiner wissenschaftlichen Leistungen und seiner Reputation im In- und Ausland, aber vor allem ein Rückschlag bei der Beurteilung der Rechtmäßigkeit der Evaluierung insgesamt. Ich vermute, dass die damals getroffene widersinnige Entscheidung der Akademie Magdeburg nie korrigiert worden ist.

Dieser Fall und die zunehmende Zahl an Eingaben, Verdächtigungen und Anklagen machten es dringend erforderlich, im Bereich der Ärztekammer einen Ausschuss zu gründen, der sich mit den Problemen der DDR-Zeit beschäftigte. Bereits im Februar 1991, also fast ein Jahr vor Beginn der Evaluierung in Halle, wurde im Vorstand der Beschluss gefasst, alle Vorstandsmitglieder, alle Mitglieder der Kammerversammlung und alle für die Wahl der Fachkommissionen vorgeschlagenen Personen auf ihre Tätigkeit für das MfS zu überprüfen. Da das zu diesem Zeitpunkt noch nicht möglich war, wurden alle genannten Personen gebeten, sogenannte Ehrenerklärungen zu unterschreiben. Die Haltung der Ärzte zu dieser Problematik war sehr uneinheitlich. Es gab die große Gruppe der Gleichgültigen, die mit den besonderen Problemen ihrer Existenzgründung zeitlich und psychisch überfordert waren und keine freien Valenzen für diese wichtigen Auseinandersetzungen hatten. Daneben existierte die Gruppe der Harmoniebedürftigen, die bereit waren, bei guter Fachkompetenz alles zu vergessen, was gewesen war. Schließlich gab es die Unzufriedenen, die vor der Wende außerordentlich aktiv und mutig in ihrer Haltung waren, aber inzwischen resigniert hatten, weil sich Opfer und Täter im Gestrüpp der Bürokratie und der rechtsstaatlichen Verordnungen aus den Augen verloren hatten. Aber die nun einsetzende Akteneinsicht brachte zunehmendes Entsetzen über die Berichte. Darum wurde im April 1992 der Ausschuss „Vergangenheitsbewältigung" gegründet und ich zu seinem Vorsitzenden gewählt. Die Veröffentlichung der Stasi-Listen in Halle enthielt auch viele Namen von Ärzten. Insgesamt hatten sich im Bezirk Halle 82 Ärzte, fast ausschließlich männliche Kollegen, zur Mitarbeit verpflichtet. Das entsprach einem Anteil von ca. fünf Prozent der Ärzteschaft. Nach demokratischen Grundsätzen wurden viele der nun enttarnten Kollegen zu persönlichen Anhörungen vor den Ausschuss geladen. In den meisten Fällen ergab sich keine juristische Konsequenz, aber in diesen Einzelanhörungen sollte das Bewusstsein für die rechtlichen und ethischen Aspekte des Arztberufs auch in schwieriger Zeit geschärft werden. Allerdings musste eine von der Ärztekammer vorgenommene Aberkennung der Approbation nach einem Prozess vor dem Verwaltungsgericht wieder zurückgenommen werden. Der betreffende Kollege hatte der Stasi schriftliche Empfehlungen gegeben, wie sie in einer Operationspause die Hausschlüssel seines Oberarztes, dem er viel zu verdanken hatte, zum Abdruck entnehmen und unbemerkt wieder zurücklegen konnten. Er bestritt diese Tatsache auch gar nicht, dennoch sah das Gericht darin keine strafrechtliche Relevanz. So blieben all diese Gespräche in gut gemeinten Beratungen stecken, die bis auf wenige Fälle kaum zur Reue oder zum Schuldeingeständnis Anlass gaben.

Lediglich ein einziger, ehrlich betroffener Kollege entschuldigte sich schriftlich bei seinem Opfer: „Ich habe viel Schuld auf mich geladen, bereue tief und schäme mich wegen meiner Zusammenarbeit mit dem Staatssicherheitsdienst der DDR. Es ist mir ein tiefes Bedürfnis mich bei Ihnen für alles, was ich Ihnen angetan habe, vor allem für meine Berichterstattung, in aller Form zu entschuldigen. Am 22.04.1998 war ich zu einem klärenden Gespräch vor dem Ausschuss ‚Vergangenheitsbewältigung' geladen. Hier habe ich ohne zu zögern, schonungslos meine Zusammenarbeit mit dem Staatssicherheitsdienst eingestanden. Trotz vielen Nachdenkens konnte ich weder den Ausschussmitgliedern, noch kann ich heute Ihnen eine logische

Erklärung für mein schäbiges, schmutziges Handeln geben. Sehr geehrter Herr Dr. ... ich verneige mich voller Schuld vor Ihnen und bitte Sie, mir zu vergeben. Bisher hat mich meine persönliche Feigheit davon abgehalten, mich bei Ihnen zu entschuldigen, jetzt wäre ich für einen Termin dankbar um dies auch persönlich zu tun."

Und an unseren Ausschuss schrieb er: „[...] die Anhörung vor dem Ausschuss war mir eine große Hilfe, mein bisheriges Leben zu überdenken und meine Angst und persönliche Feigheit, mich der Vergangenheit zu stellen, zu überwinden [...]".

Doch eine solche Haltung war die absolute Ausnahme. Alle anderen bestritten vehement jede Mitarbeit, waren empört über unsere Verdächtigungen und lenkten erst betroffen und kleinlaut ein, wenn wir ihnen am Ende ihre Berichte vorlasen und ihre Unterschrift vorwiesen. Der ärztliche Kollege, der mit unzähligen uns vorliegenden detaillierten Berichten den Ärztekreis „Christliche Mediziner in sozialer Verantwortung" umfassend bespitzelt hatte, leugnete dies bis zur letzten Minute. Dann aber erklärte er uns, welche Hochachtung er vor diesen mutigen Leuten und ihren Ideen und Aktionen gehabt habe. Allerdings sei seine Überzeugung, der Staatssicherheit treu ergeben zu dienen, stärker gewesen – ein immer wieder erlebtes schizophrenes Verhalten. Auch von meinen Spitzeln ist kein einziger zu mir gekommen, um sein Verhalten zu erklären oder sich zu entschuldigen. Wir hörten in den folgenden Jahren, vor allem von westlichen Kirchenvertretern, immer wieder die Mahnung, diesen Leuten nun endlich ihre Schuld zu vergeben und einen Schlussstrich zu ziehen. Aber was sollte denn vergeben werden, wenn gar kein Schuldgefühl bestand, geschweige denn der Wunsch nach Vergebung? Je länger die DDR-Zeit zurücklag, desto seltener wurden die Anhörungen. 1999 stellte der Ausschuss seine Arbeit ein und wurde aufgelöst.

Parallel zu diesem Versuch der Aufarbeitung verlief auch meine sonstige Arbeit im Vorstand der Ärztekammer frustrierend. Von unseren Anfangsideen und den Vorstellungen von ehrlicher Kollegialität und fairem Miteinander war nur wenig übriggeblieben. Stattdessen hatte ein zunehmender Streit um Patienten, um Kompetenzen und letztlich ums Geld begonnen. Meine Hoffnung, dass es uns gelingen könnte, die im Westen so unselige Spaltung der Ärzteschaft in niedergelassene und angestellte Ärzte zu verhindern und eine

Kammer für alle Ärzte aufzubauen, war unerfüllt geblieben. Es gab nun eine eigene Verwaltung der Niedergelassenen, die „Kassenärztliche Vereinigung" (KV), die die Konfrontation zu den Klinikärzten vorantrieb.

So kam es schließlich dazu, dass ich Säuglinge und Kinder, die an komplizierten Fehlbildungen mit großem Aufwand operiert und behandelt worden waren, nicht mehr selbst nachbehandeln durfte. Immerhin hatten wir in Halle vor zehn Jahren einen Grundstein für die ärztliche Selbstverwaltung gelegt. Die ersten Jahre waren spannend und großartig in jeder Beziehung. Ich habe viel Zeit und viel Herzblut investiert. Das wichtigste Anliegen als Kinderchirurg hatte ich durchsetzen können: die Anerkennung unseres Fachgebietes als eigenen Facharzt für ganz Deutschland. Wir hatten diesen Facharzt in der DDR bereits Mitte der 60er-Jahre, im Westen gab es das nur als Subspezialisierung der allgemeinen Erwachsenenchirurgie. Ehe man Kinderchirurg werden konnte, mussten Hämorrhoiden und Krampfadern operiert werden, Dickdarmkarzinome und Gallensteine, alles operative Eingriffe, die ein Kinderchirurg nicht benötigt.

Aber um die seit Jahrzehnten existierende Ärzteordnung zu ändern, mussten wir versuchen, in die obersten Etagen der Bundesärztekammer, am besten direkt in den Weiterbildungsausschuss, vorzudringen und dort aktiv zu werden. Das war in den vergangenen Jahrzehnten in der alten Bundesrepublik keinem Kinderchirurgen und auch keinem Pädiater gelungen. Die Kinderheilkunde verfügte über keine Lobby. Sicher hing das auch damit zusammen, dass es unter der Würde der Ordinarien war, sich berufspolitisch zu engagieren. Sie hatten in ihrem Karriereplan ganz andere Dinge fixiert, sie kümmerten sich um ihre eigenen Dinge. Gemeinsam mit Winrich Mothes, der in Mecklenburg-Vorpommern Vizepräsident der Ärztekammer war, verfolgten wir von Anfang an dieses Ziel. Unsere Vorstellungen konnten wir nach heftigen Auseinandersetzungen mit den Allgemeinchirurgen und nur wenig Unterstützung durch die Kinderärzte beim 95. Ärztetag 1992 in Köln durchsetzen, also schon zwei Jahre nach der Wiedervereinigung. Der Facharzt für Kinderchirurgie wurde auch in den alten Bundesländern eingeführt. Das war wohl neben dem Ampelmännchen und dem grünen Rechtsabbiegepfeil fast das Einzige, was von der DDR übernommen wurde. Zehn

Jahre später kam dann eine neue Facharztordnung mit einem für alle gültigen Sockel in Allgemeinchirurgie und danach den Subspezialisierungen gleichberechtigt für alle chirurgischen Spezialdisziplinen. Der Grundstein für diese Anerkennung aber wurde damals gelegt. Die Aufbaujahre nach der Herbstrevolution waren auch noch in manch anderer Beziehung von großer Bedeutung für mich. Wir hatten als Kinderchirurgen und ich als einer der Begründer der pädiatrischen Sonografie schnell den Anschluss an die bundesdeutschen Fachgesellschaften gefunden. Das galt ganz besonders für die Aufnahme in die Deutsche Gesellschaft für Ultraschall in der Medizin (DEGUM), in der alle Fachdisziplinen vereint waren und die damals über 7000 Mitglieder hatte. Meine Arbeiten, Vorträge und Kurse waren im Westen bekannt. Ich wurde als Vertreter der DDR, dann als Vertreter der Neuen Bundesländer in den Vorstand der Pädiatrischen Sektion der DEGUM gewählt, der nur aus wenigen Personen bestand.

Zwischenspiel

Es ist Mittwoch, der 18. Dezember 2013, abends. Vor einer Woche war ich nach dreijähriger Pause zur Vorsorgeuntersuchung bei meinem Freund und Urologen. Medi bestand darauf, das müsse noch vor Weihnachten erledigt werden. So trottete ich brav, aber siegessicher hin, setzte mich neben zwei Pastoren, die ebenfalls zu dieser honorigen Sprechstunde gekommen waren, und wurde herzlich begrüßt. „Nein, alles bestens, die klinischen Werte alle in Ordnung. Nur im Ultraschall ein unklarer Befund, sieht aus wie eine Zyste, habe ich jeden Tag, das ist altersbedingt. Aber ich muss das abklären ..."

Erst wollte ich gegen das verordnete CT protestieren, aber er ließ nicht locker, schrieb eine Überweisung, alles sei in Ordnung, aber er möchte ganz sicher sein. CT bei einer Zyste, dachte ich, was soll das? Aber ich musste mich fügen. Nun sollte alles möglichst schnell gehen und noch vor Weihnachten geklärt werden. Am 18. Dezember ging ich mittags zum CT, entsetzlich waren das Gerumpel und der Kanonendonner in der Röhre, aber wenigstens dauerte es nicht so lange. Gleich danach folgte die Auswertung. Der Radiologe bat mich mit finsterer Miene in sein Zimmer, mir schwante nichts Gutes, aber die Bilder waren niederschmetternd.

Er hätte am liebsten geschwiegen, aber das war nicht mehr möglich. Die „Zyste" am unteren Nierenpol links entpuppte sich als gut abgegrenzter solider Tumor, der sich glücklicherweise nach extrarenal hin entwickelt hatte. Aber das war nicht das Problem, den hätte man problemlos resezieren können. Völlig unerwartet stellte sich ein zweiter, deutlich größerer Tumor im Bereich der rechten oberen Nierenhälfte dar. Also: Solider Nierentumor beiderseits, rechts von der Nebenniere nicht abgrenzbar, vom Bild her zweifelsfrei ein Nierenzellkarzinom beiderseits, allerdings im abdominalen CT kein Hinweis auf Metastasen.

Also doch eine Chance! Vielleicht gelingt eine Tumorresektion beiderseits unter Erhaltung von funktionierenden Nierenanteilen. Ein verwegener Gedanke, denn bis vor einigen Jahren bedeutete Nierenkarzinom immer Nephrektomie. Keine Metastasen? Das musste schnellstens geklärt werden. Lungen-CT, Schädel-MRT, zwei Tage später war alles erledigt: Soweit beurteilbar, keine Metastasen! Der Urologe hatte inzwischen einen Gesprächstermin bei unserem vielgefragten, ständig und überall aktiven urologischen Ordinarius erreichen können, und das wenige Tage vor Weihnachten. Ein unglaublicher Glücksumstand!

Am 20. Dezember 2013 morgens um 8 Uhr saßen wir vor dem Operationsprogramm zu dritt in seinem Chefzimmer. Ihm – dem Südtiroler von stattlicher Figur, der über München nach Halle gekommen war und auf mich menschlich großen Eindruck machte – vertraute ich. Er werde versuchen, in einer Sitzung von vorn her über einen langen Mittellinienschnitt beide Nieren zu erreichen, zunächst mit der schwierigeren Seite rechts beginnend, eine Heminephrektomie vornehmen und, wenn das gut geht, sofort danach die Heminephrektomie links anschließen. Alles sei machbar und die Prognose durchaus gut, wenn es gelingt. Das größte Problem sei der schnellstmögliche Zeitpunkt der Operation. Der Monat Januar war weitgehend ausgebucht, aber er habe beschlossen, seinen Weihnachtsurlaub, den er bei seiner Mutter in Bozen verbringen wolle, am Silvestertag zu unterbrechen, am Neujahrstag zurückzukehren nach Halle, um am 2. Januar die Operation durchzuführen.

Ich war sprachlos und zutiefst dankbar, das alles gab Anlass für neue Hoffnung. Glücklich fuhr ich in den Amselweg zurück und berichtete alles. Wir beschlossen, das Weihnachtsfest wie geplant mit den Kindern und Enkeln zu feiern, sie möglichst wenig spüren zu lassen von unserer Angst und voller Hoffnung am Jahreswechsel neu zu beginnen. Innerhalb weniger Stunden war mit der schrecklichen Diagnose alles auf den Kopf gestellt worden. Es wurde ein stiller Jahreswechsel und wir machten uns gegenseitig Mut, denn alles war ja im Grunde unfassbares Glück im Unglück.

Am Neujahrstag brachte mich Medi mit dem kleinen Köfferchen ins Nierentransplantationszentrum. Die erste Nacht war wie zu erwarten schlaflos, begleitet von undefinierbaren Geräuschen und der Angst vor dem Eingriff. Noch nie hatte ich so etwas erleben müssen. Morgens ging es ganz schnell: Transport durch zahlreiche Kellergänge, Anästhesievorbereitung, alles unpersönlich, beinah wortlos, kein beruhigendes Gespräch, stattdessen Anlegen von mehreren Periduralkathetern am Rücken und dann das Ende des Bewusstseins.

Am schlimmsten war die Rückkehr. Jemand fragte, ob mir schlecht sei. Alles drehte sich in rasender Geschwindigkeit. Mir war kotzübel, und ich musste an Erich Loest denken, der sich aus dem Fenster gestürzt hatte. Es war alles am Rande dessen, was ein Mensch ertragen kann. Immer wieder schwand glücklicherweise das Bewusstsein, aber dann kam es umso schrecklicher zurück. Farbwolken stürzten von der Decke, Grimassen kamen immer näher, griffen mich am Hals, ein Seeadler saß an der Bettkante und schrie alle zwanzig Sekunden herzzerreißend. Später sprachen die Kollegen vom Durchgangssyndrom, das nach großen Operationen auftreten könne und medikamentös schwer zu verhindern sei. Dann hörte ich stundenlang zwei Personen ganz nah flüstern. Die Worte waren schwer verständlich, aber sie hatten schlimme geheime Pläne. Das Flüstern kam aus einem Ventilator, offenbar deutliche Wortfetzen zur Vorbereitung eines schlimmen Verbrechens.

Als Medi am Tag danach das erste Mal zu Besuch kam, hatte sie von den Schwestern gehört, dass ich etwas durcheinander sei. Ein Besuch vorher wäre sinnlos gewesen. In der Nacht hatte ich nachdrücklich um sofortige Verlegung in ein anderes Zimmer gebeten und war dann morgens fest von der Verlegung überzeugt, denn vieles hatte sich verändert. In Wirklichkeit lag ich im selben Bett an der gleichen Stelle, machte Medi aber aufgeregt und verängstigt auf die flüsternden Kriminellen aufmerksam. Doch sie konnte davon nichts hören, nur der Ventilator flatterte hin und wieder und krächzte etwas. Das Flüstern dieser Verbrecher war noch einen Tag lang zu hören, dann verwandelte es sich endgültig in das beruhigende Knistern der Ventilatoren. Es ist schwer zu vermitteln, was es bedeutet, fünf Tage lang mit bis zu sechs Drainagen, zwei venösen Zugängen, mehreren Periduralkathetern, einem Dauerkatheter in der Blase, einem Ureterschienungskatheter und der Magensonde fest fixiert ohne Möglichkeit zu irgendeiner Bewegung im Bett zu liegen auf einer ungewohnten Matratze, die schon bessere Zeiten oder einfachere Patienten erlebt hatte. Am schlimmsten zu ertragen war der Blasenkatheter. Bei der geringsten Bewegung, oft schon beim tiefen Einatmen, löste der Ballon krampfartige Harnröhrenreflexe von äußerster Schmerzintensität aus. Das hatte ich mir nicht vorstellen können: so ein banaler Katheter, wie wir ihn oft gedankenlos bei unzähligen Säuglingen und

Kindern eingelegt hatten. Die ersten fünf Tage waren trotz der Schmerzpumpe, die ich selbst bedienen konnte, die schlimmste Zeit, die ich so nicht erwartet hatte ...

Aber die Operation war gelungen. Der Professor saß freundlich und irgendwie zufrieden an meinem Bett, das Karzinom konnte beiderseits im Gesunden abgesetzt werden, der histologische Befund würde bald eintreffen. Der Medianschnitt reichte vom Brustbein bis hinunter zum Schambein, zusammen mit den seitlichen Drainagen war alles wie ein gekreuzigter Leib anzuschauen. Aber es ging von Tag zu Tag besser, und nach Entfernung des Blasenkatheters konnte ich mir wieder ein normales Leben vorstellen mit Dusche am Morgen, Stuhlgang auf der Toilette und Appetit auf ein gutes Frühstück. Am Tag vor der Entlassung erschien der Chef noch einmal persönlich und brachte eine unglaubliche Nachricht mit. So etwas habe er noch nie erlebt, kein Nierenzellkarzinom, sondern ein Onkozytom, ein sehr seltener Tumor, der zwar progredient wächst, die Niere zerstört, aber nicht metastasiert. Und das gleich in beiden Nieren – eigentlich unvorstellbar. Das war wie eine Erlösung: Keine Metastasen zu erwarten im Gesunden, vollständig entfernt, keine Nachbestrahlung oder Chemotherapie, keine Angst mehr. Das neue Leben konnte beginnen.

Am letzten Tag vor der Entlassung wurde dann doch noch das zweite Bett belegt, ich war nicht begeistert, aber einverstanden. Ein Mann Ende vierzig polterte herein: „Keller mein Name, Nierentransplantation vor vier Jahren, was denken die sich, auf die Station gehe ich nicht, Drei- bis Vierbettzimmer schrecklich, kommt für mich nich mehr in Frage, dann bleibe ich nich hier, is sowieso alles egal. Die Niere hat mir vor vier Jahren die Schwiegermutter meiner Tochter geopfert, jetzt macht sie dauernd Probleme, die muss aber funktionieren, sonst wär ja alles umsonst, sonst hätte diese liebe Frau ja umsonst geopfert. Ich hab noch sechs Brüder, die haben alle Familie, wollten alle nicht spenden. Nur einer von den Sechsen, der jüngste Bruder kam dann allein zu mir und hat mir eine Niere angeboten. Da hab ich gesagt: Kommt gar nicht in Frage, das gibt doch ganz schlimme Probleme, dann machen sich doch die anderen Vorwürfe, das kann ich nicht annehmen. Du kriegst ja auf normalem Wege kein Niere mehr, da kannste zwölf oder fünfzehn Jahre warten und jede Woche zweimal die Dialyse. Das hält doch kein Mensch aus! Aber die muss jetzt drinbleiben, die Niere, sonst mach ich Schluss, das ist doch kein Leben. Na gut, wenn ich hier im NTZ bleiben kann, dann bleib ich, hier kann man's aushalten. Soll wieder 'ne Infektion sein, die muss behandelt werden, sehe ich ja ein, aber ich war erst bis Weihnachten hier deswegen, und jetzt geht's wieder los ..."

Er redete sich laut und gut verständlich ohne Unterbrechung alles von der Seele. Es war ihm egal, wer da noch im Zimmer lag und was mit dem war und was der für Probleme hatte. Ich ließ ihn in aller Ruhe ausreden und hörte zu. Von nun an begriff ich wirklich, welches Glück ich hatte. Beinahe hätte es mich in die Reihe derer getrieben, die seit Jahren auf ein Spenderorgan warteten. Lange sprach er fast atemlos vom Elend derer, die hier in den Nebenzimmern lagen mit ihrem Schicksal, darunter viele junge Leute – zwei- bis dreimal pro Woche zur Dialyse und immer wieder Hoffnung auf eine Organspende. Was ist das für ein Land, in dem die Menschen gleichgültig dieses Elend zulassen? Viele werden es gar nicht wissen. Es wäre die Aufgabe der zahllosen hochbezahlten Gesundheitspolitiker, auf diesen Missstand aufmerksam zu machen und nach Lösungen zu suchen. Dabei wäre die Lösung einfach: In anderen Ländern – in Österreich, Italien, Schweden, Ungarn – ist das Problem gelöst. Das Zauberwort heißt Widerspruchslösung, d. h. jeder muss ausdrücklich einer Organentnahme nach seinem Hirntod widersprechen.

Das wäre die einzige wirklich funktionierende Lösung des Problems. In Deutschland haben Länder wie Bayern, Hessen und Sachsen-Anhalt 2011 im Bundestag die Widerspruchslösung, die vom Europarat bereits 1978 empfohlen worden ist, durchsetzen wollen. Sie sind am unvorstellbaren Widerstand der übrigen deutschen Bundesländer gescheitert. Und noch viel schlimmer: In Deutschland gibt es inzwischen Verbände und Vereine, sogar einen christlichen Bioethik-Verein, die sich gegen jede dieser Lösungen stark machen und das sogar noch als christlich oder ethisch verantwortungsvoll definieren. Die Entscheidung wäre eine in hohem Maße solidarische gewesen und den fast 10 000 leidenden und unglaubliches Elend erduldenden oft noch jungen Menschen eine wirkliche Hilfe. Mitten in dieser heftigen Diskussion erschien der Professor, setzte sich an mein Bett und schilderte uns seinen bislang völlig vergeblichen

Kampf gegen Leute, die keine Ahnung davon haben, welche Schuld sie Tag für Tag anhäufen. Der Professor wurde immer heftiger, zweimal erschienen seine Oberärzte und versuchten, ihn in den Operationssaal zu einer dringenden Operation zu holen. Er war kaum zu beruhigen.

So endete mein Krankenhausaufenthalt unerwartet aufregend.

Am folgenden Vormittag, dem zwölften Tag nach der Operation, verließ ich schwach, aber glücklich und dankbar mit zwei halben, aber funktionstüchtigen Nieren das Klinikum.

Letztes Kapitel

Zurück in die wunderbaren 90er-Jahre, die so voller Auftrieb und Hoffnungen waren. Zu den schönsten Erlebnissen gehörten die Reisen in die europäischen Traumländer: in die Schweiz, an den Lago Maggiore, in die Toskana, nach Norwegen, Südengland – und nach Israel. Drei Wochen mit dem Auto durch Schottland aber waren das größte Erlebnis. Einzigartig das Hochland, die Küsten und die Hebriden. Ohne die Herbstrevolution hätten wir erst 2003 reisen können, wohin wir wollten. Nun durften wir früher erleben, wie es ist, wenn man in späten Jahren erst beginnt, dieses Europa mit seinen Menschen und Landschaften kennenzulernen.

Aber wie verlief die Entwicklung in unserer Klinik in diesen Jahren? Jetzt hatten wir ja alle Freiheiten, die wir uns wünschen konnten, fachliche und technische Hilfe in jeder Beziehung. Auch die Teilnahme an internationalen Kongressen war kein Problem mehr. Neue Geräte wurden angeschafft, die Lasertechnik wurde eingeführt, es gab neue Methoden in der Neugeborenenchirurgie, in der Traumatologie, eine kaum vorstellbare Entwicklung in der Ultraschalldiagnostik und der Intensivtherapie. Wir hatten scheinbar alles Glück auf Erden, nur leider immer weniger Patienten.

Die Geburtenrate brach 1990 völlig ein und erreichte in den folgenden Jahren einen unvorstellbaren Tiefstand: ein Volk, das sich nicht mehr fortpflanzen wollte. Die Unsicherheiten waren zu groß geworden, Arbeitsplätze gingen verloren, viele wechselten nun erst recht in die alten Bundesländer, wo sie sich eine neue Existenz aufbauen konnten. In den folgenden Jahren ging die Zahl der kranken Kinder drastisch zurück, gleichzeitig wuchs der ökonomische Druck. Wir mussten zwar im Gegensatz zu den staatlich finanzierten Kliniken und Polikliniken schon zu DDR-Zeiten kostendeckend arbeiten – jede Woche erhielten wir die aktuellen Belegungszahlen, und die durften nicht unter 90 Prozent liegen –, aber das konnte damals durch eine längere Liegedauer ausgeglichen werden. Die durchschnittliche stationäre Behandlungszeit lag bei zehn bis zwölf Tagen. Das war kein Problem, denn die Kinder fühlten sich wohl bei uns, konnten spielen und wurden gut versorgt. Es gab nicht selten Tränen, wenn sie entlassen wurden. Besonders in der Weihnachtszeit waren sie begeistert, und viele wollten am liebsten über die Feiertage bei uns bleiben. Aus heutiger Sicht unvorstellbar!

Jetzt zogen die Mütter, gelegentlich auch die Väter mit auf Station ein, hatten hohe Ansprüche, die oft nicht befriedigt werden konnten, hinterfragten jede Untersuchung kritisch, klammerten sich an ihre Kinder und veränderten das Berufsbild der Kinderkrankenschwester vollkommen. Die Eltern waren jetzt rund um die Uhr Ansprechpartner der Kinder, nicht mehr die Schwester. Das brachte natürlich vor allem in der Übergangszeit schwer lösbare Konflikte und Schwierigkeiten. Über allem stand jetzt das Misstrauen der Eltern, das wir bisher nur in Ausnahmefällen erlebt hatten. Wir spürten von Jahr zu Jahr mehr die ökonomischen Zwänge, die vom Westen herüberkamen. Die neuen Verwaltungschefs saßen in Hamburg und nicht mehr in Halle.

Als Erstes wurde bereits Mitte der 90er-Jahre beschlossen, dass sich zwei Kliniken nicht „rechnen", sondern Gynäkologie, Geburtshilfe und Kinderabteilungen in das zentrale Elisabeth-Krankenhaus wechseln müssen und im Barbara-Krankenhaus nur noch die Kliniken für Kinder- und Jugendpsychiatrie und das Sozialpädiatrische Zentrum verbleiben können. Ausgeträumt der Traum vom Kinderzentrum mit allen Abteilungen an einem Ort, von der Geburtshilfe bis zum 18. Lebensjahr alles unter einem Dach mit Neonatologie, Kinderradiologie, Intensivtherapie, Kinderchirurgie und Kinderurologie, Kinderorthopädie, HNO und Augenabteilungen für Kinder ... Was wäre das für eine wunderbare Lösung gewesen, Platz war genug vorhanden, Geld wäre wohl auch zu beschaffen, denn es musste ja im zentralen Krankenhaus auch investiert werden. Doch diese Ideen erschienen den Rechtsträgern zu riskant. Vielleicht hatten sie angesichts der beginnenden Kinderarmut und des zunehmenden Konkurrenzdrucks sogar Recht. Wir wollten es aber nicht wahrhaben und stemmten uns am Anfang heftig, dann aber immer weniger gegen die drohende Eingliederung in die Erwachsenenmedizin.

In diese Zeit fielen zwei Ereignisse. Das erste betrifft die Gründung eines Ultraschallmuseums, das in Europa einmalig war und dessen Ursprung in Halle lag. Schon seit Jahren hatte die DEGUM die Absicht, ein derartiges Museum zu gründen, ehe es zu spät wäre und die abenteuerlichen Geräte, mit denen alles begonnen hatte, nicht mehr aufgetrieben werden können. Ein engagierter Radiologe in einer kleinen Klinik im Rheinland hatte mit der Sammlung begonnen und zum Projekt „Ultraschallmuseum der DEGUM" aufgerufen. Aber das Projekt kam nicht recht voran, bis eine Gruppe um den Biophysiker Rudolf Millner in Halle vom Vorstand gebeten wurde, das Museum zu gründen. Als Standort kam das Hygiene-Museum in Dresden ins Gespräch. Da ich dieses Museum und seine Geschichte gut kannte, bot ich meine Hilfe an. 1992 wurde in Halle im Institut für Biophysik bei Prof. Millner der Verein „Ultraschallmuseum der DEGUM" gegründet. Ich wurde erster Vorsitzender. Millner übernahm mit seinen Mitarbeitern die Sichtung der bereits vorhandenen Geräte und fertigte die ersten Gerätelisten an. Ich verhandelte mit dem neuen Direktor des Hygiene-Museums in Dresden und seinem Stellvertreter und trug ihnen unsere Absicht vor, das neu gegründete Museum in ihrem Hause unterzubringen. Beide kamen wie so viele in jenen Jahren aus Baden-Württemberg und hatten bisher mit einem auf Medizin fokussierten Museum nichts zu tun gehabt. Damals war dort noch eine ausgewiesene Medizinhistorikerin beschäftigt, die sofort Feuer und Flamme war für unsere Ideen und durchsetzen konnte, dass sich schließlich beide Herren mit der Idee anfreunden und sie auch ordnungsgemäß vertraglich umsetzen konnten. Wir waren glücklich mit dieser Lösung, denn das war ja angesichts der Bedeutung, die inzwischen die Ultraschalldiagnostik weltweit als am häufigsten eingesetztes bildgebendes Verfahren erlangt hatte, ein idealer Standort.

Millner arbeitete unermüdlich Gerät für Gerät auf, er war die Seele des Museums. Bald hatten wir die ersten fünfzig Geräte beisammen aus der Anfangszeit, den 50er- und 60er-Jahren. Das Museum sollte mit einem Paukenschlag eröffnet werden. Der ergab sich aus der Entscheidung, dass 1995 der erste Drei-Länder-Kongress der DEGUM auf dem Gebiet der Neuen Bundesländer in Dresden stattfinden sollte. Ich war in das Vorbereitungskomitee gewählt worden und hatte die Chance, die Eröffnung des Museums an prominenter Stelle einzufügen. Es war ja auch und vor allem eine großartige Möglichkeit, die Pioniere dieser modernen Diagnostik, die längst einen Nobelpreis verdient gehabt hätten, einzuladen und sie zu bitten, ihre

Erinnerungen an die oft abenteuerlichen Anfänge vorzutragen. Damals lebten die wichtigsten europäischen Ultraschalldiagnostiker noch, viele über achtzig Jahre alt, aber alle, die ich persönlich angeschrieben hatte, bedankten sich für die ehrenvolle Einladung und kamen nach Dresden. Die Vorträge fanden im großen Kongresssaal des Hygiene-Museums statt, es kamen über tausend interessierte Zuhörer, und die Veranstaltung gehört für mich zu den schönsten Erinnerungen dieser Zeit. Danach durften wir noch die Lagerräume des Museums in Radebeul bei Dresden nutzen, ehe uns endgültig gekündigt wurde. Wie schwer es ist, eine so ungewöhnliche Sammlung an einem würdigen und gut zugänglichen Ort unterzubringen, zeigten die folgenden Jahre. Schließlich wurden wir im Deutschen Röntgenmuseum in Remscheid/Lennep freundlich aufgenommen und konnten 2002 mit der gesamten Gerätesammlung umziehen.

Das andere Problem, das ich in dieser Zeit hatte und das mir als eine der Schattenseiten der Wiedervereinigung auf der Seele lag, war die zunehmende Gewaltdarstellung in den Medien, den Videospielen und den Comics, insbesondere aber in den Fernsehprogrammen, die den Kindern frei zugänglich waren. Natürlich konnte und sollte man Gewaltszenen nicht grundsätzlich ausklammern, Kinder sollten nicht von den Realitäten ausgeschlossen werden, aber die Pornografie der Gewalt: Brutale Tötungsszenen in allen Details ohne jede Rücksichtnahme auf das Alter der Kinder, das war unzumutbar und musste aus meiner Sicht unter allen Umständen aus den Kindern zugänglichen Medien verschwinden. Eigentlich eine Selbstverständlichkeit, aber weit gefehlt.

Das Problem konnte nur über neue gesetzliche Regelungen, die für alle Medien verbindlich sind, geregelt werden. Nur – wie konnte das erreicht werden? Der einzig sinnvolle Weg schien mir über den Chefärzteverband der Deutschen Kinderärzte und Kinderchirurgen zu führen. Dort saß ich als Vertreter der Kinderchirurgen im Vorstand, das war eine gute Ausgangsposition. So schlug ich bei der Jahresversammlung 1998 eine „Initiative gegen Gewaltdarstellung in den Medien" vor und konnte mir nicht vorstellen, auf wie wenig Interesse dieser Vorstoß anfangs stieß. Alle waren sich einig, dass man unbedingt etwas tun müsse und möglichst sofort, alle stimmten dem Text dieser Initiative zu, aber gleichzeitig waren die meisten davon überzeugt, dass das „alles keinen Sinn ergibt, sonst hätten wir es im Westen längst durchgesetzt, die Lobby und Macht der Medien, insbesondere der Hersteller der Gewaltvideos ist viel zu groß, das brauchen wir erst gar nicht zu versuchen" usw. Meine Auffassung von einer wehrhaften Demokratie war eine andere: Es reizte mich nun erst recht, diese Bewegung in Gang zu setzen. Doch wie konnte man die von allen Chefärzten der Deutschen Kinderkliniken unterschriebene Initiative gegen Gewalt in den Medien umsetzen?

Da kam mir Christine Bergmann zu Hilfe, in Leipzig mit mir Vertrauensstudentin der Studentengemeinden und jetzt Bundesministerin für Arbeit, Familie und Soziales in der Regierung Schröder. Wir hatten nie den Kontakt verloren, besuchten uns regelmäßig und verlebten gemeinsame Urlaubstage. Sie riet mir, dieses wichtige Papier in den Petitionsausschuss des Bundestages einzubringen, denn nur dort können Gesetzesvorlagen erarbeitet werden. Gleichzeitig ordnete sie ein Fachkolloquium mit kompetenten Vertretern – Familienpsychologen, Soziologen, Juristen, Fernsehverantwortlichen, Vertretern der Medienindustrie ... – in ihrem Ministerium an, um dieses Problem energisch anzugehen. Ich hielt einen Vortrag über die Folgen solcher Gewaltdarstellungen, wie wir sie in der Klinik immer wieder behandeln mussten: Arm- und Beinbrüche, Platzwunden, Hodenverletzungen durch Fußtritte oder durch Videos imitierende Knieschläge.

Wir hatten durch die sogenannte D-Arzt-Tätigkeit erreicht, dass praktisch alle Schul- und Kindergartenunfälle im weitesten Sinne bei uns behandelt wurden und wir auf diese Weise auch anhand der Unfallstatistiken zeigen konnten, wie in den 90er-Jahren die Zahl dieser Unfälle deutlich angestiegen war. Nur half das alles nichts. Familientherapeuten und Kinderpsychologen waren bis auf wenige Ausnahmen anderer Meinung. Kinder sollten grundsätzlich alle Formen der Gewalt kennenlernen und sich damit auseinandersetzen. Im Übrigen entschieden ja die Eltern kraft ihrer sogenannten Medienkompetenz, was sich ihre Kinder im Fernsehen anschauen dürfen. Auch Videospiele gehörten dazu, Kinder sollten frühzeitig lernen, damit umzugehen. Dass aber die Kontrollfunktion der Eltern in unzähligen Familien nicht stattfand und auch gar nicht zu erwarten war, wollten diese Leute zur Freude der Videohersteller, Gewaltfilmregisseure und Programmdirektoren nicht gelten lassen.

So zog ich mich ziemlich frustriert zurück und musste feststellen, wie weit Theorie und Praxis auseinanderlagen. Wir reichten wie vereinbart unseren Gesetzesentwurf beim Petitionsausschuss des Bundestages ein und warteten voller Hoffnung, aber leider über zwei Jahre vergebens. Nach meinem massiven und nicht sehr freundlich gehaltenen Protest aber gelangte er doch in den Bundestag. Dort sollte 2002 darüber abgestimmt werden. Die vorgesehene Abstimmung fiel aber in den Bundestagswahlkampf, der für die CDU und Helmut Kohl verlorenging. So musste im Herbst 2002 alles wieder von vorn beginnen, diesmal aber mit Erfolg. Fünf Jahre nach dem ersten Anlauf kam das neue Mediengesetz zustande, auch mit Hilfe des Kinderschutzbundes, der sich uns angeschlossen hatte. Danach ist noch geraume Zeit vergangen, ehe das Gesetz wenigstens zur Reduzierung brutaler Gewaltdarstellungen führte. Ab August 2003 spielt die freiwillige Selbstkontrolle Fernsehen (FSF) im Rahmen des Jugendmedienschutz-Staatsvertrags zumindest offiziell eine tragende Rolle, die aber oft genug vor allem im Internet und im Privatfernsehen umgangen wird. Aber wenigstens im öffentlich-rechtlichen Fernsehen hat bei der regelmäßigen Programmprüfung unsere Initiative Früchte getragen.

Mitte der 90er-Jahre – lange nach Abschluss der Evaluierung an den Universitäten – wurden für Kollegen, die trotz fachlicher Kompetenz während der DDR-Zeit nicht berufen worden waren, Berufungsverfahren zum außerordentlichen Professor eingeleitet. Meine Habilitation lag inzwischen fünfzehn Jahre zurück, und nun kam 1995 der Vorschlag zur Berufung an die Medizinische Fakultät der Martin-Luther-Universität in Halle. Dort wurde er beraten. Wie mir Teilnehmer dieser Verhandlungen später erzählten, kam es zu kritischen Anfragen im Zusammenhang mit der wissenschaftlichen Leistung, z. B. wie viele Publikationen in den führenden westlichen Zeitschriften wie „Nature" oder „Science" vorliegen. Vielen westdeutschen Kollegen war nicht bekannt, dass die wissenschaftlichen Werdegänge nicht vergleichbar waren und es für Ostdeutsche nahezu unmöglich war, wissenschaftlich einen internationalen Standard zu erreichen, weil bereits das Unterbringen einer Publikation nicht frei war von politischen Reglementierungen. Letztendlich aber wurde in meinem Fall positiv entschieden.

Allmählich beginnt sich der Lebenskreis zu schließen. Im April 2002 feierten wir mit vielen Reden und großem Fest das 25-jährige Bestehen der Klinik. Zu meinem Abschied ein Jahr später im Dezember war Fritz Meißner gekommen, mein alter Lehrer aus Leipzig. Aus der Ferne hatte er mich stets begleitet. Nun hielt er im Alter von 83 Jahren anlässlich des beruflichen Endes seines Schülers die Festrede. Wir feierten die besonderen Anlässe immer miteinander: meine Habilitation, meine Professur, das 20- und 25-jährige Klinikjubiläum, seine Ehrendoktorwürde der Leipziger Universität und seinen 75. Geburtstag.

Damals schrieb ich für ihn die Laudatio, die in der Zeitschrift für Kinderchirurgie gedruckt worden war. „Unsere Zeit ist arm geworden an wirklichen Persönlichkeiten. Und wenn es sie gibt, haben sie wohl wenig Chancen gegen den Lärm der neuen Medien. Manchmal denke ich, dass sie notwendiger wären denn je zuvor – diese Vaterfiguren, vor denen man sich nicht verneigt, sondern denen man sich anvertrauen und die man umarmen kann, deren Rat man in der Not braucht [...] Was aber machte ihn zur Persönlichkeit, worin ist seine Ausstrahlung begründet? Vier hervorragende und seltener werdende Charaktereigenschaften fallen mir ein: Seine Kreativität, sein Charme, seine Bescheidenheit und seine Standhaftigkeit. Ohne seine Kreativität wäre der Aufbau der Kinderchirurgie und die Anerkennung dieses neuen Fachgebietes undenkbar gewesen. Mit einem Minimum an äußeren Möglichkeiten – von fehlenden modernen Geräten, Instrumenten, Nahtmaterial über räumliche Beschränkungen auf ein kaum noch zu vertretendes Mindestmaß, bis hin zur verweigerten direkten wissenschaftlichen Zusammenarbeit mit kinderchirurgischen Zentren anderer Länder – wurde in Leipzig moderne Kinderchirurgie betrieben. Das war nur möglich mit Phantasie und genialen Umwegen. Sein persönlicher Charme muss neidlos anerkannt werden und wird mit zunehmendem Alter immer liebenswerter. Wer, besonders unter seinen Mitarbeiterinnen, konnte auf Dauer diesem Charme widerstehen? [...] Wenn ich seine Bescheidenheit nenne, so dürfte diese Tugend unter Chefs seiner Größenordnung wirklich bemerkenswert sein. Seit ich ihn kenne – und noch viel länger – lebt er mit seiner Frau in einer gemütlichen und beinahe unverändert gebliebenen Mietwohnung unweit der Klinik. Der kurze Weg zur Klinik –

immer zu Fuß! – war ihm wichtiger als Haus mit Garten und Garage. Einen Führerschein hat er wohl nie besessen und bewusst Verzicht geübt in der frühen Erkenntnis, dass das Auto ohnehin keine Zukunft hat, vielmehr die Zukunft zerstört. Gegenüber seinen eigenen Mitarbeitern konnte er zornig und unbequem, aber nie arrogant und herzlos sein. Und wenn er einen Fehler gemacht hatte, konnte er einlenken – auf seine Weise. Für ihn war eine Diskussion mit dem jüngsten Assistenten über ein neu erschienenes Buch oder über das letzte Gewandhauskonzert nie ein Problem, im Gegenteil. Aber das Wichtigste zum Schluss: Seine standhafte Persönlichkeit. Sein Leben als Ordinarius in Leipzig zuzeiten Ulbrichts und Honeckers war und ist ein Beweis dafür, wie groß der Freiraum wirklich war mit einem Stück Mut und fachlichem Können. Er straft all jene Lügen, die weismachen wollen, dass ohne SED-Mitgliedschaft keine verantwortliche Arbeit an leitender Stelle möglich gewesen sei. Sein Wort war beinahe alttestamentlich – ja und nein –, und sie mussten es akzeptieren. Natürlich hatte er durch diese Haltung keine persönlichen Vorteile, Reisen in den Westen wurden ihm bis in die 80er-Jahre verwehrt trotz honoriger Einladungen aus aller Welt. Ich erinnere mich sehr genau an jenes Leipziger Symposium in den 70er-Jahren, als die schon genehmigte Einreise von Professor Eckstein aus London in letzter Minute rückgängig gemacht wurde und er in der Eröffnungsrede diese Verweigerung mit Methoden aus dem Dritten Reich verglich. Folge war ein jahrelanges Verbot von Reisen in die befreundeten Länder Polen, Ungarn und Tschechoslowakei. Er hatte nur Unverständnis für jene, die sich anbiederten, um Karriere zu machen. Als die Wende kam, schlug sein ohnehin strapaziertes Herz schneller und überschlug sich. Dennoch gehörte er zu jenen Männern der ersten Monate, die sich für den Neuaufbau der Leipziger Universität zur Verfügung stellten. Wenn ich Bundespräsident wäre, würde ich ihm das Verdienstkreuz am Bande auf seine geschundene Brust hängen und seine miese Pension aufstocken. Aber ich bin es nicht und werde ihn mit vielen anderen dafür aber im Herzen bewahren, und das ist wohl wertvoller als jeder Orden."

Seine letzte große Rede liegt vor mir, ausgedruckt in großen Buchstaben, denn seine Sehkraft hatte nachgelassen. Sie beginnt mit der Frage: „Was veranlasst diesen im Spätfrühling stehenden Kollegen, vorzeitig das Skalpell in die Küchenschublade zu verbannen?" Am Ende seines Vortrags kommt er auf die eingangs gestellte Frage zurück und beantwortet sie visionär: „Ich nehme an, dass er den Abschiedstermin in Kenntnis meiner Lebenssituation bestimmte. Er wollte mich dabeihaben. So ist das, wenn ein Lehrer-Schüler-Verhältnis in eine aus gemeinsamer Arbeit keimende Freundschaft mündet. Danke, lieber Volker, Dank für alles!"

Bereits vierzehn Tage später, Anfang Januar 2004, musste sein Herzschrittmacher gewechselt werden. Er erwachte zum Entsetzen der Herzchirurgen nach einem Herzstillstand nicht mehr aus der Narkose.

Ich begann meine Abschiedsrede aus der Klinik mit den Worten: „Wenn ich in die vielen fröhlichen Gesichter schaue, denen ich heute begegnet bin, dann überwiegt wohl doch bei ihnen die Freude, dass der alte Knabe endlich aufhört. Denn in dieser schnelllebigen Zeit und angesichts der Halbwertszeit von Ordinarien in den Neuen Bundesländern sind fast 27 Jahre an derselben Klinik wohl doch zu viel des Guten." Nach dem Rückblick folgte mein Dank: „[...] zuallererst meiner Frau, ohne Dich wäre mein beruflicher Weg undenkbar gewesen. Es gehört schon ein gehöriges Maß an Toleranz dazu, einen chirurgischen Chef auf Dauer als Partner zu ertragen. War es bisher vor allem die rezidivierende Abwesenheit, wird es nun möglicherweise die penetrante Präsenz werden, die Deine Toleranz auf eine harte Probe stellt [...]".

Die Rede endete mit folgender Erkenntnis: „Wenn ich noch einmal beginnen dürfte, ich würde wieder Kinderchirurg werden. Es war mir vergönnt, die rasante Entwicklung unseres Fachgebietes von den 60er-Jahren bis heute zu erleben und vielleicht mitzugestalten, was die grundlegende Wandlung der diagnostischen Möglichkeiten betrifft. Der tägliche Umgang mit Kindern war das eigentliche Glück meines beruflichen Lebens. Kaum jemand hat das eindringlicher beschrieben als Janusz Korczak, jener polnische Kinderarzt eines jüdischen Waisenhauses in Warschau, der seine Kinder nach Auschwitz begleitete und mit ihnen in den gemeinsamen Tod ging. Er schrieb: ‚Ihr sagt: Der Umgang mit Kindern ermüdet uns. Ihr habt recht. Ihr sagt: Denn wir müssen zu ihrer Begriffswelt hinuntersteigen, uns herabneigen, beugen, kleiner machen. Ihr irrt euch. Nicht das ermüdet uns. Sondern, dass wir zu ihren Gefühlen emporklimmen müssen. Emporklimmen, uns ausstrecken, auf die Zehenspitzen stellen, um nicht zu verletzen.'"

Es war ein besonderer Glücksfall, dass ich durch meinen um sechs Monate vorverlegten Abschied das Ende unseres geliebten St. Barbara-Krankenhauses und den Wechsel in das für Kinder ungeeignete zentral gelegene St. Elisabeth-Krankenhaus nicht mehr erleben musste. Es war zugleich das Ende der großartigen Idee eines Kinderzentrums, in dem alle medizinischen Bereiche für kranke Kinder, einschließlich der besonderen psychologischen Bedingungen, die erforderlich sind, hätten verwirklicht werden können. Es war auch das Ende eines einzigartigen Flairs, das in diesem Haus herrschte und die mein alter Chef kurz vor seinem Tod in einem Dankesbrief an das Direktorium so beschrieben hat: „Die wunderbare Atmosphäre dieses Hauses hat einen großen Anteil. Ich hatte seit den ersten Begegnungen mit der St. Barbara das Empfinden der Geborgenheit, das leider und besonders in den großen Universitätskliniken verlorengegangen ist [...]".

Die folgenden Jahre des Ruhestands gehören zu den schönsten, die wir hatten – endlich Zeit für so herrliche Dinge wie Literatur, Musik, Reisen, für unsere Enkel, die leider so weit entfernt in Hannover und Basel aufwachsen, und Zeit für die Neuauflage unseres Ultraschallbuches, die nun in aller Ruhe fertiggestellt werden kann, weit umfangreicher als bisher.

Beruflich war es mir gelungen, einen dicken Schlussstrich zu ziehen: Nach dem 1. Januar 2004 habe ich nie wieder ein Skalpell in die Hand genommen oder eine Fraktur reponiert. Im Gegensatz zu vielen Kollegen, die im Rentenalter noch jahrelang weitergearbeitet haben, war ich vom ersten Tag meines Ruhestandes an glücklich, die schwere Verantwortung, die ein Chirurg Tag um Tag und Jahr um Jahr tragen muss, losgeworden zu sein. Denn die Vorstellung, dass im Alter mit zunehmender Erfahrung Sorge und Zweifel abnehmen, ist – jedenfalls meine Person betreffend – unrichtig. Im Gegenteil: Je älter man wird, umso mehr wächst der Zweifel, ob alles, was man macht, richtig ist. Ich bin froh darüber, dass ich so konsequent gewesen bin.

Allerdings gab es eine Ausnahme. Als ich von der Stiftung „Kinder von Tschernobyl" in Hannover angefragt wurde, ob ich bereit wäre, Kollegen in der Ukraine und in Weißrussland in Seminaren und praktischen Übungen bei der Erlernung der Ultraschalldiagnostik behilflich zu sein, sagte ich sofort zu. Siemens hatte mit Hilfe der Stiftung viele Krankenhäuser in beiden Ländern mit modernen Geräten versorgt. Nun ging es darum, die speziellen theoretischen und praktischen Kenntnisse zu vermitteln. Wir waren vier Dozenten: Ein Gynäkologe, ein Internist, ein Chirurg und ich für Pädiatrie und Kinderchirurgie, alle hervorragende Ultraschaller und bekannte Klinikchefs, die – von mir abgesehen – ihren Jahresurlaub für diese Hilfe verwendeten. Die Kurse fanden jährlich im Mai in Kiew und im September in Minsk statt. Wir flogen jeweils von Frankfurt aus, blieben eine Woche und lernten auf diese Weise Land und Leute kennen. Anlass für die Gründung der Stiftung waren die Folgen der Katastrophe von Tschernobyl, das nur ca. hundert Kilometer nördlich von Kiew liegt und wo sich 1986 die schlimmste Katastrophe eines Atomreaktors, die es je gegeben hat, ereignete.

Die Ultraschalldiagnostik, die besonders im Hinblick auf Erkrankungen der Schilddrüse von eminenter Bedeutung ist und für ein Entwicklungsland, als das man die Ukraine und Weißrussland bezeichnen muss, ideale diagnostische Möglichkeiten bietet, sollte bis in kleine Gebietskrankenhäuser vermittelt werden. So wurden auf staatliche Kosten aus allen Landesteilen Ärzte, besonders Radiologen, zur Ausbildung gebracht. Es waren jeweils um die hundert Kollegen versammelt, als wir mit unseren Vorlesungen begannen. In der Ukraine lebten damals 47 Millionen Menschen, der größte Teil Ukrainer, 17 Prozent Russen, vor allem in den östlichen Landesteilen. Das Land war in 24 Verwaltungsbezirke untergliedert, dazu zwei autonome Städte: Kiew und Sewastopol sowie die autonome Republik Krim. Die Frage, in welche Sprache übersetzt werden soll, war schnell geklärt: An erster Stelle Ukrainisch, häufig gab es einen zweiten Dolmetscher für Russisch. Wir wurden außerordentlich freundlich und dankbar empfangen, fürsorglich versorgt und wohnten in einem modernen Hotel. Das Krankenhaus, in dem die Ausbildung stattfand, machte wie die meisten Krankenhäuser in der Ukraine einen eher heruntergekommenen Eindruck. Ärzte wurden schlecht bezahlt, und je weiter man sich von Kiew entfernte, desto armseliger und ungeordneter kamen einem die Verhältnisse vor. Kiew muss eine sehr schöne Stadt gewesen sein mit prächtigen orthodoxen Kirchen, parkähnlichen Anlagen und einer interessanten Flusslandschaft am Dnjepr. Mich strengten die Vorlesungen und Übungen an, ich war ja mit knapp siebzig Jahren der mit Abstand älteste Lehrer. Aber es hat mir viel Freude gemacht, noch einmal die modernen Erkenntnisse der wichtigsten Erkrankungen im Kindesalter vorzutragen: akutes Abdomen, Schilddrüse, Hoden und Ovar, Fehlbildungen der Niere ... Am Ende wurden Prüfungen abgehalten, und die Teilnehmer erhielten Zertifikate für Ultraschalldiagnostik. Natürlich war die Zeit viel zu kurz, um Erkenntnisse über Land und Leute zu sammeln. Aber in der Stadt war alles ruhig, die Leute lebten friedlich beieinander. Man hatte oft den Eindruck von ungeregelten, zum Teil chaotischen Bedingungen, aber noch war nichts in Sicht, das die späteren Ereignisse auf dem Maidan erklären könnte.

Im Herbst folgte die Reise nach Minsk ins gefürchtete Weißrussland – Belorus, in dem der letzte Diktator Europas herrschen sollte. Schon die Visum- und Zollkontrolle erinnerte an vergangene Zeiten, auch wenn unsere Delegation höflich und vorrangig bedient wurde. Wir wohnten und unterrichteten in einem von Deutschland gebauten und finanzierten Studienzentrum IBB, das den Namen „Johannes Rau" trug und offenbar in seiner Amtszeit als Bundespräsident geplant und eröffnet worden war. Mir fielen sofort das gepflegte Ambiente und die hervorragende Organisation auf. Wieder waren fast hundert Kollegen aus dem ganzen Land angereist, viele von ihnen hatten bereits umfangreiche Vorkenntnisse. Das merkte man an den fachkundigen Fragen in den ausgiebigen Diskussionen nach den Vorträgen und bei den praktischen Übungen. Diesmal hielten nicht nur die „klugen" Deutschen die Vorträge, sondern mindestens ebenso viele weißrussische Kollegen. Einige berichteten davon, dass die Krankenhäuser jetzt finanziell gut ausgestattet wurden und die Gehälter inzwischen deutlich verbessert worden waren. Kaum einer beklagte sich und nirgendwo in Minsk war von kommunistischer Diktatur etwas zu sehen: keine Transparente, überall Fahnen Weißrusslands, westliche Reklame, reges Baugeschehen mit dem Bemühen, die schrecklichen Stalinbauten, die das Zentrum beherrschten, zu verdrängen. Riesige Markthallen mit einem umfassenden Angebot an Südfrüchten, Fleischwaren, Gemüse aller Art, lebendem und totem Geflügel, Fischen und Blumen – Menschen mit vollgepackten Körben. Man konnte nur staunen.

Natürlich hätte mich vieles interessiert, vor allem Witebsk, das mir durch Chagall ein Begriff war, Brest an der Grenze zu Polen und Gomel an der russischen Grenze. Aber die Besuchsreise durch diese Städte und Landschaften, die Besichtigung von Schlössern und Museen blieb den Repräsentanten vorbehalten. Lediglich am Abschlusstag gab es ein offizielles Treffen mit Vertretern der Fortbildungsakademie, das unpersönlich und eher unangenehm war und so ablief, wie wir das gelegentlich in der DDR erlebt hatten. Aber die Teilnehmer an der Fortbildung bedankten sich herzlich und spontan für unser Kommen, und das war das Entscheidende. So blieb ein zwiespältiger Eindruck.

An dieser Stelle schließt sich der Kreis der Erzählungen. Es war ein glückliches Leben, das im Krieg begann und im tiefen Frieden enden möge. Ich gehörte zur ersten Generation von Männern, die keinen Feind mehr erschießen und keine Schuld mehr auf sich nehmen mussten. Beide Eltern blieben mir erhalten, bis ich selbst nicht mehr allein lebte. Die Nachkriegszeit, der Hunger und die Angst sind mir immer als Mahnung geblieben, und je älter ich werde, desto mehr leide ich unter den entsetzlichen Verbrechen, die gegenüber den jüdischen Mitbürgern in Deutschland begangen wurden. Wie war das möglich, und wie soll das jemals erklärt werden? Unsere Kindheit war in der Erinnerung eine fröhliche Zeit mit zwei Geschwistern, die mich aber beide viel zu früh verlassen haben. Meinen Eltern verdanke ich als Kind eine wunderbare Geborgenheit und später den Weg zu einer ganz besonderen Schulbildung und zum ärztlichen Beruf. Ich habe viel mehr von ihnen empfangen, als ich ihnen jemals zurückgeben konnte. Aber das ist die immer wiederkehrende Einsicht im späten Alter. Das größte Glück war das Leben mit einer Frau, die ich nun schon seit über sechzig Jahren kenne, die in schweren Zeiten immer neben mir stand und mit der ich die fröhlichsten Stunden hatte, die ein Mensch haben kann. Nun können wir ganz getrost die letzte Wegstrecke gehen ...

Inhalt

Abbildungsnachweis

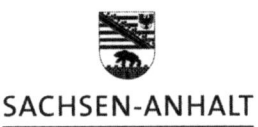

SACHSEN-ANHALT

Landeszentrale
für politische Bildung

Diese Veröffentlichung stellt keine Meinungsäußerung der Landeszentrale
für politische Bildung Sachsen-Anhalt dar. Für die inhaltliche Aussage trägt
der Autor die Verantwortung.

Herausgegeben von der
Landeszentrale für politische Bildung Sachsen-Anhalt
Leiterstraße 2
39104 Magdeburg

Lektorat: Ulrich Steinmetzger
Gestaltung: Janos Stekovics
Satz: Hans-Jürgen Paasch

Gesamtherstellung
VERLAG JANOS STEKOVICS
06193 Wettin-Löbejün OT Dößel
www.steko.net
steko@steko.net

Bibliografische Information der Deutschen Bibliothek
Die Deutsche Nationalbibliothek verzeichnet diese Publikation in der
Deutschen Nationalbibliografie; detaillierte bibliografische Daten sind im
Internet über http://dnb.dnb.de abrufbar.

www.steko.net
steko@steko.net

ISBN 978-3-89923-399-5

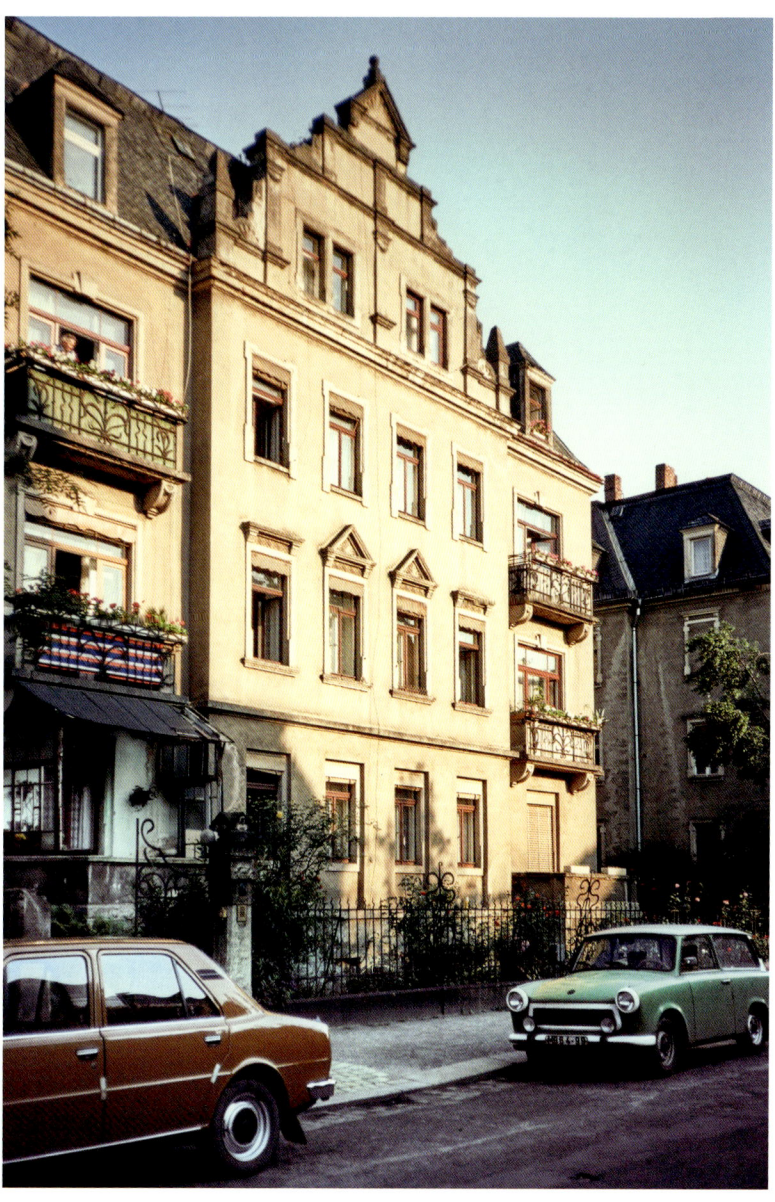

Tzschimmerstraße 11 in Dresden-Striesen in den 90er-Jahren. Hier verlebte ich meine Kindheit.

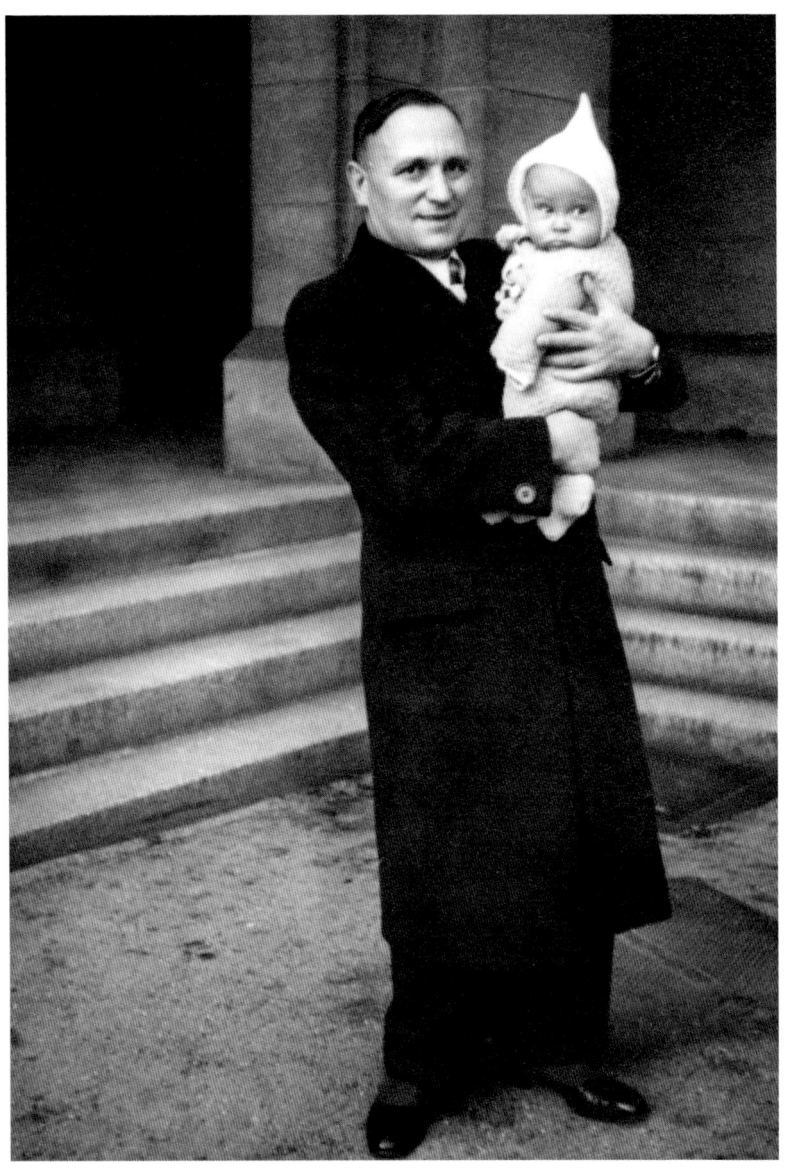

Die Taufe in der Versöhnungskirche Dresden war geplant für den 1. September und musste wegen des Kriegsbeginns auf den 3. Dezember 1939 verschoben werden.

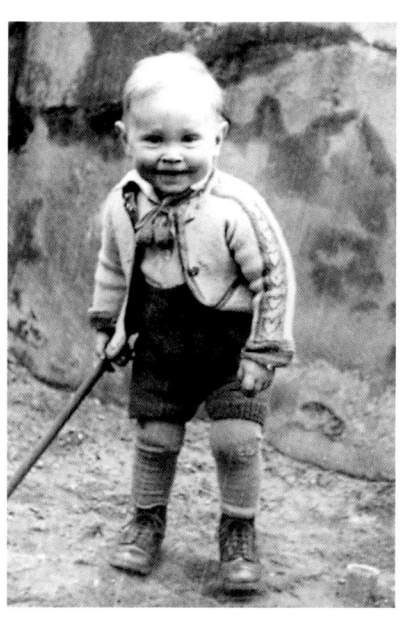

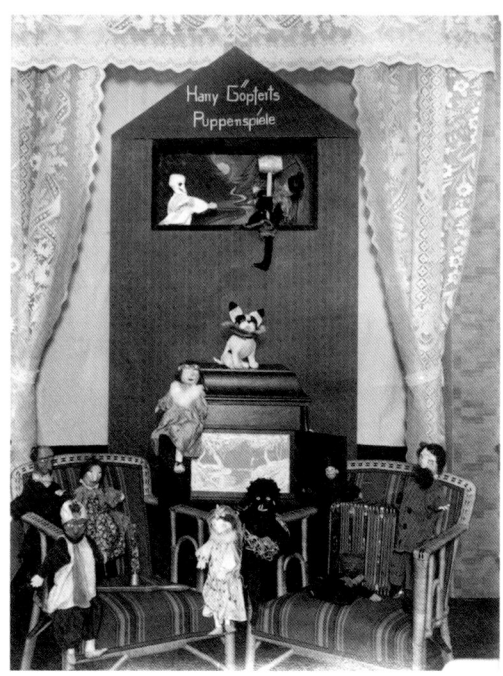

Onkel Harrys Puppentheater: Der Kasper haut auf den Tod.

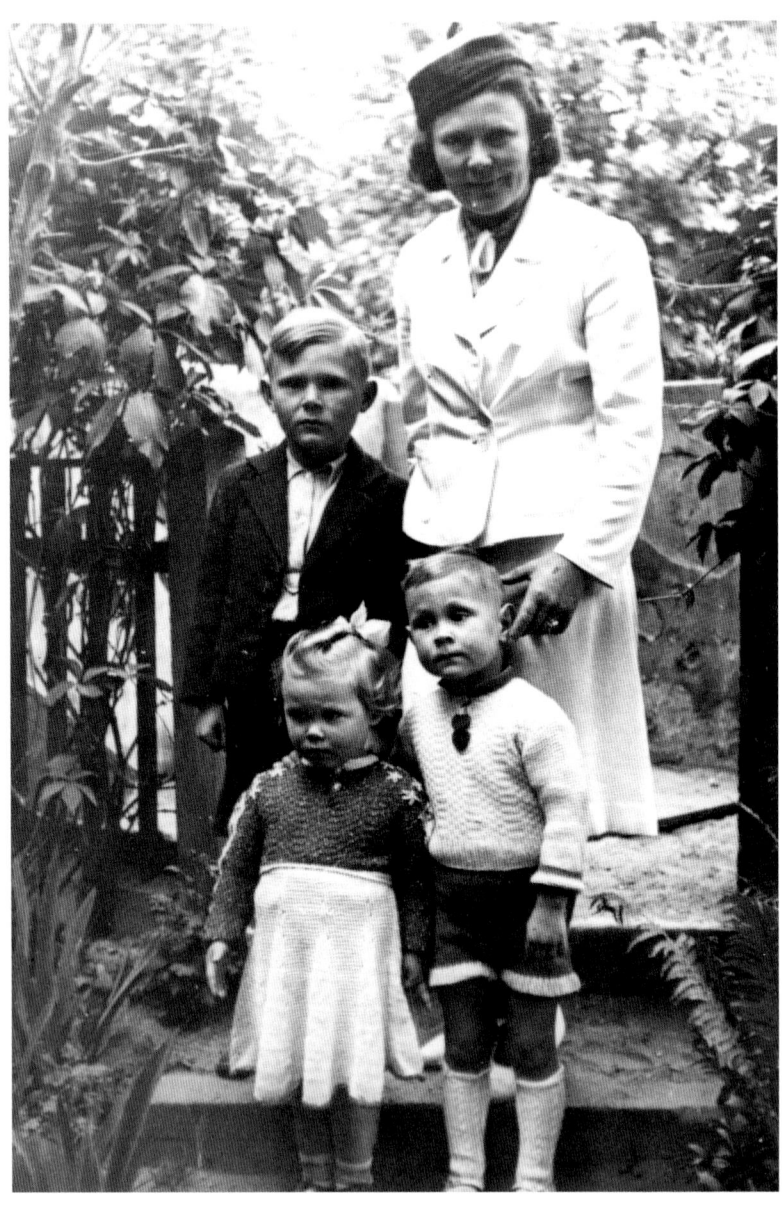

Die stolze Mutter mit mir (rechts) und meinen beiden Geschwistern Siegfried und Ingeborg

Erste Farbfotos mit der Leica 1943: mit meiner kleinen Schwester Inge herausgeputzt für den Besuch im Dresdner Zoo

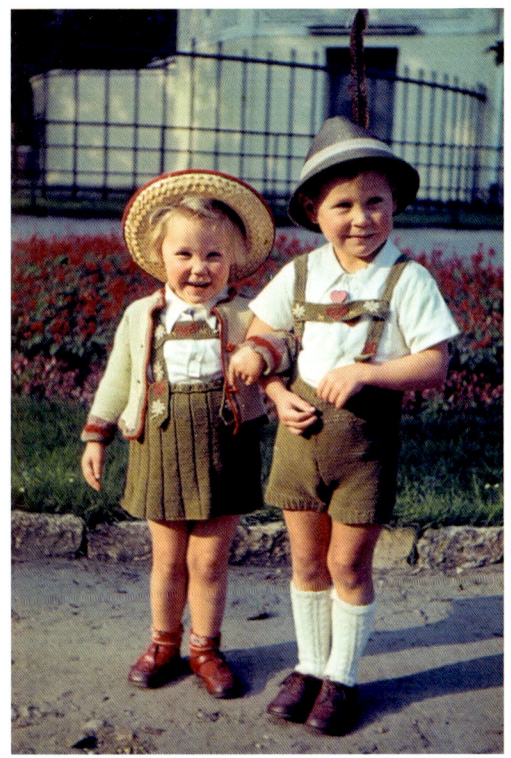

Immer wieder Bärenfels im Erzgebirge und die Villa Glöckner von 1943 bis 1945 – von dort aus sahen wir am blutroten Himmel am 13. Februar den Untergang Dresdens.

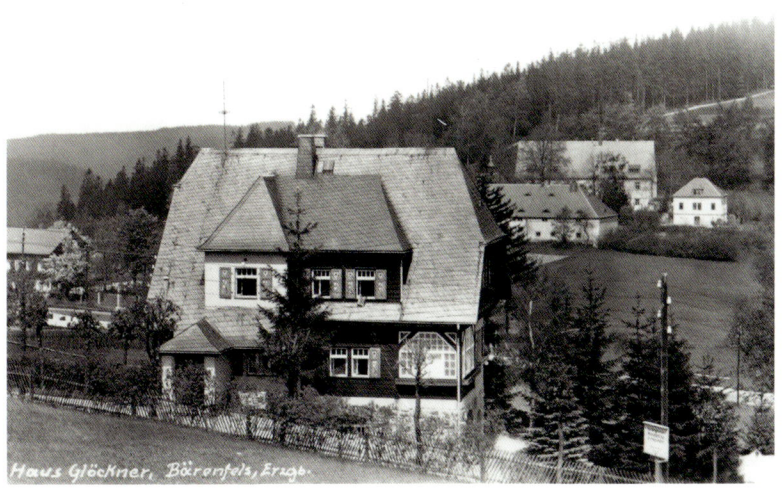

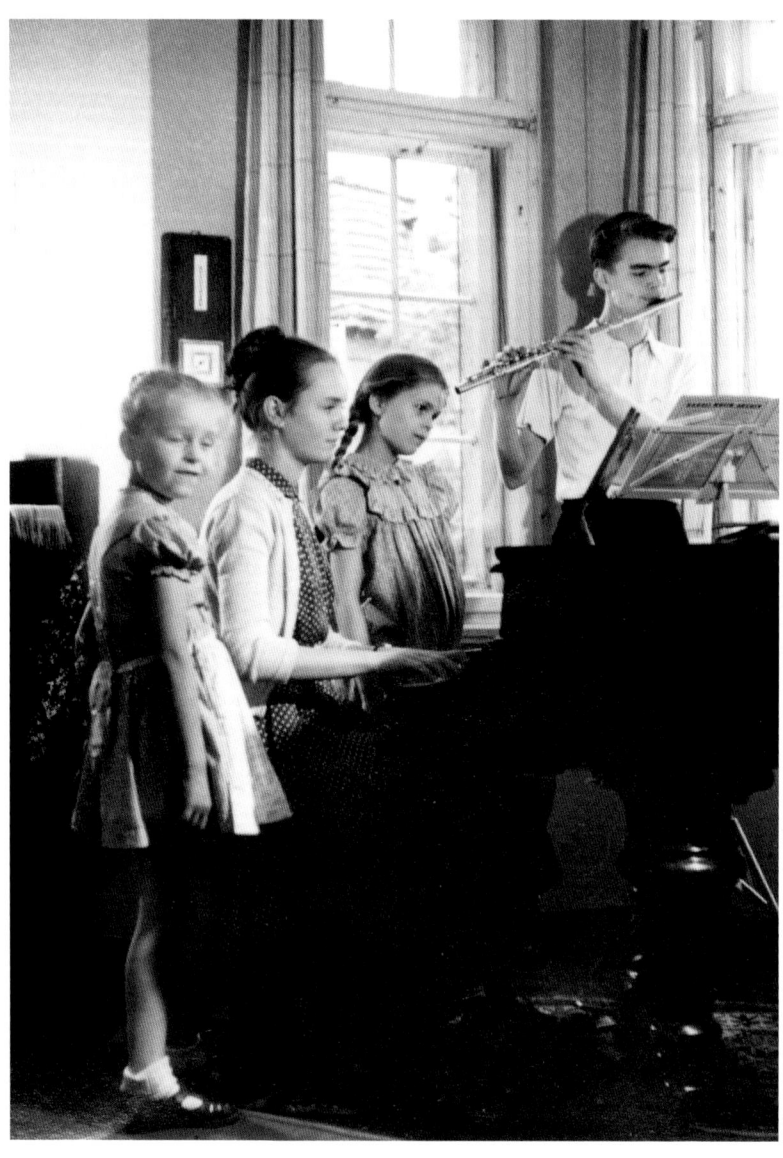

Musik im Pfarrhaus: Medi am Klavier mit ihren Geschwistern

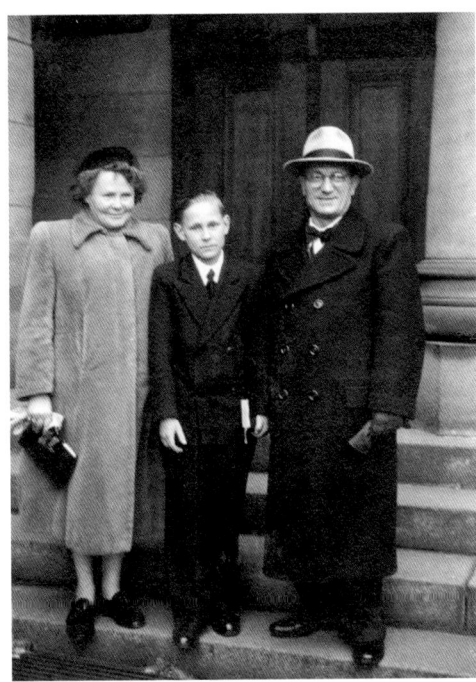

*Konfirmation 1953:
„schwarzer Anzug,
schwarze Krawatte,
schwarze Schuhe, alles wie
zu einer Beerdigung"*

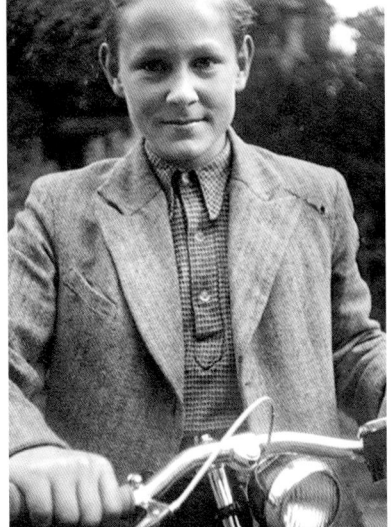

*Fahrradtour durch den Goldenen Wes-
ten 1955: „kein Geld, aber ein Fahrrad, reparaturbedürftig, angerostet
mit Vollgummihandbremse, für größere Touren nicht geeignet"*

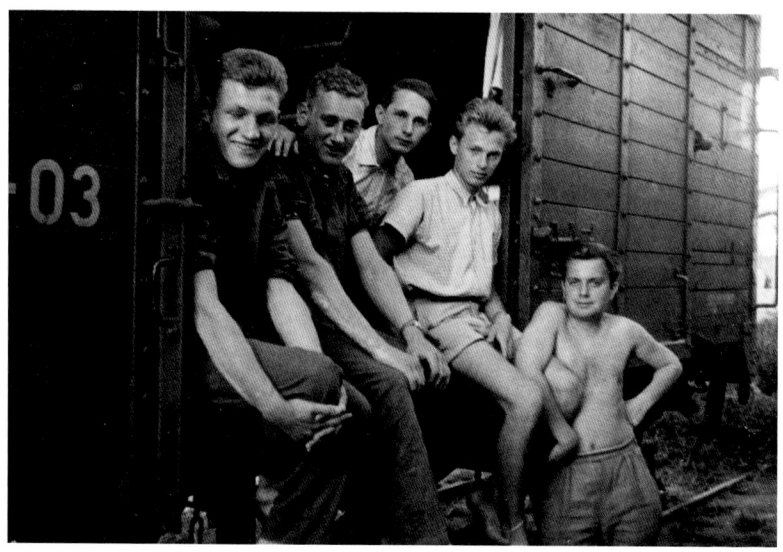

Vormilitärische Ausbildung in Krensitz bei Leipzig, 1959. Medizinstudenten des 4. Semesters mussten die gesamte Zeit dieser Ausbildung in solchen Güterwaggons verbringen.

Auf dem Donnerbalken

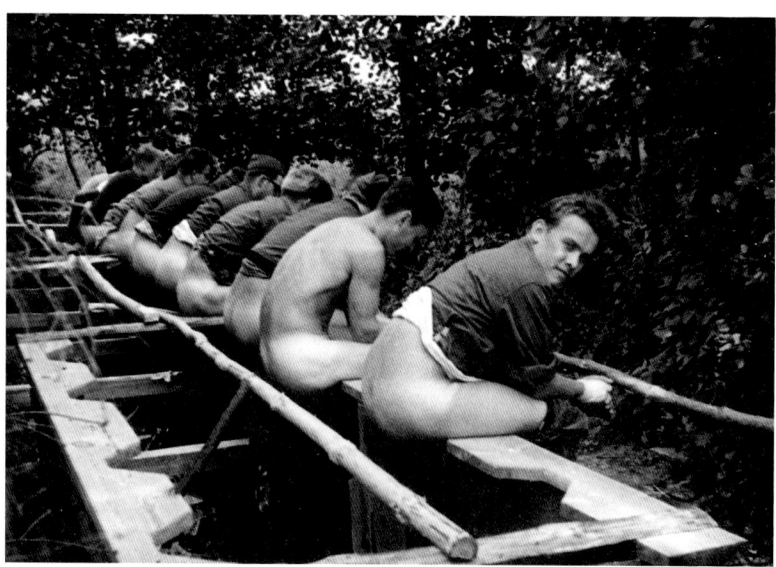

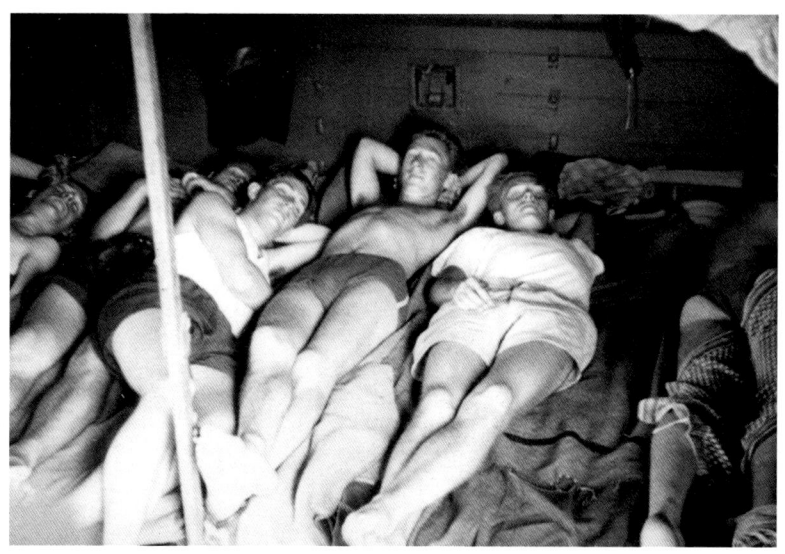

*Güterwaggons als Schlaf-
wagen im Sommer 1959*

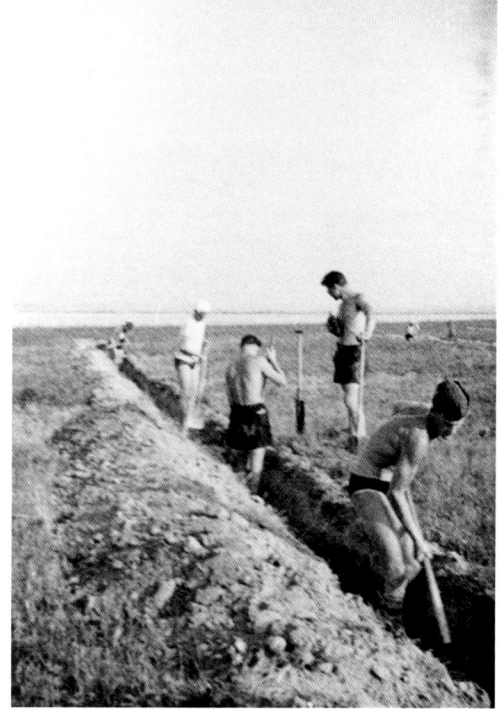

*Ausheben von Drainagegrä-
ben für die Kollektivbauern*

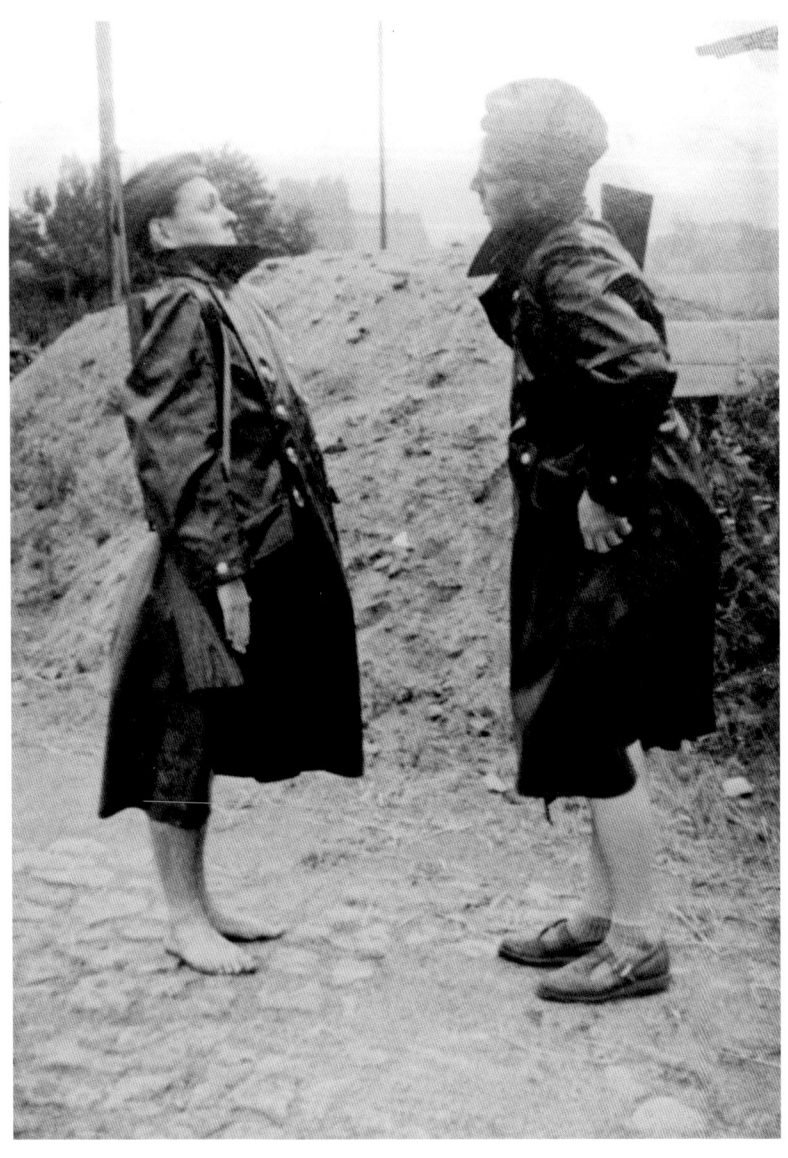

Der „brave Soldat Schwejk" (Volker Hofmann links) mit Friedrich Kamprad
während der vormilitärischen Ausbildung in Krensitz

AN DIE KOMMILITONEN DES III. STUDIENJAHRES

Wir wenden uns an Euch, denn wir haben gehört, daß nur 48%
aus Eurem Studienjahr am Sozialistischen Studentenlager teilnehmen wollen. So sagt der Student Dieter Hummel für viele:
"So lange Ihr mich nicht überzeugt habt, fahre ich nicht mit!"
Wir Journalistik-Studenten des 3.Studienjahres sagen Euch:

Wir fahren a l l e ins Lager!

Wir haben gehört:

In den Lagern festigen sich unsere sozialistischen Stu-
dentengruppen. Dort setzen wir die Erziehungsarbeit fort,
die wir während des Studiums führen.

Wo formt sich ein Kollektiv wohl besser als in der täglichen Zusammenarbeit ?

Ihr Mediziner wollt doch auch sozialistische Studenten
werden und im Sozialismus werdet Ihr arbeiten und leben.
Wenn wir a l l e ins Lager fahren und dort eine gute Arbeit
leisten, dann ist das auch ein ausgezeichneter Anschauungs-
unterricht für die Bonner Herren. Damit können wir ihnen sehr
gut zeigen, daß wir hinter unserer Regierung stehen.

Unsere Teilnahme am Studentensommer beweist unserem Staat,
der auch für die Ausbildung der medizinischen Studenten be-
trächtliche Mittel ausgibt, daß wir nicht nur Nehmende, sondern bereit sind alles zu tun, daß um gute Sozialististen und
gute Fachleute zu werden.

Zahlreiche Freunde unter Euch haben das bereits begriffen.
Einer von ihnen ist der Kommilitone Lazar. Er erklärte:
"Ursprünglich wollte ich nur eine Woche mitmachen; jetzt
fahre ich 3 Wochen ins Lager. Die Argumente, die dafür sprechen, haben mich überzeugt!"

Wir fordern Euch auf: folgt unserem Beispiel!
ALLE NEHMEN AM III! LEIPZIGER STUDENTENSOMMER TEIL !

Die Freunde des 3.Studienjahres der
Fakultät für Journalistik

582/60/400

Flugblatt der FDJ-Leitung: An die Kommilitonen des III. Studienjahres 1960.
„Der Jugendfreund Volker Hofmann hält die Kompassbewegung für eine lächerliche Selbstentmündigung der Studenten ...“

XI

*Segelpartie auf dem Platten-
see 1963 – romantischer
Beginn und dramatische
Wendung im Gewitter*

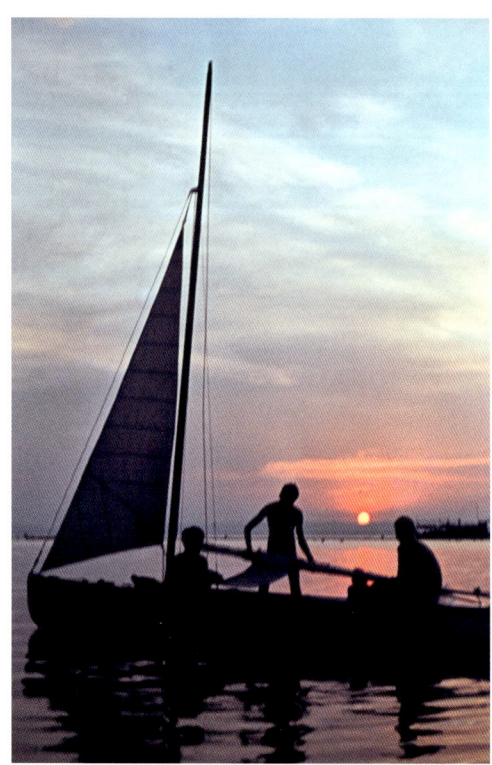

*Landarzt in Sayda im
Osterzgebirge – schnee-
reicher Winter 1964/65 mit
„Mops", dem Trabbi*

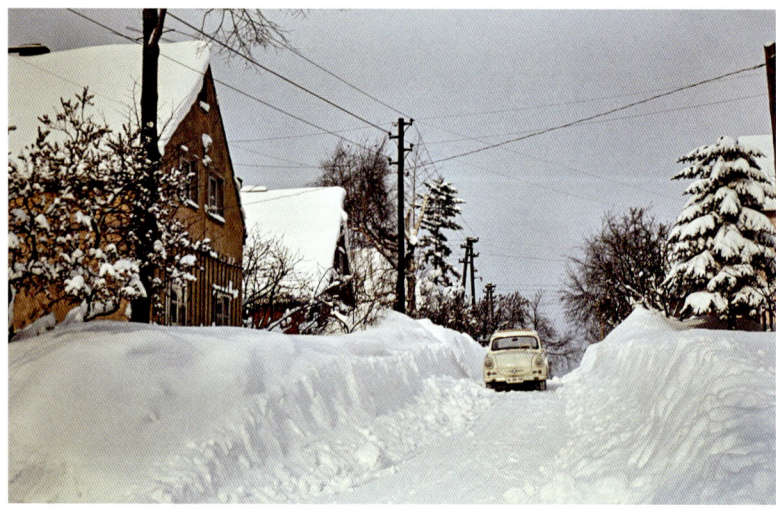

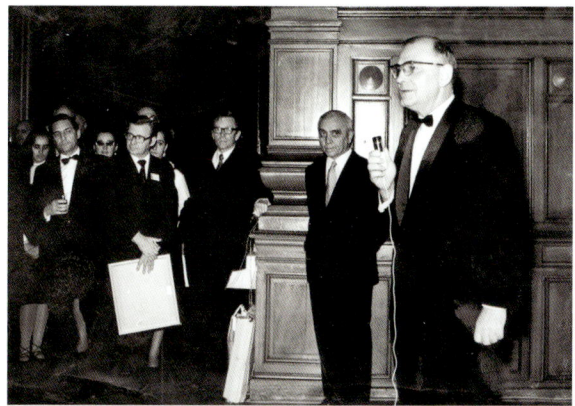

*Prof. Fritz Meiß-
ner, Chef der Kin-
derchirurgie in
Leipzig, bei einer
Kongresseröff-
nung 1968*

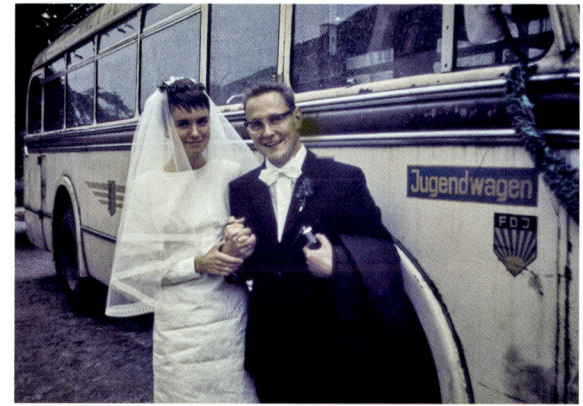

*Hochzeitsfahrt
am 26. August
1967 mit dem ge-
mieteten „Jugend-
wagen der FDJ"
der Dresdner
Verkehrsbetriebe,
damit wurden die
Hochzeitsgäste
ins Osterzgebirge
gebracht.*

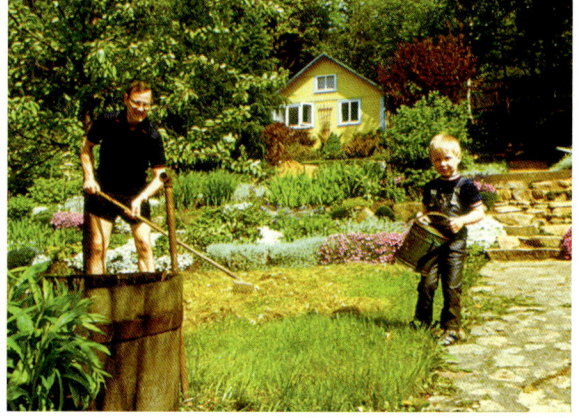

*Das gelbe Garten-
haus am Wald-
rand, unser
alljährliches
Sommerdomizil
in Wehrsdorf in
der Lausitz*

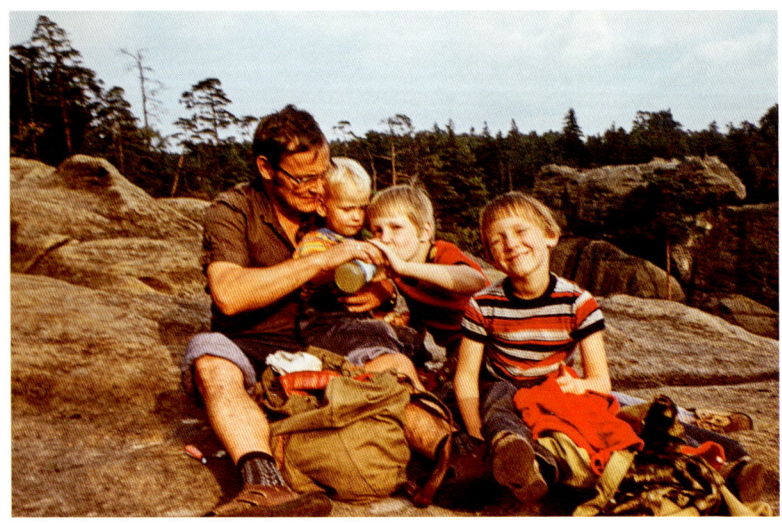

Familienwanderung zum Carolafelsen in den Schrammsteinen 1976

St. Barbara-Krankenhaus in Halle (Saale) – die Klinik für Kinderchirurgie war meine Arbeitsstelle von 1977 bis 2003, die vorstehende Balkonverkleidung gehörte zu den beiden Operationssälen.

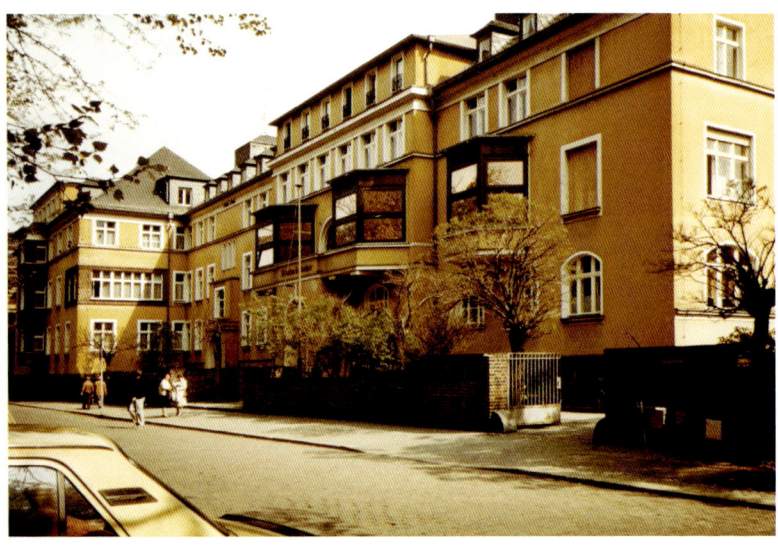

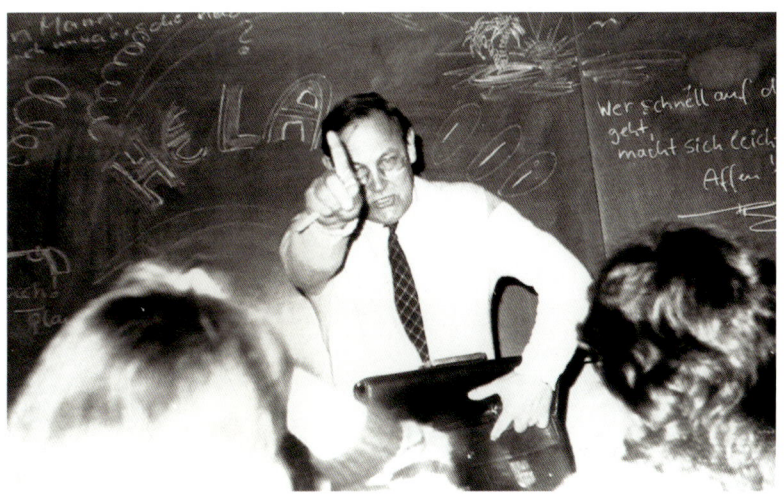

Frontalunterricht in der katholischen Schwesternschule Halle

„Volker Picassos" Tafelbild

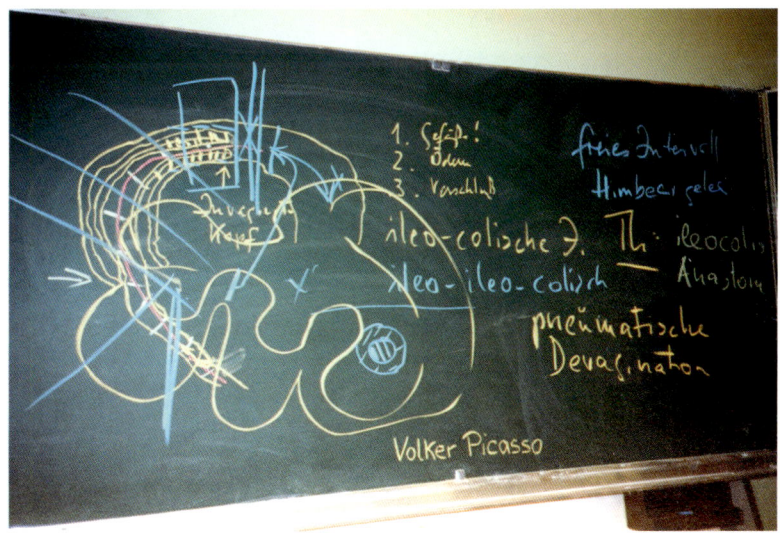

GENERALSEKRETARIAT
DER MEDIZINISCH-WISSENSCHAFTLICHEN
GESELLSCHAFTEN
BEIM MINISTERIUM FÜR GESUNDHEITSWESEN DER DDR
- Reisestelle -

1134 Berlin 18.7.77
Nöldnerstraße 34-36
Telefon 55 72 220

Unsere Zeichen Fi

Herrn Dr. Hofmann

Betreff: Studienreise nach St.Gallen vom 28.9. bis 30.9.77
~~Expertenberatung~~x~~in~~xSchweiz

Zur Erledigung der Reiseformalitäten bitten wir Sie, die auf
beiliegendem Merkblatt angegebenen Unterlagen umgehend an uns
zu übersenden, damit eine ordnungsgemäße Bearbeitung gewähr-
leistet ist. Um kurzfristige Rückfragen zu sichern, bitten wir
um Angabe Ihrer Telefonnummer.

Die Flug- und Fahrkarten werden von uns besorgt und Ihnen mit
den Reiseunterlagen übergeben.

Die voraussichtliche Ausreise soll am 28.9.77 um 16.50 Uhr
ab Berlin-Schönefeld erfolgen. Die Rückreise ist für
den 30.9.77 um 16.50 Uhr ab Flughafen Zürich
vorgesehen.

Wir weisen Sie darauf hin, daß Sie mit dem verantwortlichen
Bearbeiter im Ministerium für Gesundheitswesen, Abteilung Internationale Beziehungen, 102 Berlin, Rathausstr. 3, Tel. 2135824
einen Termin für die Delegationsbesprechung vereinbaren möchten.

Die Reiseunterlagen können Sie am 27/28.9. von 11.00 - 12.00 Uhr
und von 14.00 - 16.00 Uhr in der Reisestelle des Generalsekretariats, 1134 Berlin, Nöldnerstraße 34-36, Zimmer 26, in
Empfang nehmen.

Über unvorhergesehene Veränderungen sind wir umgehend zu
informieren.

Der Reisebericht über die konkreten Ergebnisse Ihres Auslands-
aufenthaltes ist der Abteilung Internationale Beziehungen
des MfGe, 102 Berlin, Rathausstraße 3, innerhalb von 4 Wochen
in 3facher Ausfertigung zuzuleiten.

Erbitten schnellste Zusendung Ihrer Reisedirektive .

Mit vorzüglicher Hochachtung

i.A.

Anlagen
3 Fragebogen   Leiter der Reisestelle
7 Mi 73   bitte wenden!

„Scheinheilige" Reisebestätigung

XVI

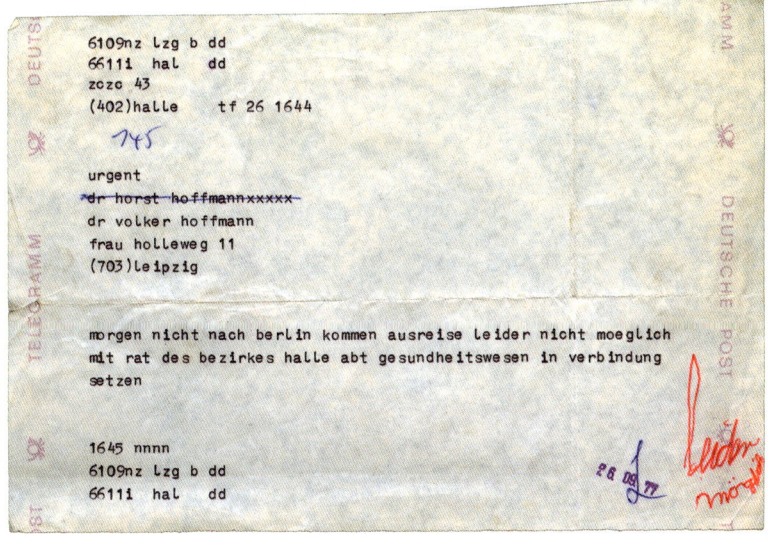

```
6109nz Lzg b dd
66111 hal  dd
zozo 43
(402)halle     tf 26 1644

145

urgent
dr horst hoffmannxxxxx
dr volker hoffmann
frau holleweg 11
(703)Leipzig


morgen nicht nach berlin kommen ausreise leider nicht moeglich
mit rat des bezirkes halle abt gesundheitswesen in verbindung
setzen


1645 nnnn
6109nz Lzg b dd
66111 hal  dd
```

*Telegrafische Absage, rechts unten Kommentar des neunjährigen Sohnes Hans:
leider möglich*

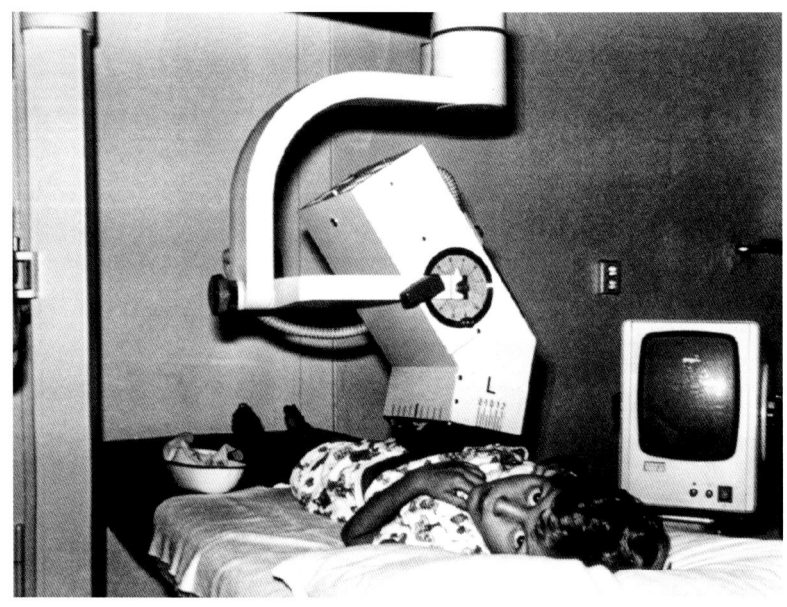

Erstes schnelles B-Bild, Vidoson 635 von Siemens, das erste Ultraschallgerät, mit dem man Bewegungen erfassen konnte

Postoperativer „Kindertransport" in der Anfangszeit

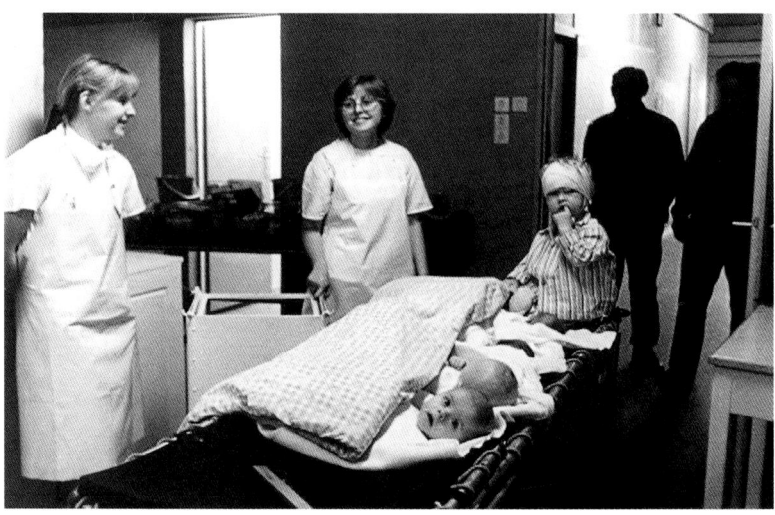

Erstauflage des Lehrbuchs 1981 (links) bis zur 5. Auflage 2018

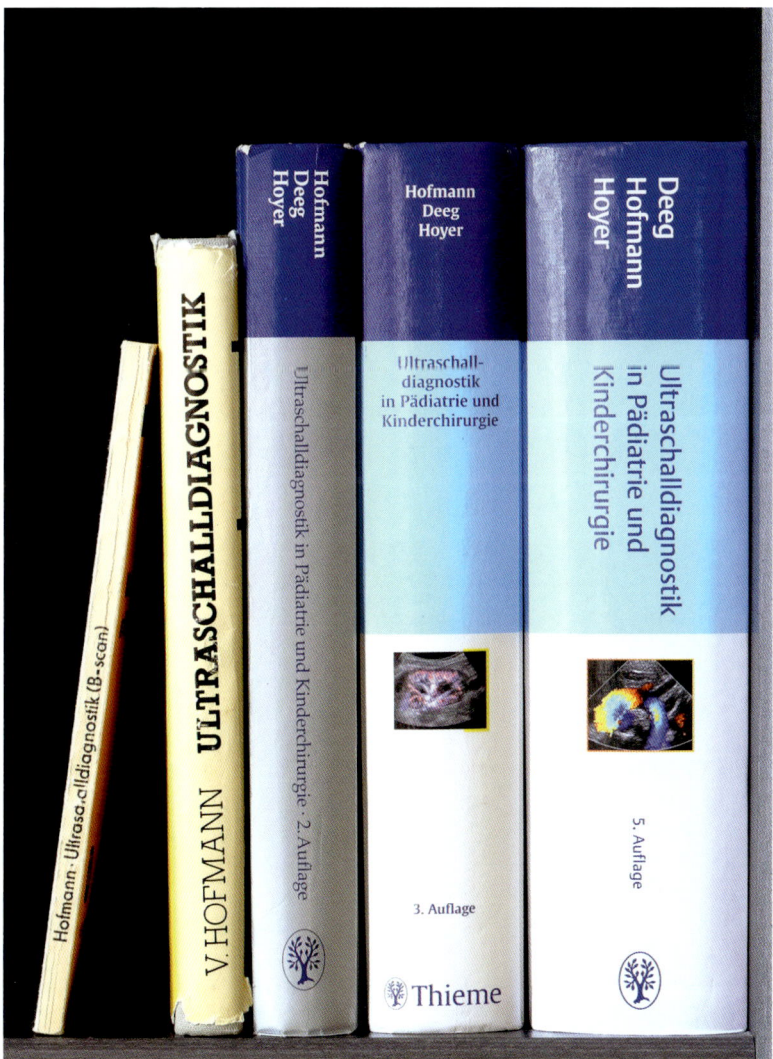

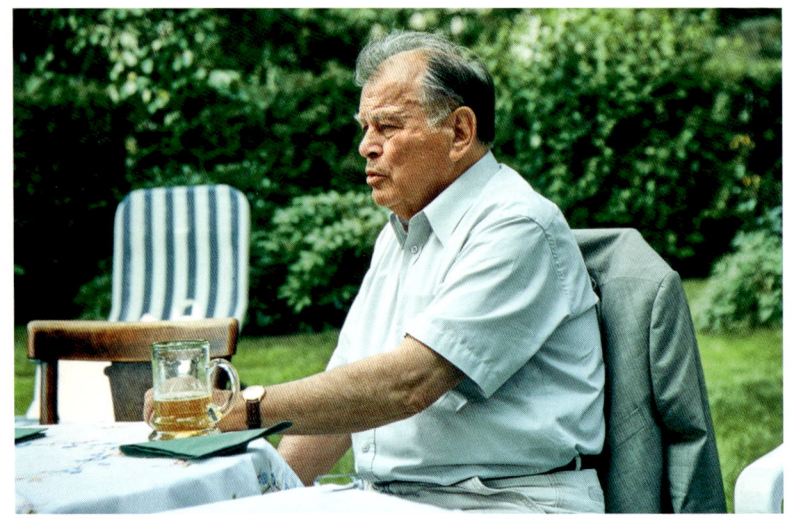

Erich Loest im Garten im Amselweg

Erich Loests 80. Geburtstag 2006

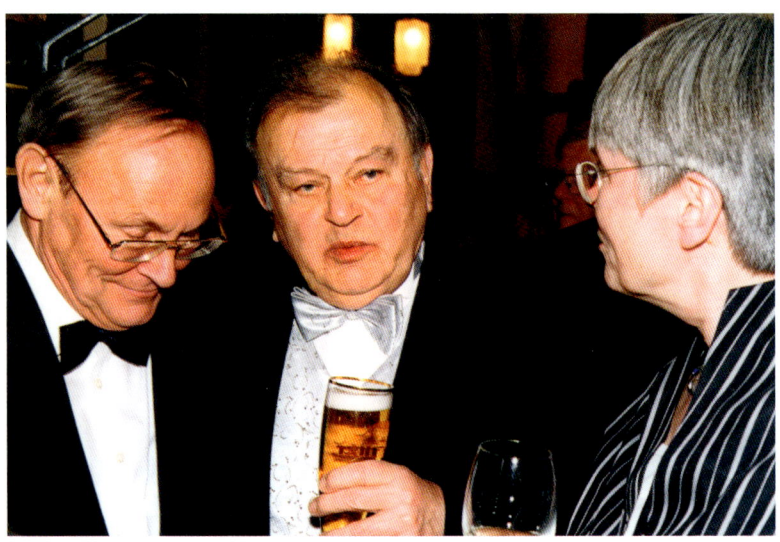

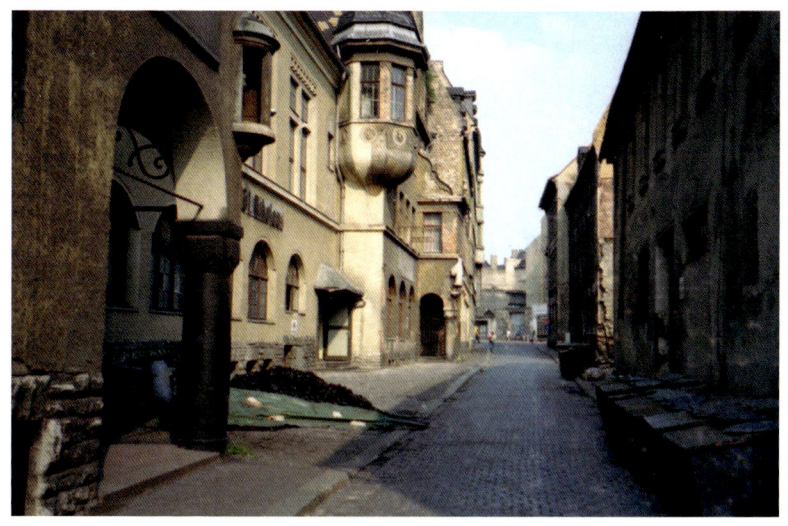

Große Nicolaistraße in Halle (Saale) in den 80er-Jahren

„Kammermusik" im Amselweg mit unseren Kindern, ich musste Bratsche lernen.

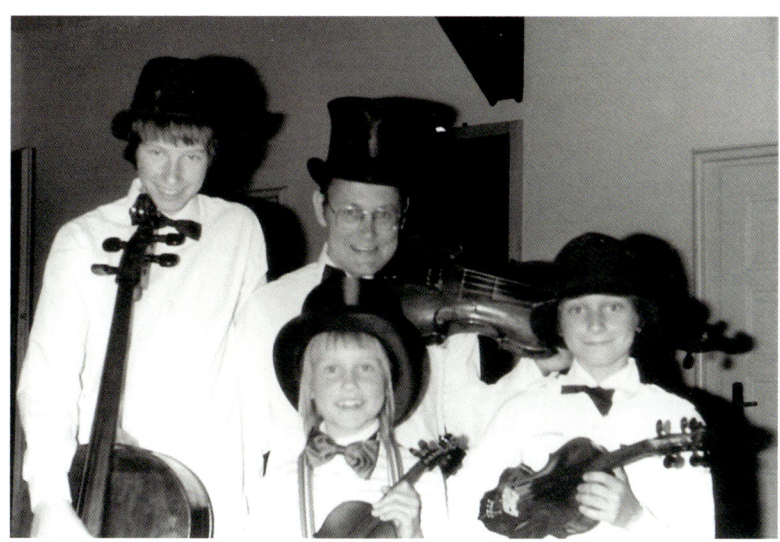

ULTRASONOGRAPHY

IN THE PEDIATRIC SURGICAL PATIENT

DR. V. HOFFMANN

TUESDAY,   JUNE 16th   4:00p.m.

RB&C AMPHITHEATER

Einladung zum Ultraschallvortrag an die Universität Cleveland (USA), 1987

IS/BV/V	Halle				Halle , den 1.2.1988
ensteinheit	KD Halle				
ltarbeiter	Major Zippel				VII 506/88 Reg. Nr.

Übersichtsbogen zur operativen Personenkontrolle

, Autor ' VII i)
Deckname

Lfd. Nr.	Name, Vorname	PKZ !	Karteikarten erhalten Datum/Unterschrift
,	Hofmann, Volker	300639 4 25093	VII 10 FEB 1988 18

1. Gründe für das Einleiten

Dr. H. machte sich zum Fürsprecher des negativ feindlichen Arbeitskreises Christlicher Mediziner in sozialer Verantwortung und läßt sich
für die Strategie dieses Personenkreises mißbrauchen. Desweiteren
stellte er unberechtigt Kontakte zur USA Sektion IPPNW her.

2. Zielstellung der OPK

Aufklärung der Pläne und Absichten des Dr. H. als Mitglied des
Bezirkskommitees der IPPNW Halle. •
Aufklärung des Charakters der Verbindungen der OPK-Person zur
IPPNW-Sektion USA.
Einschränkung des Wirkungskreises des Dr. H. im Rahmen der IPPNW
und als Reisekader NSW.

3. Entscheidung über das Einleiten

Bestätigt: _____ 2.2.88 _____
Datum   Unterschrift

4. Eingesetzte IM GMS

Koordiniert mit

IMB "Rechner"
IMS "Hubert Plaschke"   IM Yavvy   _____
MS "Blume"

*Deckblatt der Stasiakte – Übersichtsbogen zur operativen Personenkontrolle
(OPK), Deckname „Autor"*

4. Dokumentierung von unberechtigten Kontaktaufnahmen zur IPPNW-Sektion USA bei Erhalt seiner angekündigten offiziellen Einladung unter Einbeziehung der IPPNW-Sektion DDR in Berlin.

   Termin: 1. 9. 1988
   verantwortlich: Major Zippel / Abt. XX / HA XX

5. Einleitung der Maßnahme Abt. III zur OPK-Person zwecks Aufklärung des Charakters der Verbindungen aus bzw. nach dem NSW.

   Termin: 1. 3. 1988
   verantwortlich: Major Zippel

6. Überprüfung des Dr. H. und seiner Verwandten und Bekannten in den Speichern des MfS und der VP.

   Termin: 25. 2. 1988
   verantwortlich: Major Zippel
                      Ltn. Selzer

7. Einleitung einer Recherche ZAIG über alle bekanntgewordenen NSW-Kontakte des Dr. H.

   Termin: 1. 5. 1988
   verantwortlich: Major Zippel

8. Erarbeitung eines Zwischenberichtes unter Beachtung der Analyse des Charakters seiner NSW-Kontakte.

   Termin: 1. 8. 1988
   verantwortlich: Major Zippel
                      Ltn. Selzer

9. Entscheidung über die weitere Reisetätigkeit des Dr. H. als NSW-Reisekader.

   Termin: 1. 11. 1988
   verantwortlich: Major Zippel

0. Erarbeitung eines Sachstandsberichtes und Entscheidung über die weitere Bearbeitungsrichtung.

   Termin: 1. 12. 1988
   verantwortlich: Major Zippel

Zippel
Major

Aufgabenstellung mit Terminvorgabe und Zuständigkeiten

Kreisdienststelle Halle

Halle/S., den 05. 10. 1987
zi./neu

Operative Information

Über einen Vortrag des Dr. HOFMANN, Volker, Chefarzt Kinderchirurgie im St. Barbara-Krankenhaus, an der EOS "A. Reichwein"
am 17. 09. 1987

In Fortsetzung und Überprüfung der Information des IMB
"Rechner" über einen Vortrag o. g. Hofmann an der EOS
"Reichwein", wurde der IM "Harry" zum Einsatz gebracht mit
folgenden Ergebnissen:

Am 17. 09. 1987 erfolgte ein Vortrag der Person

Chefarzt Dr.

H o f m a n n , Volker
30. 06. 1939 in Dresden
Halle, Amselweg 31
SV erf. KD Halle

vor dem Kollegium o. g. Schule.
Der Vortrag beschäftigte sich mit dem Engagement der Vereinigung
"Ärzte gegen den Atomkrieg" ("IPPNW") und dauerte ca. 1 Stunde.
Zu Beginn stellte Dr. Hofmann seine Tätigkeit vor und erläuterte
seine Aufgaben im IPPNW.
Durch eine Vielzahl von Zahlen veranschaulichte er die Gefahr,
die der Menschheit durch die nukleare Rüstung droht.
Er wolle nur aufwecken, motivieren, das jeder etwas gegen den
Atomkrieg tut undnicht die Menschen in Angst und Schrecken
versetzt. Durch seinen gesamten Vortrag zog sich die globale
klassenneutrale Bedrohung durch die Rüstung. Er unterschied
nicht zwischen USA und UdSSR, unterließ es aber auch ein-
heitlich an irgendeiner Stelle eine Seite anzuklagen. Achtung
und Dankbarkeit zeigte er vor den Vorschlägen M. Gorbatschows.
Sein neues Denken begrüßte Dr. H. uneingeschränkt. In der
globalen Abrüstung sieht er den Ausgangspunkt für die Lösung
aller anderen globalen Menschheitsprobleme. Er möchte jeden
auffordern etwas zu tun und bedauerte, daß er bei seiner
Dienstreise in die USA feststellen mußte, daß die Friedensbewegung dort keinen Einfluß auf die Regierungspolitik habe.
In den kapitalistischen Ländern sei der Friedenskampf erst durch
das tragische Unglück von Tschernobyl beflügelt worden.
So entsetzlich es wäre, hat es doch aufgerüttelt und läßt
das Ausmaß eines atomaren Krieges erahnen.

*Operative Information über einen Vortrag des Dr. Hofmann, Volker an der EOS
„Reichwein" durch IM „Harry" am 17. September 1987
„Die Ausführungen erscheinen nicht geeignet, eine klassenmäßige Position der
Lehrer und Schüler zu erziehen … Unterbindung weiterer Vorträge … Fortsetzung
der Aufklärung des Dr. Hofmann …"*

XXV

Als Arzt habe er eine besondere Verantwortung gerade bei
der Gesunderhaltung des Kindes. Unverständlich ist für ihn,
wieso es keine Vereinigung von Lehrern gegen den nuklearen
Krieg gibt, wo doch auch sie Kinder erziehen und an ihrem
Überleben interessiert sein müßten.
Die anschließende Diskussion an den Vortrag war nur knapp,
da die meisten Kollegen sehr betroffen durch den Vortrag
waren.
Zu Tschernobyl wurde eine Frage gestellt, die Dr. H. be-
antwortete, indem er äußerte, daß die Rückenmarktransplantationen
ohne Erfolg geblieben sind. Auf den Vorwurf, daß sich die Lehrer
nicht zusammenschließen in eigener Friedensbewegung, gab es
im Kollegium keine Reaktion.
Im Nachhinein wurde im Kollektiv über die statistischen Zahlen
des Dr. H. diskutiert und der Schluß gezogen, daß man wohl auch
bei den Jugendlichen mit mehr Gefühl und Emotion arbeiten
müsse. So war z. B. die Klassenlehrerin der 12/4

Genossin

so begeistert, daß sie bei der Elternaktivwahl den Dr. H. fragte,
ob er bereit sei, zu diesem Thema im Rahmen des FDJ-Studien-
jahres zu sprechen. Dr. H. erklärte sich sofort bereit, den
Vortrag mit Diskussion noch einmal zu halten, was ihm auch
zugesichert wurde. Ein ebenfalls anwesender Vater, Gen. ███,
(weitere Personalien noch nicht bekannt) sagte in der
Veranstaltung nichts, beschwerte sich aber im Nachhinein bei
der Parteisekretärin

Genossin

über das Ansinnen und forderte, daß dieser Vortrag nicht
stattfinden soll. Daraufhin wurde die Genn. ███, Stadt-
bezirksleitung der SED Halle-Süd, informiert, die einer
Nichtdurchführung zustimmte. Derzeitig wurde jedoch die
Ablehnung noch offen gelassen, indem nur festgelegt wurde,
daß diese Thematik nicht im FDJ-Studienjahr als Thema laufen
dürfe und keinerlei Diskussion zugelassen werden dürfe.
Die Klärung dieser Problematik steht jedoch noch aus.

XXVI

Operative Wertung

Bei Dr. Hofmann handelt es sich um einen konfessionell
(evangelisch) gebundenen Arzt, der in einer katholischen
medizinischen Einrichtung tätig ist. 1987 weilte er wie
im Bericht des IMB "Rechner" vom 25. 09. 1987 informiert
wurde, zu einer Dienstreise in den USA und hat auch dort
Verbindungen zu Mitgliedern der IPPNW, Sektion USA, aufgenommen.

Dr. Hofmann ist wie bekannt, Mitglied des Präsidiums des
Bezirkskomitee's IPPNW - Halle und unterhält gute Kontakte
zu Prof. Süte.
Die Ausführungen des Dr. Hofmann vor dem Lehrerkollegium
und der vorgesehene Vortrag vor Schülern zur genannten
Problematik erscheinen nicht geeignet, eine klassenmäßige
Position der Lehrer und Schüler a zuerziehen, da keinerlei
Position vom Klassenstandpunkt aus bezogen wird.
Solche Ausführungen könnten sich negativ auf die Gewinnung
von BOB etc. und auf ein entsprechendes Feindbild unter dem
genannten Personenkreis auswirken.
Obwohl mehrere Genossen unter den Zuhörern waren, wurde zu
einigen Passagen des Dr. Hofmann, wie Gründung einer internationalen Lehrerorganisation, die Einschätzung vom Klassenstandpunkt aus keine Position bezogen.
Der Vortrag des Dr. Hofmann kam zustande, als dieser sich,
anläßlich eines Hausbesuches der Klassenlehrerin WENZEL
zum Sohn anbot, diesen zu halten.

Maßnahmen:

- Unterbindung weiterer Vorträge des Dr. Hofmann vor Schülern
  und Lehrkräften über SB-Leitung Süd

- Auswertung des Vortrages von der Klassenposition im
  Pädagogenkollektiv

- Fortsetzung der Aufklärung des Dr. Hofmann zur Frage "Wer
  ist Wer?"

- Erarbeitung weiterer Reaktionen des Lehrkörpers auf diesen
  Vortrag

- Erarbeitung einer Parteiinformation

Verteiler:

AKG
Abt. XX

Referatsleiter   Operativer Mitarbeiter

Zippel   Krüger
Major   Oberfeldwebel

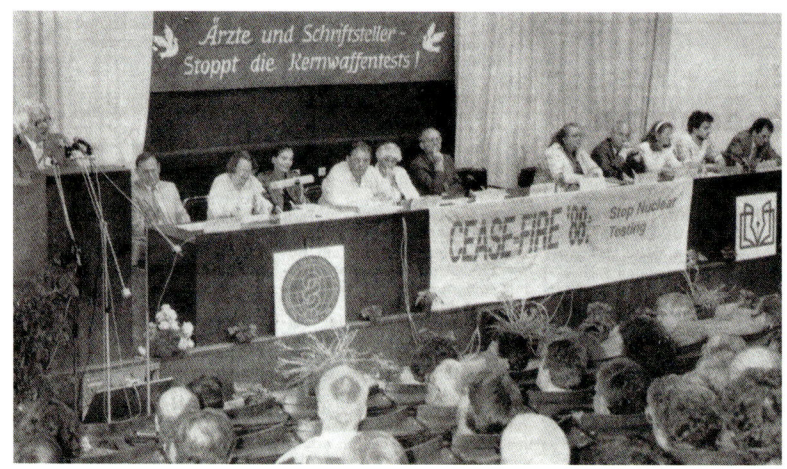

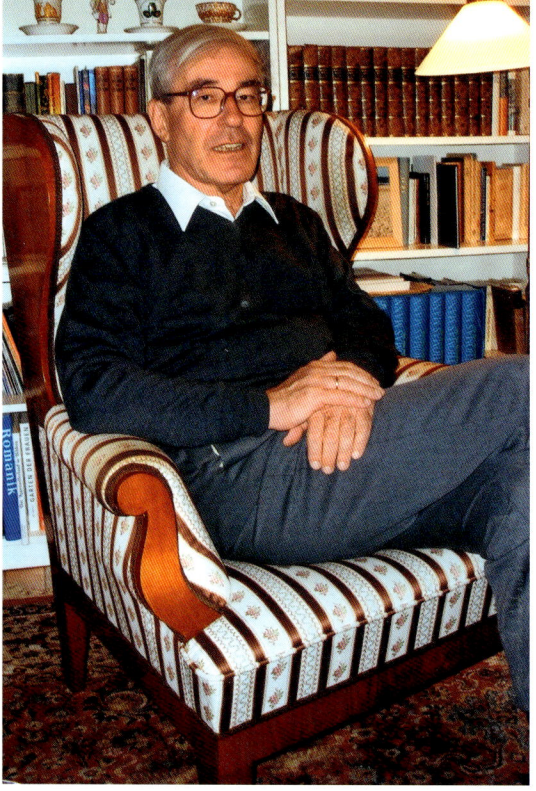

Neues Deutschland
vom 5. August 1988,
„Ärzte und Schrift-
steller – Stoppt die
Kernwaffentests!", im
Podium ganz links,
in der Mitte Her-
mann Kant: „ich
hatte von Ihnen
nichts anderes erwar-
tet ..."

Der bedeutende His-
toriker Arnold Esch
vom Deutschen His-
torischen Institut
Rom im Amselweg

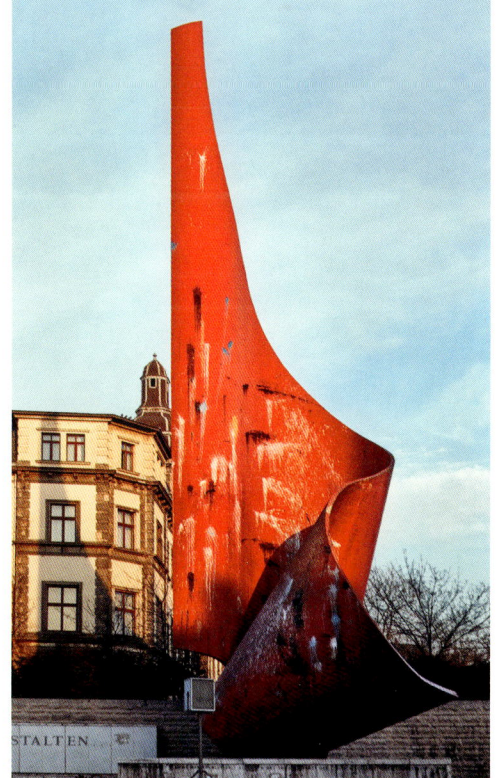

Die „Rote Fahne", Silvester 1989 mit Farbbeuteln beworfen

Erstaunliche Begegnung: „Graue Schwestern der Heiligen Elisabeth" auf Capri

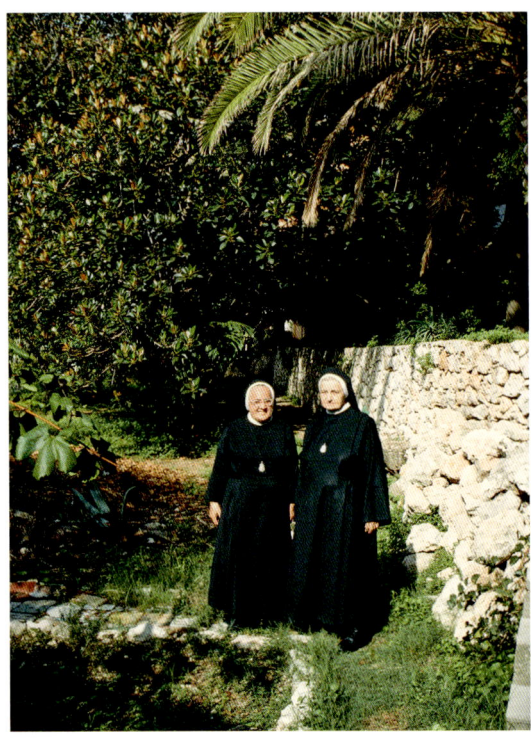

Einfahrt in die Blaue Grotte, „Verladung" der Touristen in kleine Boote

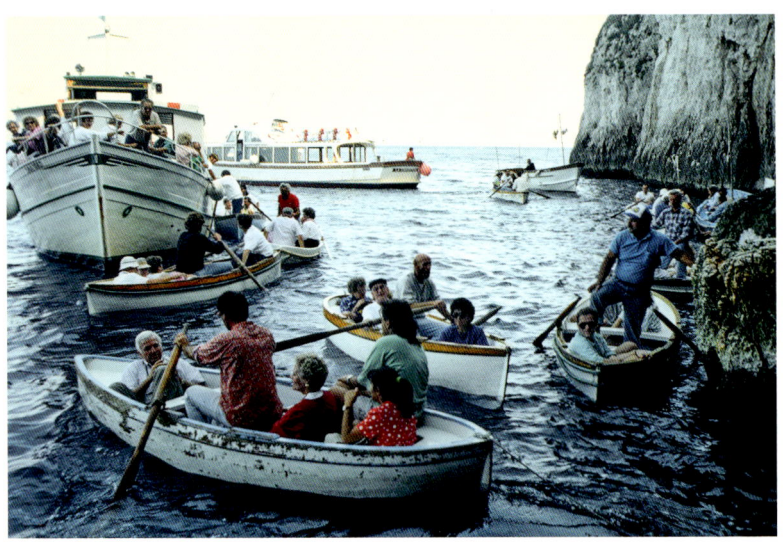

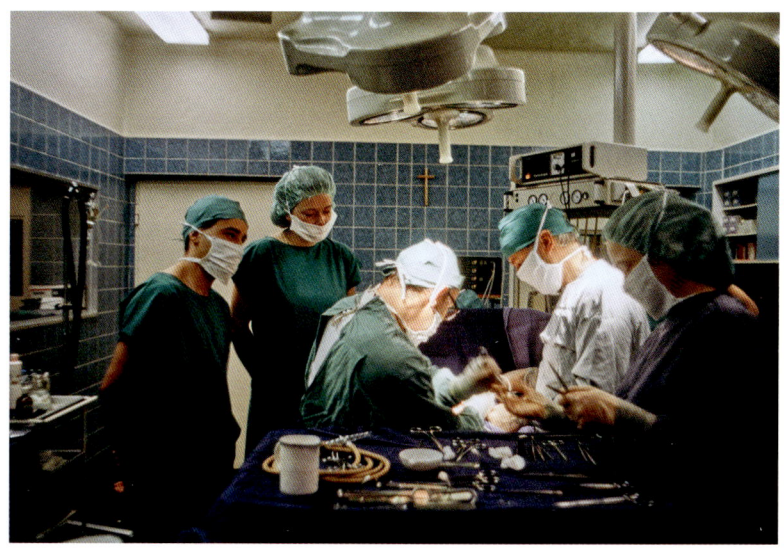

Operationssaal im St. Barbara-Krankenhaus

Angstfreie Ultraschalluntersuchung

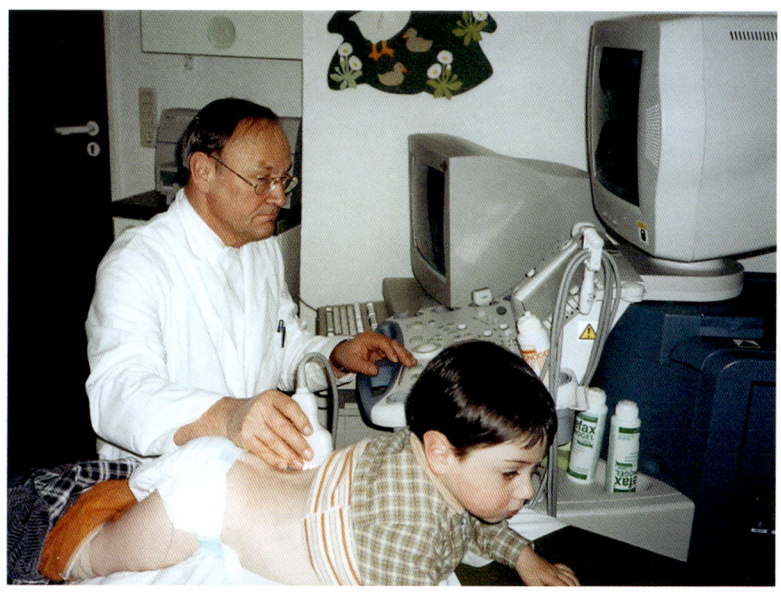

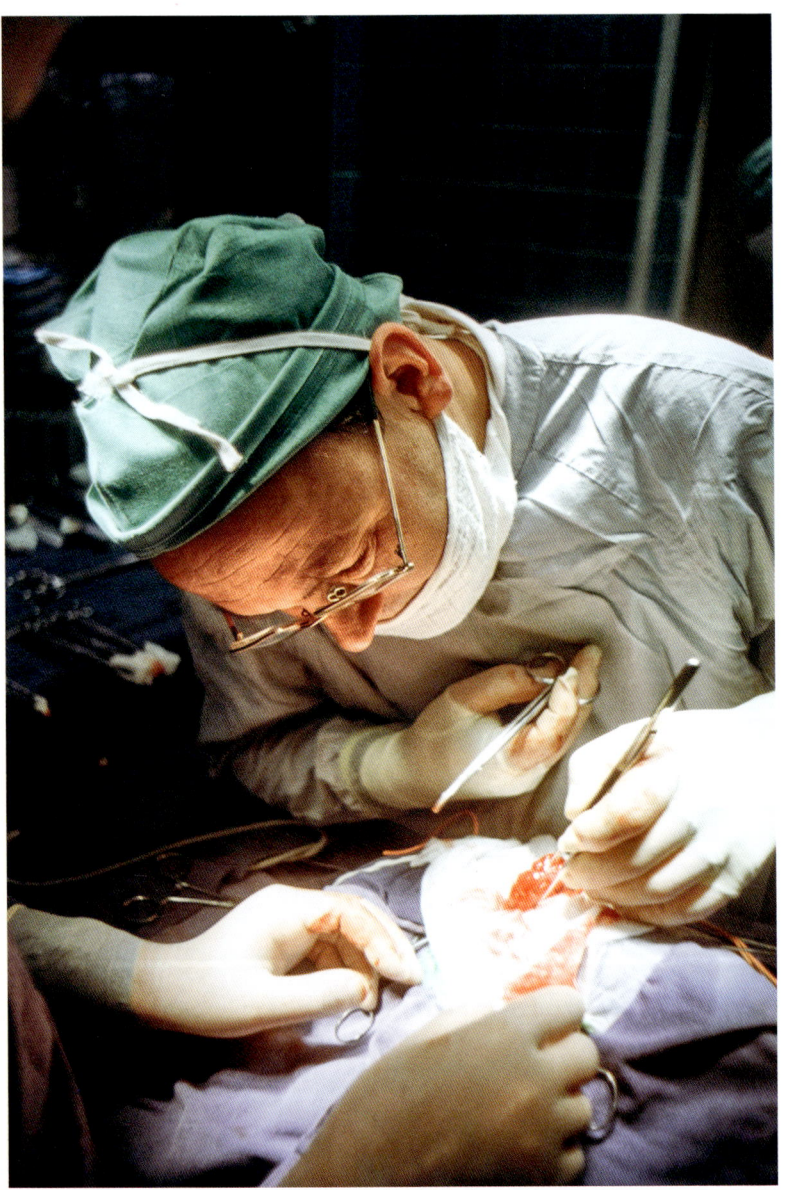

Bei der Arbeit